Georg Theunissen

Starke Kunst von Autist*innen und Savants

Über außergewöhnliche Bildwerke, Kunsttherapie und Kunstunterricht

Mit Bildwerken und einem Nachwort von Gee Vero

LAMBERTUS

LAMBERTUS+
App inside

Laden Sie dieses Buch kostenlos auf Ihr Smartphone, Tablet und/oder Ihren PC und profitieren Sie von zahlreichen Vorteilen:

- **kostenlos:** Der Online-Zugriff ist bereits im Preis dieses Buchs enthalten
- **verlinkt:** Die Inhaltsverzeichnisse sind direkt verlinkt, und Sie können selbst Lesezeichen hinzufügen
- **durchsuchbar:** Recherchemöglichkeiten wie in einer Datenbank
- **annotierbar:** Fügen Sie an beliebigen Textstellen eigene Annotationen hinzu
- **sozial:** Teilen Sie markierte Texte oder Annotationen bequem per E-Mail oder Facebook

Aktivierungscode: gtst-2022

Passwort: 0559-4401

Download App Store/Google play:

- **App Store/Google play** öffnen
- Im Feld **Suchen Lambertus**+ eingeben
- **Laden** und **starten** Sie die **Lambertus**+ **App**
- Oben links den Aktivierungsbereich anklicken um das E-Book freizuschalten
- Bei **Produkte aktivieren** den **Aktivierungscode** und das **Passwort** eingeben und mit **Aktivieren** bestätigen
- Mit dem Button **Bibliothek** oben links gelangen Sie zu den Büchern

PC-Version:

- Gehen Sie auf **www.lambertus.de/appinside**
- **Aktivierungscodes** oben anklicken, um das E-Book freizuschalten
- **Aktivierungscode** und **Passwort** eingeben und mit **Aktivieren** bestätigen
- Wenn Sie Zusatzfunktionen wie persönliche Notizen und Lesezeichen nutzen möchten, können Sie sich oben rechts mit einer persönlichen E-Mail-Adresse dafür registrieren
- Mit dem Button **Bibliothek** oben links gelangen Sie zu den Büchern

Jetzt unter www.lambertus.de/appinside | Laden im App Store | JETZT BEI Google play

Bei Fragen wenden Sie sich gerne an uns:
Lambertus-Verlag GmbH – Tel. 0761/36825-24 oder
E-Mail an info@lambertus.de

LAMBERTUS
SOZIAL | RECHT | CARITAS

Georg Theunissen

Starke Kunst von Autist*innen und Savants

Über außergewöhnliche Bildwerke, Kunsttherapie und Kunstunterricht

Mit Bildwerken und einem Nachwort von Gee Vero

Bibliografische Information der Deutschen Nationalbibliothek

Die Deutsche Nationalbibliothek verzeichnet diese Publikation in der Deutschen Nationalbibliografie; detaillierte bibliografische Daten sind im Internet über dnb.d-nb.de abrufbar.

2. überarbeitete und ergänzte Auflage 2022

www.lambertus.de
Umschlaggestaltung: Nathalie Kupfermann, Bollschweil
Titelbild: Barry Kahn
Satz: Astrid Stähr, Solms
Herstellung: Elanders GmbH, Waiblingen
ISBN: 978-3-7841-3411-6
ISBN e-Book: 978-3-7841-3412-3

Inhalt

Vorwort zur zweiten überarbeiteten und aktualisierten Auflage

Im Mai 2021 erhielt ich von Frau Winkler (Lambertus-Verlag) das Angebot, das Buch „Starke Kunst von Autisten und Savants" für eine zweite Auflage zu aktualisieren. Diese Möglichkeit nahm ich dankend an. Bei der Durchsicht der Schrift stellte ich fest, dass das vor etwa 14 Jahren geschriebene Kapitel über Autismus auf jeden Fall überarbeitet werden musste. Insofern bietet dieser erste Teil des vorliegenden Buches eine Neufassung über Autismus, bei der ich bemüht war, mit gebotener Kürze von der geschichtlichen Entwicklung bis zur Gegenwart zentrale Erkenntnisse und richtungsweisende Positionen aufzuzeigen.

Zugleich bot es sich (unter anderem aus historischer Perspektive) an, im Rahmen dieser Ausführungen das bislang im zweiten Buchteil der ersten Auflage angesiedelte Kapitel über Savants einzuarbeiten. Dadurch ist der gesamte Aufbau der überarbeiteten Schrift stringenter geworden, indem nunmehr der zweite Buchteil eigens aus einer facettenreichen Galerie an kommentierten Bildwerken autistischer Persönlichkeiten und Savants besteht.

Diese Galerie habe ich zudem durch eine Auswahl an imponierenden Arbeiten der von mir sehr geschätzten Autistin und Künstlerin Gee Vero bereichert. Von ihr stammen mittlerweile in Bezug auf Schriften über Autismus im Lambertus-Verlag mehrere Buch-Cover, die mit ihrer Genialität, Originalität und symbolischen Aussagekraft von sehr vielen Leserinnen und Lesern begeistert aufgenommen und geschätzt werden. Dies ist für eine „Außenseiter-Kunst" nicht ungewöhnlich, um die es im zweiten Teil des Buches letztendlich geht.

Der Begriff der Außenseiter-Kunst stammt aus dem angloamerikanischen Sprachraum (outsider art) und bezieht sich auf alle Bildnereien oder Kunstwerke, die jenseits des in hoch entwickelten Ländern (Industrienationen) vorfindbaren „offiziellen" Kunst- und Kulturbetriebs entstanden sind und von nicht-professionellen, autodidaktischen Künstler*innen (self-taught artists), Laien-, Hobby- oder Sonntagsmaler*innen wie auch von künstlerisch tätigen Personen in gesellschaftlich marginaler Position oder Institutionen (z. B. hospitalisierten, intellektuell oder seelisch behinderten Personen, Menschen mit psychischen Störungen, Gefängnisinsassen, Bewohner*innen von Altenheimen, nichtsesshaften Menschen) geschaffen wurden. Außenseiter-Künstler*innen gehören somit nicht dem regulären Kunstbetrieb an, sie müssen aber auch nicht unbedingt Außenseiter*innen der Gesellschaft sein.

Im engeren Sinne steht die Bezeichnung Außenseiter-Kunst in der Tradition des vom französischen Künstler J. Dubuffet kreierten Begriffs der *„Art Brut"*. Gemeint ist damit eine rohe, unverfälschte, unverbildete Kunst (raw arts and visions) von Personen, die ihre Themen, Materialien, künstlerischen Mittel und Motivation aus ihrem eigenen Inneren beziehen, sich nicht nach künstlerischen Vorbildern, Stilarten oder Strömungen richten, kein Interesse an einer Veröffentlichung, kulturellen Würdigung oder Vermarktung ihrer Bilder bekunden und somit um ihrer selbst willen, quasi *„aus dem Bauch heraus"* (Dubuffet) ästhetische Objekte schaffen (vgl. Hassbecker 1987; Peiry 2005; Theunissen 2008). Ob es heute noch Außenseiter-Künstler*innen gibt, die die von Dubuffet angelegten Kriterien der Art Brut erfüllen, wird bezweifelt. Daher ist heutzutage ein weites Verständnis von Außenseiter-Kunst geläufig, das sich über die enge Definition von Art Brut hinaus auf alle künstlerischen Prozesse und Produkte bezieht, die von Menschen geschaffen werden, die keine künstlerisch-akademische Ausbildung durchlaufen haben und frei bzw. authentisch, unbeeinflusst von pädagogischen oder therapeutischen Ambitionen, bildnerisch oder werkhaft tätig sind.

Zugleich gibt es die Tendenz, sämtliche Bildwerke, die von Menschen mit Behinderungen stammen, unter Außenseiter-Kunst zu fassen. Das betrifft u. a. Zeichnungen oder Bildnereien autistischer Personen. Eine derartige Ausdehnung des Begriffs der Außenseiter-Kunst geht mir jedoch zu weit. Denn *„nicht jedes Gekritzel (besitzt, G. T.) künstlerischen Wert (...), nur weil es von einer Person geschaffen wurde, die dank der einen oder anderen Nomenklatur für außerhalb der kulturellen oder psychologischen Norm befunden wird"* (Cardinal 2010, 295). Dieser Einwand führt zu der Frage nach der Bestimmung von Kunst. Nach A. Mäckler (2000) gibt es darauf 1.460 Antworten. Demnach scheint heutzutage die Beantwortung der Frage ausgesprochen schwierig zu sein, weil mittlerweile *„alles Tun Kunst sein kann"*, was aber nicht bedeutet, *„dass alles Kunst ist"* oder zur Kunst erkoren wird (Damus 2000, 13, 395).

Fassen wir die aktuelle Diskussion über die Gegenwartskunst zusammen, stellen wir einen Bedeutungsverlust von Kriterien wie Stilarten, Epochen oder Bewegungen gegenüber einer Hinwendung zu künstlerischen Konzepten, Verfahren oder Strategien fest, mit denen jenseits des subjektiven Geschmacks ein Zugang zum Verständnis von Kunst erleichtert werden soll (vgl. Briegleb 2011). Das betrifft insbesondere 10 Strategien wie *„Irritation"* (z. B. durch Täuschung des Gewohnten), *„Partizipation"* (z. B. durch „Teilhabe in Form von Mitmachen" [ebd., 22]), *„Inspektion"* (indem z. B. Gegenstände tiefgreifend untersucht werden), *„Inszenierung"* (z. B. unter Einbeziehung von Mitteln des Theaters), *„Transformation"* (indem z. B. ein Objekt in einen neuen Zusammenhang gestellt eine andere Bedeutung erfährt), *„Collage"* (indem z. B. Dinge geschickt kombiniert werden, *„um daraus etwas eigentümlich Neues (...) zu gewinnen"* [25]), *„Narration"* (z. B. in Bezug auf einen lebensgeschichtlich angelegten Akt des Erzählens), *„Negation"* (z. B. durch Kritik an gegebenen Verhältnissen oder Ablehnung herkömmlicher Regeln oder Normen), *„Provokation"* (z. B. durch herausfordernde, rebellische Botschaften, die nicht selten in der Öffentlichkeit als empörend wahrgenommen werden) und *„Ironisierung"* (indem z. B. durch vorgetäuschte Inszenierungen oder Bildmotive das Lachen oder Humor in die Kunst gebracht wird).

Die meisten dieser Strategien werden von Außenseiter-Künstler*innen eher selten in Anspruch genommen, stattdessen ist es ihnen in erster Linie um Arbeitsweisen zu tun, die der *„Selbstverwirklichung"* (zur Selbstzufriedenheit, zur Gewinnung eines Selbstwertgefühls oder Selbstbewusstseins), dem *„Vergnügen"* (z. B. zum Lustgewinn, aus Freude heraus), der *„Entspannung"* (z. B. zum Abbau und zur Kompensation von Stress, zur Befreiung von Bedrückendem) oder der *„Freizeitbeschäftigung"* (z. B. als Ausgleich zu einem eintönigen Arbeitsalltag) dienen.

All die genannten Zugänge zur Bestimmung von Kunst können den Eindruck erwecken, dass das damit verknüpfte Tun in erster Linie kognitiv (vom Denken her) gesteuert ist (z. B. durch Planen, Reflektieren, Nach- und Vorausdenken). Es spielen zugleich aber auch Ideen, spontane Einfälle oder Fantasien eine zentrale Rolle, denen unbewusste, emotionale Momente einverleibt sind, sodass wir es mit einem Synkretismus, der Vermischung und Verdichtung rationaler, bewusstseinszugänglicher und unbewusster, intuitiver Vorgänge zu tun haben, die eine produktive Kreativität erzeugen können. Hinzu kommt, dass das Tun dem Zufallsprinzip unterliegen kann, vor allem dann, wenn dem Herstellungsprozess und dem Material „freien Lauf" gegeben wird. Das erzeugt Überraschungen und macht im Verein mit dem synkretistischen Tun letztlich das aus, was als einmalig, originell, außergewöhnlich, sensationell oder neuartig wahrgenommen und bewertet wird. In dem Zusammenhang spielt es keine Rolle, ob es um professionelle Kunst oder Außenseiter-Kunst geht.

Betrachten wir unter den genannten Gesichtspunkten die Bildwerke von autistischen Personen, können viele ihrer Arbeiten als Kunst bezeichnet und unter der Außenseiter-Kunst eingereiht werden. Bei manchen Zeichnungen oder Bildnereien sind jedoch Zweifel angebracht, wenn jegliche Kriterien, die oben genannt wurden, insbesondere Momente der Originalität, des Außergewöhnlichen oder Unkonventionellen fehlen. Nun gilt spätestens seit Josef Beuys jeder Mensch als ein Künstler bzw. eine Künstlerin. Insofern könnte mein Einwand und Vorbehalt als ein Widerspruch zurückgewiesen werden, wenn wir nicht wüssten, dass Beuys mit seiner berühmten Aussage keineswegs gemeint hat, dass nun *„jeder Mensch ein Maler ist"* (Beuys zit. nach Club 2 1983; auch WDR 1970). Vielmehr hat er mit seinen Worten *„jeder Mensch ist ein Künstler"* auf das kreative oder schöpferische Potenzial eines jeden Menschen aufmerksam machen wollen, das durch Hervorbringung von Neuartigem in verschiedensten Lebenszusammenhängen (z.B. beim Brotbacken, beim Gestalten eines Gartens, beim Entwickeln eines Hilfsmittels, beim Bau einer Modelleisenbahnanlage) zum Ausdruck gebracht werden kann und sollte. Daher stimme ich R. Cardinal (2009, 1466) zu, dass *„nicht alle Autist*innen (...) Außenseiter-Künstler*innen" sind,* wohl aber kreativ sein können.

Befördert wird die Neigung, alle Zeichnungen oder Bilder behinderter Menschen als Außenseiter-Kunst auszuweisen, durch sogenannte „kreative Werkstätten", Kunstateliers oder Kunstzentren, die zumeist unter der Regie von Leistungserbringern der Behindertenhilfe stehen (vgl. Theunissen 2013; 2014).

Dass in den letzten Jahren vielerorts solche Orte künstlerischen Schaffens, insbesondere im Rahmen großer Behinderteneinrichtungen oder von Werkstätten für Behinderte entstanden sind, hat mehrere Beweggründe. Vor allem hat das Wissen um den therapeutischen Charakter von Kunst dazu beigetragen, dass heute künstlerisches oder kreatives Schaffen als Vehikel für psychische Gesundheit hoch eingeschätzt wird. Ebenso spielt die Erkenntnis eine prominente Rolle, dass Kunst eine kulturstiftende Funktion hat, weshalb vonseiten der Kunstzentren und ihren Trägern immer häufiger öffentlichkeitswirksame (Wander-)Ausstellungen, Kunst- oder Kulturfestivals organisiert werden. Dadurch sollen behinderten Menschen und der nicht-behinderten Bevölkerung anregende und wertvolle Begegnungen ermöglicht und die Chancen sozio-kultureller Inklusion genutzt werden. Freilich spielen hierbei auch Eigeninteressen (z.B. Prestigegewinn) der betroffenen Leistungserbringer eine Rolle. Konzeptionell zeichnen sich die Kunstwerkstätten häufig durch drei zentrale Angebote aus:

1. Lässt sich ein kunsttherapeutisches Betätigungsfeld ausmachen, welches den (selbst-)heilenden Charakter von Kunst in Anspruch nimmt und „nebenbei“ künstlerische Produkte erzeugt, die auf Ausstellungen präsentiert werden;
2. wird ein bildnerisch-werkhaftes Schaffen fokussiert und gefördert, aus dem Bildwerke oder künstlerische (Auftrags-)Arbeiten hervorgehen, die zumeist für den Kunstmarkt bestimmt sind;
3. offerieren nicht wenige Einrichtungen ein „offenes Atelier“, welches im Sinne eines Freizeitangebots zur „Hobbymalerei“ genutzt werden kann und darüber hinaus die Chance bietet, zu einer „Brutstätte“ von Außenseiter-Kunst zu avancieren. Dies gilt mit Blick auf autistische Erwachsene insbesondere für US-amerikanische Art Center (dazu Theunissen 2014; 2021b, 165 ff.). Aber auch hierzulande gibt es bemerkenswerte Formen einer Unterstützung und Förderung autistischer Außenseiter-Künstler*innen. So hat sich beispielsweise der autistische Künstler Roland Kappel eine Welt geschaffen, *„in der alles eine eigenwillige Ordnung besitzt: Aus recycelten Fundstücken kreiert er mit Schweißdraht und innovativer Löttechnik Baumaschinen und Gebäude oder malt in lebhaften Farben Bilder von Tieren oder fantasievollen Landschaften“* (Ammon & Croonenbroeck 2019, 20). All diese Arbeiten kann er in einer eigenen Werkstatt in einer großen Behinderteneinrichtung verwirklichen, die ihm zudem ein *„Museum“* eingerichtet hat. *„Roland Kappel zählt heute zu den wichtigsten Vertretern der zeitgenössischen ‚Art Brut‘, auch ‚Outsider Art‘ genannt“* (ebd., 22).

Was das Verständnis von Außenseiter-Kunst betrifft, so wird dieses von einigen Leistungserbringern der Behindertenhilfe leider unterlaufen, indem ein Gemisch aus angeleiteten und authentischen Exponaten publikumswirksam präsentiert und dem Markt angeboten wird. Dies führt zu der Gefahr, dass die Außenseiter-Kunst an Authentizität, struktureller und psychologischer Tiefe verliert und ihr Label zu einer Leerformel gerinnt. Angeleitete Bildnereien sind nämlich nicht mit authentischen Arbeiten vergleichbar, häufig unter anderen Vorzeichen, einem kunsttherapeutischen oder ökonomischen Interesse und auferlegten Bedingungen entstanden, die *„jede freche und erfindungsreiche Ausdrucksweise“* (Peiry 2005, 198) unterdrücken und der ursprünglichen Kunst ihre Anziehungskraft nehmen. *„Angelernte, antrainierte Fähigkeiten (...) verbergen eher und verhüllen, als dass sie etwas offenbaren. (...) Der wirkliche Charakter wird verfälscht. (...) Kunstfertigkeiten kann jedermann erlernen. Sie beruhen auf Abmachungen und Übereinkünften, sie sind Ergebnis von Übung, Fleiß und schließlich Routine. (...) Technische Fertigkeiten können ein Bild gefällig machen (...), aber (...) was bleibt dann noch?“* (Hassbecker 1987, 57 f.). Ähnlich äußerte sich der Künstler R. Laute, einst künstlerischer Leiter und Initiator der „Schlumper“ aus Hamburg: *„Bildnerisch spannend ist doch das, was aus normaler Sicht falsch ist! Künstlerische Assistenz sollte sich also zurückhalten. Es ist wichtig, dass man die Künstler in Ruhe arbeiten lässt und ihnen keine Tipps gibt, wie sie etwas vermeintlich richtig malen sollen, das schadet nur. Im Mittelpunkt steht die Selbstentdeckung, auch wenn die in kleinen Schritten geschieht“* (zit. n. Ch. Mürner in Theunissen 2008, 144).

Vor diesem Hintergrund war ich bemüht, die Bildergalerie der vorliegenden Schrift nur mit nachweislich authentischen Arbeiten auszustatten. Dies war letztlich nicht schwer, da es sich um autistische Personen oder Savants handelt, die im Unterschied zu anderen (behinderten) Menschen üblicherweise ein atypisches Lernverhalten zeigen, indem sie sich in ihrem ästhetischen Tun nicht fremdbestimmen, vereinnahmen oder disziplinieren lassen, sondern sich nur auf selbsterarbeitete Visualisierungsstrategien, eigene bildnerische Lösungen und selbstbestimmte Ideen und Interessen einlassen. Das ist auch gut so – anderenfalls hätten wir es nicht mit einer „starken Kunst” zu tun. Diese Erkenntnis sollte sich die pädagogische Praxis einverleiben. Dies gilt für die vorschulische Erziehung ebenso wie für den Kunstunterricht in Schulen oder für künstlerische Bildungsangebote im Erwachsenenalter. Richtungsweisend sollte diesbezüglich die Empfehlung von I. W. Brydon, Direktorin des Creative Growth Art Center aus Oakland (Kalifornien) sein, eines der prominentesten Kunstwerkstätten für kognitiv beeinträchtigte und autistische Menschen (people with developmental disabilities): *„Es bedarf ein hohes Maß an Vertrauen, Zutrauen und Sensibilität auf Seiten der Lehrenden oder Assistenten, ihre Hände wegzulassen und nicht in den Gestaltungsprozess einzugreifen“* (zit. n. MacGregor 1992, 8). Wie wir uns ein solches Konzept vorstellen können, geht aus dem dritten Teil der vorliegenden Schrift hervor, der sich mit Fragen der Kunsttherapie und ästhetischen Erziehung befasst und dabei Besonderheiten von Personen aus dem Autismus-Spektrum beachtet.

Auf diese Weise hoffe ich, ein aktualisiertes Buch vorlegt zu haben, das wiederum viele Leserinnen und Leser in seinen Bann ziehen und zu einer „guten Praxis“ motivieren kann. Mein Dank gilt diesmal insbesondere Gee Vero für ihre faszinierenden Bildwerke, ihre Kommentierung und ihr Nachwort, meiner Lektorin Frau Winkler vom Lambertus-Verlag sowie meiner Frau für ihre Unterstützung..

Georg Theunissen, Freiburg im Januar 2022

Vorwort zur ersten Auflage

In den vergangenen Jahren sind mehrfach aus meinem Hallenser Arbeits- und Forschungsbereich Fachbücher über Kunst, Behinderung und ästhetische Praxis erschienen; zuletzt der Herausgeberband *„Außenseiter-Kunst. Außergewöhnliche Bildnereien von Menschen mit intellektuellen und psychischen Behinderungen"* (2008). Die vorliegende Schrift setzt nahtlos an dieser Serie an Arbeiten an, indem sie sich als erste Monographie im deutschsprachigen Raum explizit der Kunst von Autisten und (autistischen) Savants verschrieben hat.

Mit diesem Thema haben wir Neuland betreten – scheint es doch bis heute vor allem in Deutschland Gepflogenheit zu sein, Autisten zu pathologisieren, ihre Defizite zu betonen und ihre Stärken auszublenden. Das gilt unter anderem auch für ihre Bildnerei, wenn eher nach pathologischen Merkmalen oder dem Nicht-Können als nach dem künstlerischen Ausdruck und Talent Ausschau gehalten wird. Die Suche nach Kriterien einer *„pathologischen Kunst"* von Autisten oder gar einer *„autistischen Kunst"* geht jedoch ins Leere. Vielmehr haben wir es mit einem Facettenreichtum an bildnerisch-ästhetischen Ausdrucksformen zu tun, der es uns nicht gestattet, von einer eng umschriebenen, typischen Kunst autistischer Menschen zu sprechen.

Kontrapunktisch zu vielen Arbeiten über Autismus aus dem klinisch-medizinischen Bereich setzt die vorliegende Schrift an der Philosophie von Stärken an, wie sie uns Oliver Sacks mit seinen faszinierenden Geschichten über Autisten und Savants vor Augen führt. Fokussiert wird eine Stärken-Perspektive, die in der Präsentation außergewöhnlicher Bildwerke von Autisten und Savants kulminiert, aber ebenso für die handlungspraktische Ebene im Bereich von Schule, Freizeit, Erwachsenenbildung oder Therapie von zentraler Bedeutsamkeit ist.

Damit werden zwei Interessen aufgegriffen: Zum einen das Interesse an einer *„art that makes you go crazy"* – wie es das Atelier Herenplaats in Rotterdam treffend formuliert; zum anderen das Interesse an einer bildnerisch-ästhetischen Praxis, die Stärken zu entdecken und zu unterstützen vermag, sodass autistische Kinder, Jugendliche und Erwachsene zu einem *„persönlichen Stil"* angestiftet werden können. Dabei geht es uns vor allem um Authentizität, um bildnerisch-ästhetische Prozesse und Produkte, die keiner kunsttherapeutischen oder heilpädagogischen

Intervention unterliegen, sondern quasi spontan, einer plötzlichen Eingebung oder „*inneren Stimme*“ folgend, entstanden sind.

Bedanken möchte ich mich bei allen, die das Buchprojekt unterstützt und gefördert haben: *Michael Schubert* für seine Mitarbeit, Auswahl und Platzierung der Bilder sowie sorgfältige Erstellung der Druckvorlage, *Dr. Laurence A. Becker*, Creative Learning Environment, Austin TX, *Prof. Dr. Tony Gengarelly*, Massachusetts College of Liberal Arts, *Frits Gronert*, Galerie Atelier Herenplaats Rotterdam NL, *Henriette Paetz* für Übersetzungs- und Zuarbeiten, *Carol Putnam*, Director GRACE art, Grass Roots And Community Effort, Hardwick Vermont, *Lyle Rexer*, Autor und Kunstexperte, New York, *Dr. Pamela Rogers*, Director Pure Vision Arts, a Division of the Shield Institute New York, *Kerry Schuss*, Kunsthändler und Galerist, ksart New York, *Zoltan Szipola*, The Stephen Wiltshire Gallery London, *Michael Wawro*, *Familie Wepil* für die Gesprächsbereitschaft, *Joe Weston*, Office Manager Princeton Architectual Press New York, *Sabine Winkler* vom Lambertus-Verlag für das verlegerische Interesse und allen Künstlerinnen und Künstlern, vor allem *Stefan Wepil*.

Georg Theunissen, Halle (Saale) und Freiburg 2010

Kapitel 1

Einführung ins Buchprojekt: Autismus im Lichte der Stärken-Perspektive

Autismus (abgeleitet vom Griechischen „autos“ = selbst) hat es vermutlich zu allen Zeiten gegeben. So schließen einige Genetiker*innen nicht aus, dass Autismus bereits bei Vorfahren des Homo Sapiens aufgetreten sein könnte. Höhlenmalereien (36.000 bis 15.000 v. Chr.) zeigen auf, dass Menschen der ausgehenden Altsteinzeit schon perspektivisch zeichnen konnten und in der Lage waren, mit verschiedenen Maltechniken das Verhalten von Tieren naturgetreu und im Detail wiederzugeben. In den letzten Jahren wird vermehrt diskutiert, ob derartige Bildwerke, z. B. in der französischen Grotte von Lascaux, von autistischen Personen stammen. Dies ist freilich eine Spekulation (vgl. Kellman 1998).

Das gilt aber nicht für einige Überlieferungen, die J. Donvan und C. Zucker (2016, 42) in ihrer „Geschichte über Autismus“ erwähnen. Zum Beispiel habe es um 1469 einen russischen Schuhmacher mit typisch autistischen Verhaltensweisen gegeben. Gleichfalls habe der 1708 geborene Hugh Blair of Borgue, ein bekannter schottischer Adliger, ungewöhnliche Verhaltensweisen gezeigt, die dem Autismus nahe kämen (z. B. ein leidenschaftliches Sammeln von Vogelfedern, Zweigen und Stoffstücken; Echolalie; mangelndes Interesse an Menschen, Vorliebe für Katzen; ein außergewöhnlicher, zwanghaft anmutender Umgang mit Objekten; Missachtung sozialer Konventionen).

John Langdon Haydon Down

Ebenso bemerkenswert sind Schriften des Psychiaters J. L. H. Down (1887), in denen unter dem Label der „geistigen Behinderung“ („feeble-mindedness“) zwei Untergruppen an Kindern und Jugendlichen beschrieben werden, welche heute als autistisch bezeichnet würden (vgl. Treffert 2017).

Die erste Gruppe bezieht sich auf Kinder, die sich nach einer zunächst normalen (einschl. sprachlichen) Entwicklung bis etwa zum sechsten Lebensjahr auf ungewöhnliche Weise zurückentwickelten, z. B. durch *„Verlust der Sprache“*, *„verzögerte Sprache“*, *„Sprechen in der dritten Person“*, ausbleibende Antworten auf Fragen, *„verminderte Reaktionsfähigkeit auf soziale Zuwendungen“*, *„geringe Notiz an der Umgebung“*, stagnierende Intelligenz oder Entstehung *„rhythmischer und automatischer Bewegungen“* (Down 1887, 15). Heute würden wir dieses Phänomen als Hinweis auf einen spät einsetzenden Autismus im Sinne der „autistischen Regression“ betrachten (dazu Theunissen 2021c, 70).

Was die Entstehungsbedingungen dieser Besonderheiten betrifft, so sah Down (1887, 18 ff.) im Unterschied zur „üblichen" Intelligenzminderung keine deutlichen Hinweise auf eine rein „angeborene" oder „zufällige" Verursachung. Dies führte ihn zu einer *„entwicklungsbedingten"* (*developmental*) Annahme, die aus heutiger Sicht – mit Blick auf atypische Entwicklungserscheinungen und potenzielle Veränderungen der autistischen Symptomatik im Laufe des Lebens – nicht gänzlich überholt erscheint.

Die zweite Gruppe betrifft Personen, die *„in sich gekehrt"*, *„versunken in eine ‚eigene Welt'"* erscheinen, jedoch mit außergewöhnlichen Verhaltensweisen, Fähigkeiten und Gedächtnisleistungen imponieren (vgl. ebd., 96 ff.). So berichtet er über besonders talentierte Kinder mit technischen, mathematischen, musikalischen oder bildnerischen Fähigkeiten.

> *„Ein Junge, ungefähr 12 Jahre alt, konnte drei Zahlen mit perfekter Genauigkeit mit drei Zahlen multiplizieren, und zwar so schnell, wie ich die sechs Zahlen auf Papier schreiben konnte, und dennoch war er geistig so schwach, dass er innerhalb von 2 1/2 Jahren im Rahmen der täglichen Begegnung zwar mit mir sprechen, aber nicht meinen Namen sagen konnte"* (101).

Diese Gruppe bezeichnet Down als *„idiot savants"*, die im Hinblick auf all seine *„Fälle"* männlich waren (103).

Savants

Neben Down stoßen wir im 19. Jahrhundert auch auf andere Berichte über kognitiv beeinträchtigte oder autistische Personen mit Savant-Fähigkeiten (idiot savants) in Bereichen der Musik, Bildnerei oder des Rechnens (vgl. Treffert 1989; 2010; Hermelin 2002). Dazu zählt beispielsweise der Berner Künstler Gottfried Mind (1768–1814). Durch seine bis ins winzigste Detail fein ausgearbeiteten, realistisch-naturalistischen Zeichnungen (v. a. von Tieren und Kindern) war Mind schon zu seinen Lebzeiten als *„Der Katzen-Raphael"* berühmt geworden (dazu später Kapitel 2).

Wenngleich Down nicht die Absicht hatte, mit „Idiotie" die betroffenen Personen zu entwerten, beförderte dieser Begriff in der Folgezeit negative Assoziationen und Prozesse der Diskriminierung. Daraufhin wurde vor etwa 40 Jahren mit der Bezeichnung *„Savants"* eine Entstigmatisierung und Neutralisierung angestrebt (vgl. Treffert 1989; 2010). Neben der Vermeidung der Diskriminierung war für D. Treffert ebenso die Erkenntnis bedeutsam, dass längst nicht alle Savants eine unterdurchschnittliche Intelligenz hatten. So wird heute davon ausgegangen, dass über 50 % aller Menschen mit einem Savant-Syndrom einen Intelligenzquotienten unter 75 haben (Hermelin 2002, 47) und dass es gleichfalls Savants mit einem überdurchschnittlich hohen Intelligenzwert von über 140 gibt.

> *„Deshalb bleibt festzustellen, dass der Zusammenhang zwischen Intelligenz und Savant-Syndrom bis zum heutigen Tag nicht sicher hergestellt werden kann und ein geringer IQ keine Bedingung für die Diagnose eines Savant-Syndroms darstellt“* (Treffert 2015, 310).

Gegenwärtigen Erkenntnissen zufolge dürfen wir annehmen, dass die große Mehrheit der Savants dem Autismus-Spektrum zugehörig ist, dass etwa die Hälfte aller Autist*innen über Savant-Fähigkeiten (Teilleistungsstärken) verfügt und dass mindestens 10 % aller autistischen Personen außergewöhnliche Savant-Begabungen (Talente) zeigen. Nur etwa 100 Personen wird hingegen die dritte Ausprägung des Savant-Syndroms (Genialität) attestiert, wobei auch hierbei der Anteil an autistischen Personen am größten ist.

Demnach werden drei Personengruppen mit Savant-Fähigkeiten unterschieden (vgl. Treffert 2010, 24 f.; 2015). Es sollte jedoch hierbei keine scharfe Grenzziehung erfolgen, da es vor allem bei autistischen Menschen schwierig ist, zwischen den verschiedenen Formen an Savant-Fähigkeiten zu differenzieren.

Drei Personengruppen mit Savant-Fähigkeiten

1. **Behinderte Personen mit moderaten Savant-Fähigkeiten („splinter skills“ im Sinne von Teilleistungsfähigkeiten oder -fertigkeiten)**
   Diese sind nicht selten bei Personen aus dem Autismus-Spektrum zu beobachten und v. a. in Anbetracht unterdurchschnittlicher Intelligenz bemerkenswert. Ebenso können sie als eine *„savantähnliche Begabung“* (Sacks 2011, 198) mitunter bei (linksseitigen) Hirnverletzungen, Schlaganfällen oder frontotemporaler Demenz auftreten. In der Regel handelt es sich um Leistungen, die mit einem spezifischen Interesse und oft mit einem damit verbundenen, ausgezeichneten Gedächtnis verknüpft sind, im Kontext behinderungsspezifischer Beeinträchtigungen isoliert hervortreten und zumeist nicht in Lebenszusammenhänge sinnvoll eingebettet sind, so z. B. die Fähigkeit, Geschichtsereignisse datenmä-

ßig aufzusagen, ohne die damit verknüpften Geschehnisse zu verstehen; Fußballstatistiken aufzulisten, ohne ein Fußballspiel zu kennen; sich Bahnfahrpläne zu merken, aber ohne fremde Hilfe keine öffentlichen Verkehrsmittel nutzen zu können; mit einer Hand ein Kartenspiel zu mischen, aber kein Kartenspiel zu beherrschen; ein ‚enzyklopädisches' Wissen über einen Filmstar, unterschiedliche Sägen oder Automarken. Zudem wird die Hyperlexie-Fähigkeit kommunikations- und kognitiv beeinträchtigter Kinder aus dem Autismus-Spektrum, schon im Alter mit zwei oder drei Jahren Buchstaben oder Wörter zu legen oder zu dekodieren, ohne dabei den Sinn des Textes zu verstehen, als eine savantähnliche Begabung diskutiert (vgl. Theunissen 2021c, 74).

2. **„Talentierte Savants" (talented savants)**
   Hierbei handelt es sich zumeist um intellektuell beeinträchtigte oder autistische Personen, die v. a. mit hervorragenden Gedächtnisleistungen und bildnerischen, musikalischen oder mathematischen Fähigkeiten und Fertigkeiten oder einem mechanischen Geschick imponieren, z. B. ein einmal gesehenes Bild aus dem Gedächtnis heraus perfekt visualisieren, eine einmal gehörte Melodie exakt nachsummen, aus dem Gedächtnis heraus eine Straßenkarte präzise entwerfen, komplizierte Rechenaufgaben aus dem Gedächtnis lösen oder ohne Vorkenntnisse ein Uhrwerk innerhalb weniger Minuten reparieren und zum Laufen bringen. Derlei Fähigkeiten beschränken sich zumeist – wie bei einigen Künstler*innen (Kapitel 2) – auf ein spezielles Gebiet und treten ebenso wie die Teilleistungsfähigkeiten vor dem Hintergrund allgemeiner intellektueller Beeinträchtigungen oder autistischer Verhaltensweisen deutlich hervor.
3. **„Ausnahmetalente" (prodigious savants), sogenannte „Wunderkinder" (Winner 2003)**
   Ihnen werden einzigartige, spektakuläre Fähigkeiten und Fertigkeiten nachgesagt, so z. B. – wie bei Stephen Wiltshire (Kapitel 2) – das dreitägige Zeichnen des exakten Luftbildes der Innenstädte von London, Paris oder Rom auf einem fünf Meter langen, großen Papierbogen nach einem einzigen 45-minütigen Flug über die entsprechende Großstadt; das Zeichnen von Tieren in einer perfekten Plastizität, was – wie bei Nadia (Kapitel 2) – schon im Alter von drei Jahren beobachtet wird, den Rahmen der üblichen Kinderzeichnungen sprengt und eine Genialität zum Ausdruck bringt, die üblicherweise nur bei Bildwerken von akademisch ausgebildeten, professionellen Künstler*innen zutage tritt; das Auswendiglernen von 12.000 Büchern; das Sprechen von 20 Sprachen und das Erlernen einer neuen Sprache innerhalb einer Woche; die autodidaktische Aneignung des Klavierspielens an nur einem Tag im frühkindlichen Alter und das Nachspielen jeder Melodie nach einmaligem Hören; ein Rechnen so

genau und schnell wie ein Computer; 22.514 Stellen der Kreiszahl Pi auswendig kennen; das Lösen von Rechenaufgaben mit über 26-stelligen Zahlen in nur 45 Sekunden. Zugleich haben jedoch die betroffenen Personen nicht selten Schwierigkeiten, sich sprachlich zu verständigen, sich in der Außenwelt zu orientieren oder sich selbst zu versorgen, z. B. sich ein Essen zuzubereiten oder eine Schleife zu binden.

Neurowissenschaftliche Annahmen und Befunde in Bezug auf Savants

Bis heute sind Ursachen und Entstehungsbedingungen des Savant-Syndroms ungeklärt. Nach wie vor gibt es keine Theorie, die alle Savant-Fähigkeiten erklären kann. So lassen sich z.B. prominente Ansätze aus der Autismusforschung wie die Annahme des „extrem männlichen Gehirns" (Baron-Cohen), die Theorie der „erweiterten wahrnehmungsbezogenen Funktionsfähigkeit" (Mottron) oder die Theorie der „intensiv erlebten Welt" (Markram) (dazu Theunissen 2020) nicht unvermittelt auf nicht-autistische Personen mit Savant-Fähigkeiten übertragen, und ebenso sind spezifische Theorien, die in der Savantforschung diskutiert werden, beispielsweise die später erwähnte Annahme eines „eidetischen Gedächtnisses", nicht in der Lage, *„den Facettenreichtum des Savant-Phänomens abzubilden"* (Bölte, Uhlig und Poustka 2002, 293).

Vermutlich sind Savant-Fähigkeiten, insbesondere bei „talentierten Savants" oder „Wunderkindern", genetisch bedingt, sie können aber auch in der Kindheit oder im Erwachsenenalter erst entstehen (z.B. durch tiefgreifende Interessenpflege, Hirnverletzungen). Denkbar sind plötzlich oder zufällig auftretende Savant-Fähigkeiten, die auf neuronale *„Reserven"* oder eine Neuroplastizität schließen lassen, ferner außergewöhnliche Erscheinungen nach einer unfallbedingten Hirnverletzung, die neuronal neu verschaltet bzw. vernetzt werden (vgl. Treffert 2010, 193 ff., 204 ff., 217 ff., 227 ff; 2015, 311). Möglicherweise wird schon durch bestimmte Stimuli während der Schwangerschaft (z. B. klassische Musik) ein *„vorgeburtliches Lernen"* befördert, wodurch eine rechts/linkshirnige Hemisphärenspezialisierung mit außergewöhnlichen Fähigkeiten gebahnt wird (vgl. Treffert 1989, 199). Die Vermutung liegt nahe, dass *„ohne eine signifikante genetische Prädisposition Savants (...) nicht das Level einer außergewöhnlichen (prodigious) Performance erreichen"* (Heaton & Wallace 2004, 904).

Nicht selten werden Savant-Fähigkeiten mit einer größer ausgebildeten und dominanten rechten Gehirnhälfte in Verbindung gebracht: Würden *„Korrelationen zwischen den Funktionen, die den beiden Hemisphären zugeordnet werden, mit spezifischen Symptomen und Verhaltensweisen von Savants – simultaneous, concrete, high fidelity, spatial, intuitive – geprüft, käme unter dieser Bedingung eine Dominanz der rechten Hirnfunktion zum Vorschein"* (Treffert 1989, 158). Anders gesagt: Savant-Fähigkeiten *„can be characterized as non-symbolic, artistic, concrete, directly perceived, in contrast to left hemisphere skills, which are more sequential, logical, and symbolic including language specialization"* (Treffert 2010, 23). Dennoch sollten wir es uns nicht zu einfach machen, das Savant-Syndrom nur als ein rechtshirniges Phänomen zu betrachten, da selbst bei einer funktionellen Spezialisierung stets ein Zusammenspiel beider Hirnhemisphären beachtet werden muss (Treffert 1989, 154 ff., 195; 2010, 24, 52).

Was darüber hinausgehende Erklärungen für eine Vergrößerung und/oder spätere Dominanz der rechten Hemisphäre betrifft, so wird neben einer Unterversorgung der linken Hirnhemisphäre mit dem Neurotransmitter Serotonin eine „Testosteron-Vergiftung" während der Embryonalentwicklung vermutet, die linkshirnige Wachstumsverzögerungen und neuronale Funktionsschwächen zur Folge hätte. Davon seien männliche Savants oder Autisten betroffen. In Verbindung mit einem hohen fötalen Testosteronspiegel wird bei ihnen ein *„extrem männliches Gehirn"* (Baron-Cohen 2015) in Erwägung gezogen. Tatsächlich gibt es bei einer Häufigkeit von 6:1 mehr männliche als weibliche Savants (Treffert 2010, 29, 49). Allerdings scheinen Savant-Fähigkeiten wie auch autistische Merkmale bei Mädchen oder Frauen noch zu selten erkannt zu werden. Zudem gebe es immer auch Menschen mit Savant-Fähigkeiten und Autismus (etwa 50 %), die keine linkshirnigen Defekte, zum Teil eine Überlegenheit der linken Hirnhälfte und rechtshirnige Schädigungen bzw. Funktionsstörungen aufweisen würden (Treffert 1989, 211 f.; 2010, 193 ff.). A. Chatterjee (2004, 1579) nimmt an, dass bei Bildwerken von Menschen mit einer rechtshirnigen Schädigung die Figurationen expressiver, emotionaler, konturloser und deformierter in Erscheinung treten, während Personen mit einer Linkshirnschädigung eher zu schematisierten, geometrisierten Gestaltungen oder formalen Vereinfachungen neigen.

Offensichtlich werden bei Savants wie auch bei autistischen Personen im Unterschied zu Menschen, denen kognitive Beeinträchtigungen (sog. geistige Behinderungen) nachgesagt werden, seltener klinische Bilder diffuser Hirnschädigungen diagnostiziert (Treffert 1989, 162). Hirnschädigungen (Abnormalitäten, Atrophien), die bei nicht wenigen Savants beobachtet werden, scheinen, wie bereits F. Sano (1918) vor über 100 Jahren festgestellt hatte, häufiger linkshirnig zu sein und sich vor allem auf Strukturen des Hippocampus und der Amygdala zu beziehen (Treffert 1989, 161). Möglicherweise lassen sich dadurch (rechtshirnige) Besonderheiten erklären, die ein weithin von Emotionen abgespaltenes, hoch entwickeltes prozedurales (nonkognitives, unbewusstes, intuitives), quasi *„automatisiertes"* Gedächtnissystem vieler Savants betreffen, durch das – so die Vermutung Trefferts – Beeinträchtigungen der kognitiven Gedächtnisleistungen kompensiert würden (185; auch 2010, 24, 52, 217 ff.). Mit Blick auf die Annahme, dass es angesichts einer Schädigung der linken Hirnhälfte zu einer (Über-)Kompensation durch die rechte Hemisphäre kommt, vermutet Treffert (2015, 311) *„eine Schädigung übergeordneter, für die Kognition oder das semantische Gedächtnis zuständiger, Schaltkreise (…), welche durch ein gesteigertes Kompensationsvermögen niederer, primitiverer, für automatisierte Fertigkeiten bzw. das prozedurale Gedächtnis zuständiger Schaltkreise ausgeglichen wird."*

In ähnlichen Bahnen bewegen sich die Vermutungen des australischen Hirn- und Savantforschers A. Snyder, der gleichfalls von zwei unterschiedlichen neuronalen Netzwerken für Gedächtnisvorgänge ausgeht, einem weit verzweigten für das explizite (semantische und kognitive) Gedächtnis und einem einfachen für das implizite (prozedurale, automatisierte) Gedächtnis, das nicht mit höheren Denkvorgängen verknüpft und vor allem rechtshirnig gebahnt sei. Menschen mit Savant-Fähigkeiten würden im Unterschied zu nicht-behinderten Personen überwiegend auf die einfachere neuronale Bahn zurückgreifen. Dies hänge möglicherweise mit einer Schädigung oder Funktionsstörung im Bereich der linken Hirnhälfte zusammen und könnte angesichts dieser Beeinträchtigung eine Erklärung dafür sein, dass vielen Menschen mit Savant-Fähigkeiten *„das konzeptionelle Denken fehle"*. Stattdessen würden sie jedoch über eine *„ungefilterte Art der Informationsverarbeitung"* verfügen, die ihre außergewöhnlichen Leistungen befördere.

> *„Wenn ein visueller Reiz auf die Netzhaut fällt, dauert es etwa eine viertel Sekunde, bis er als bewusste Wahrnehmung erscheint. Vor diesem Moment an wird jeder einzelne Bestandteil dieses Bildes – etwa Farbe, Form, Lage im Raum und Bewegung – einzeln von verschiedenen, spezialisierten Regionen im Gehirn verarbeitet. Diese einzelnen Eindrücke müssen dann erst zu einem Muster vereinigt werden, das wiederum mit Arialen verschaltet wird, die es mit Bedeutung verbinden. Lediglich das Endprodukt dringt in unser Bewusstsein. Bei Savants gelangen hingegen alle Zwischenschritte ungefiltert ins Bewusst-*

> *sein, und sie können das Bild gleichsam in allen seinen Details sehen. Wie einzelne Pixel einer Fotografie"* (Snyder zit. nach Die Zeit 2003, Teil III).

Dass in der Tat künstlerisch begabte Savants selbst bei einem niedrigen IQ über eine „ungefilterte Art der Informationsverarbeitung" oder ein ausgezeichnetes *„Bildgedächtnis"* (superior image memory; picture lexicon) verfügen, welches sie mit motorischem Geschick (superior graphic skills) für ihre Zeichnungen oder Skulpturen zu nutzen wissen, belegen empirische Vergleichsstudien (vgl. O'Connor & Hermelin 1987; Treffert 1989, 87 f.; Hermelin, Pring & Heavey 1994; Hermelin 2002, 168 ff.). Dadurch unterscheiden sich Savant-Künstler*innen anscheinend von anderen (nonartistic) autistischen Personen, die nach einer Studie von M. Prior und W. Hoffmann (1990) zwar aufgrund ihrer visuell-räumlichen Wahrnehmungsfähigkeiten (visio-spatial abilities) gut kopieren (abzeichnen) könnten, allerdings aufgrund frontaler Hirnfunktionsstörungen bzw. Schädigungen Probleme hätten, Figuren, die ihnen drei Minuten zuvor gezeigt wurden, aus dem Gedächtnis nachzuzeichnen.

> *„Preseveration of lines was a common feature in their reproductions and there was a tendency to recall details of the figure rather than the outline"* (ebd., 588).

Gleichfalls lässt eine Zusammenfassung von Ergebnissen aus verschiedenen Untersuchungen (Charman & Baron-Simon 1993; Eames & Cox 1994; Fein, Lucci & Waterhouse 1990; Lewis & Boucher 1991) den Schluss zu, dass bis auf *„autistic savants"* (10 % aller autistischen Kinder) zumeist weder Heranwachsende aus dem Autismus-Spektrum noch Schüler*innen mit unterdurchschnittlicher Intelligenz besondere zeichnerische Fähigkeiten (v. a. im Sinne eines *„frühreifen visuellen Realismus"*) zeigen, die dem bildnerischen Gestalten nicht-behinderter Kinder mit einem vergleichbaren mentalen Entwicklungsalter überlegen seien.

Demnach scheint das ausgezeichnete *„Bildgedächtnis"* eine spezielle Stärke von künstlerisch talentierten oder begabten (autistischen) Savants zu sein, die aber – so die Autismusforscherin B. Hermelin (zit. n. Die Zeit 2003, Teil III) – *„gleichzeitig auch ihre Schwäche"* sei, da sie *„ihre Aufmerksamkeit offensichtlich nicht auf das Integrieren von Wahrnehmung, Kognition und Gedächtnis, sondern auf Teilinformationen und Details"* (ebd.) richten, was zur Vernachlässigung des Kontextes und letztlich zu Problemen bei der alltäglichen Lebensbewältigung führe. Weitere neurowissenschaftliche Annahmen und Zugänge zu Personen mit Savant-Fähigkeiten finden wir bei O. Sacks (1995; 2000). *„Frappierende Ähnlichkeiten"* bei einigen Zeichnungen unterschiedlicher Savants haben ihn zu der Frage veranlasst, *„ob es möglicherweise eine besondere ‚autistische' Form der Wahrnehmung und künstlerischen Darstellung gibt"* (Sacks 2000, 275).

Dieses Thema interessiert gleichfalls den Neurowissenschaftler V. S. Ramachandran, der noch einen Schritt weiter geht, indem er im Rahmen seiner Untersuchungen an autistischen Kindern mit Savant-Fähigkeiten nach universellen künstlerischen Gestaltungsprinzipien und *„der genialen Begabung im Allgemeinen"* (2002, 316) sucht. Wenngleich seine Überlegungen hinsichtlich *„universeller Kunstgesetze"* (2005, 56 ff.) wenig überzeugen, sind seine neurowissenschaftlichen Annahmen in Bezug auf eine atypische Struktur und Organisation der Gehirne von Savants mit der bisherigen Diskussion um eine rechtshirnige Hemisphärendominanz kompatibel.

Nicht selten hätten wir es mit Schwächen oder Schädigungen in der linken Hemisphäre und einem hypertrophen rechten Gyrus angularis (Ramachandran & Blakeslee 2002, 317) bzw. einer Überfunktion im rechten Parietallappen zu tun, der als sensomotorischer Bereich gilt, das Körpergefühl steuert, für das Wiedererkennen vertrauter Bilder sowie für die Herstellung räumlicher Beziehungen und für die räumliche Orientierung zuständig ist. Damit liegt – so Ramachandran (2005, 67) – *„in dieser Hirnregion (...) unser Sinn für künstlerische Proportionen."*

Ein weiterer Befund, der sich in die bisherigen Vermutungen einreihen lässt und insbesondere *„artistic savants"* betrifft, bezieht sich auf einen Funktionsverlust im linken Temporallappen mit einer erhöhten Funktion des hinteren Neokortex.

Dass wir es bei autistischen (Savant-)Künstler*innen mit eher rechtshirnigen neuronalen Besonderheiten (Überkompensation der rechten Gehirnhälfte) zu tun haben, davon scheint gleichfalls O. Sacks (1995, 249; 2000, 272, 294, 313; 2011, 97) überzeugt zu sein. So berichtet O. Sacks z. B. über berühmte Savants wie Nadia oder Stephen Wiltshire (dazu später), die schon im Vorschulalter mit ihren zeichnerischen Fähigkeiten die üblichen Stadien einer bildnerischen Entwicklung (vom Schmieren, zufälligen Kritzeln über schematische Darstellungen zu perspektivischen Zeichnungen und *„künstlerischen"* Lösungen) übersprungen hatten und die über ein

> *„unglaubliches visuelles Gedächtnis (verfügten, G. T.), das in der Lage zu sein schien, in wenigen Sekunden die kompliziertesten Gebäude und Stadtland-*

schaften aufzunehmen und sie mit allen Einzelheiten zu speichern" (Sacks 2000, 279, 312).

Eine solche Überdimensionierung des rechten Scheitellappens oder ein hypertropher Gyrus angularis, der allerdings auch in der linken Hemisphäre liegen kann und in dem Falle außergewöhnliche Rechenoperationen erklärt, wird bei (intellektuell behinderten) talentierten Savants und hochbegabten *„Wunderkindern"* diskutiert.

Interessant ist die Frage, ob es sich bei diesen außergewöhnlichen Fähigkeiten um *„kreative"* Leistungen[1] handelt. Dies wurde viele Jahrzehnte von nicht wenigen Forschern bezweifelt. Zumeist hätten verschiedene Test-Untersuchungen bei Savants niedrige Kreativitätswerte erbracht (Treffert 1989, 255 ff.). Das sollte uns allerdings angesichts der kognitiven Funktionslastigkeit mancher Untersuchungsinstrumente (z. B. Torrance Thinking Creative with Pictures Test) nicht wundern, weshalb wir vor Verallgemeinerungen oder Fehlschlüssen warnen möchten. Auf Unzulänglichkeiten und Schwierigkeiten bei Kreativitätsmessungen intellektuell behinderter Menschen sind wir an anderer Stelle eingegangen (vgl. Theunissen & Großwendt 2006, 18). Kreativität lässt sich wohl kaum operationalisieren und standardisieren, sondern nur individuell (subjektzentriert) erschließen. Vor diesem Hintergrund ist es z. B. für L. Buck, E. Kardeman und F. Goldstein (1985) oder R. Cardinal (2009) unstrittig, dass Autist*innen mit künstlerischem Talent genauso kreativ sein können wie nichtbehinderte Personen oder andere Künstler*innen.

Anstelle von Kreativität wird Savants häufig ein *„eidetisches Gedächtnis"* nachgesagt (Treffert 1989, 132 ff.), das sich auf die Fähigkeit erstreckt, Bilder oder Szenen, auf die nur ein flüchtiger Blick geworfen wird, für einen längeren Zeitraum (mehrere Tage oder Monate) in allen Details im Gedächtnis zu behalten und bei einem bildnerischen Gestaltungsprozess anschaulich zu vergegenwärtigen und abzurufen. Aber auch hier sei vor Fehlschlüssen gewarnt (ebd., 170). Denn ein *„eidetischer Künstler"* würde sich im Unterschied zu vielen Savant-Malern *„kaum je auf ein einzelnes Thema oder Objekt beschränken; im Gegenteil, er würde sein Erinnerungsvermögen ausbeuten und in einer ungeheuren Vielfalt von Themen und Objekten zur Schau stellen"* (Sacks 2000, 219).

1 Unter Kreativität verstehe ich ein Phänomen, das wesenhaft zum Menschsein gehört (Simanski 2013, 125), indem etwa Neuartiges zum Ausdruck gebracht wird, welches sowohl für die Gesellschaft innovativ, wertvoll und bereichernd als auch für das betroffene Individuum (Erfinder*in) bedeutsam, vor allem bedürfnisbefriedigend und erfüllend ist (dazu ausführlich Theunissen & Großwendt 2006).

Ein weiterer, viel diskutierter Aspekt bezieht sich auf ein *„fotografisches Gedächtnis"*, das anstelle einer *„kreativen Intelligenz"* Menschen mit Savant-Fähigkeiten zu eigen sei, indem sie quasi wie ein Fotokopierer nur auf mechanistische Weise, *„unpersönliche"* Bilder produzieren würden (Sacks 2000, 287; auch Treffert 1989, 95). Dies entspräche ganz dem *„fehlenden Selbst"* oder einem eingeschränkten emotionalen Ausdrucksvermögen (Sacks 2000, 317 ff.), das bei Savants und Autist*innen oftmals zu beobachten sei.

Tatsächlich scheinen nicht wenige Personen mit Savant-Fähigkeiten eher *„fotografische"* denn *„kreative"* Künstler*innen zu sein (Treffert 1989, 259), und dennoch können sie – wie wir noch sehen werden – sehr wohl auch eigene Vorstellungsbilder und Fantasien entwickeln sowie zu *„einem geistigen Empfinden"* fähig sein, was ihre Bilder zu durchdringen vermag (Sacks 1995, 282 ff., 291 f., 298; 2000, 311, 323). B. Hermelin (2002) hat dies in einer Untersuchung bestätigen können: Über 50 % aller Savants haben eine unterdurchschnittliche Intelligenz (ebd., 47), *„die Leistung der künstlerisch begabten Savants"* scheint aber *„nicht von ihrem Intelligenzniveau abzuhängen, sondern von ihrer zeichnerischen Spezialbegabung"* (161), mit der *„sie eine Szene nicht nur so zeichnen (können, G. T.), wie sie selbst sie sehen, sondern auch so, wie sie sich aus der Perspektive eines anderen darstellen würde. (...) Autistische, zeichenbegabte Savants sind in der Lage, sich auch anderer Aspekte eines spezifischen künstlerischen Vokabulars zu bedienen"* (180 f.). Sie sind *„offenbar keineswegs auf das eingeengt"*, was sie sehen und können sich *„ebensoviel* künstlerische Freiheiten" wie andere Personen nehmen (ebd.).

Nach O. Sacks (2000, 235) handle es sich hierbei jedoch nicht um eine Kreativität im üblichen Sinne, die *„sich frei im Reich der Imagination"* bewegt und mit einem *„Strom neuer Ideen und starker Gefühle"* zu tun hat, sondern um eine *„Genialität auf dem Gebiete der Wahrnehmung"*, die als eine besondere, hier hochentwickelte *„bildnerische Intelligenz"* (dazu 1995, 254; 2000, 310) eine eigene, wertvolle Kunst hervorbringt und uns eine Stärke und kostbare *„Gabe, etwas zu leisten,"* vor Augen führt, *„was wenigen von uns vergönnt ist – eine bedeutsame Darstellung und Erschließung der Welt"* (2000, 337). Wie O. Sacks geht inzwischen auch D. Treffert (2010, 11, 31 f.) vor dem Hintergrund persönlicher Beobachtungen davon aus, dass Savants, z. B. Stephen Wiltshire, Richard Wawro oder Alonzo Clemons, der durch seine außergewöhnliche Begabung für ein plastisches Gestalten von Tieren (v. a. Pferden) weltberühmt geworden ist (vgl. Expedition ins Gehirn 2006; Treffert 1989, 123 ff.), durchaus (auf ihre Weise) kreativ sein können; und gleichfalls wie O. Sacks sieht A. Snyder bei Savant-Künstler*innen eine besondere Art an Kreativität in Verbindung mit einer außergewöhnlichen Wahrnehmungsleistung, die darin bestehe, *„dass nicht Stereotypes oder Konventionelles gesehen wird. Der Gehirndefekt, Wichtiges von Unwichtigem nicht zu unterscheiden, ist für Snyder die Voraussetzung bzw. Grundlage für die Kreativität der Savants*" (Expedition ins Gehirn, Vol. II, 2006).

Auch wenn diese Sicht von einer Wertschätzung (autistischer) Savants fühlbar durchdrungen wird, ist der Ausgangspunkt eine klinische Betrachtungsweise, indem von pathologisch auffälligen Abweichungen einer „normalen" Hirnentwicklung ausgegangen wird. Dagegen richtet sich zusehends Kritik, die insbesondere aus dem Lager der Selbstvertretungsbewegung autistischer Menschen artikuliert wird (vgl. Kapp 2020). Ihr ist es um *Neurodiversität* zu tun – ein Begriff, der für ein von Natur aus *anders* strukturiertes bzw. funktionierendes Gehirn steht, welches sich im Vergleich zu Gehirnen nicht-autistischer (neurotypischer) Personen eher durch atypische neuronale Prozesse, Aktivitäten und Verschaltungen auszeichnet. Durch diese Besonderheit würde ein autistisches Sein mit spezifischen Ausdrucksformen, Besonderheiten und Fähigkeiten charakterisiert. Neuronale Unterschiede seien zudem nicht ungewöhnlich und auch bei anderen Personengruppen (z. B. bei Homo- oder Bisexualität, Linkshändigkeit) beobachtbar.

Mit dieser Position geht es neben der Entpathologisierung von Autismus zugleich um die Abwehr eugenischer Tendenzen durch biomedizinische Forschungen sowie um einen sozio-kulturellen Ansatz, der die Achtung menschlicher und kultureller Vielfalt herausstellt (Robison 2013). Hierzu können Autist*innen oder Savants mit ihren speziellen Fähigkeiten, Begabungen oder Talenten wesentlich beitragen. Wer dies als eine Form menschlichen So-Seins für sich erschlossen hat, spürt allem Anschein nach Erleichterung und ein gewisses Maß an Wohlbefinden: *„Die Erkenntnis, dass ich anders – nicht geschädigt – bin, ist in starkem Maße gesundheitsfördernd*" (Robison 2013). Allerdings sollte das an der Neurodiversität orientierte Selbstbild autistischer Menschen mit einer selbstkritischen Haltung einhergehen (vgl. Russell 2020) und die Gefahr einer *„reduktionistischen Identitätspolitik*" beachten, *„in der das Selbst bloß ein Ergebnis von Hirnmechanismen ist*" (Ortega 2010, 3). Ebenso wichtig sei der Blick für das Soziale, indem neben der Anerkennung von Vielfalt Fragen nach den gegenwärtigen Lebensbedingungen, den gesellschaftlichen Machtverhältnissen, Diskriminierungen, Benachteiligungen und Veränderungsmöglichkeiten nicht zu kurz kommen dürfen.

Derzeit erfährt der Ansatz der Neurodiversität längst noch nicht die Anerkennung, die ihm zukommen sollte. Zwar wird er insbesondere durch Forschungsbefunde und Annahmen der Forscher*innengruppe um L. Mottron gestützt (vgl. dazu Theunissen 2020; Theunissen & Sagrauske 2019), doch die große Mehrheit der Autismusforscher*innen betrachtet die autismusspezifischen neurologischen Besonderheiten nach wie vor als pathologische Abweichungen von der Norm. Anfänge dieser Betrachtung reichen zurück in die Geschichte des Autismus, wenngleich die ersten wissenschaftlichen Erkenntnisse keineswegs ein rein defizitorientierts Pathologiemodell repräsentieren.

WISSENSCHAFTLICHE „ERSTBESCHREIBUNGEN" ÜBER AUTISMUS

Der Schweizer Psychiater Eugen Bleuler (1911) war wohl der erste Wissenschaftler, der den Begriff Autismus im klinischen Bereich hervorgehoben hat. Im Rahmen seiner Forschungen über Schizophrenie charakterisiert er Personen als autistisch, die ihm durch einen sozialen Rückzug, eine Selbstbezogenheit und ein In-sich-Gekehrtsein mit immer spärlich werdender Kommunikation aufgefallen sind.

Daran anknüpfend stammt vermutlich die erste wissenschaftliche Abhandlung über Autismus von der russischen Kinder- und Jugendpsychiaterin *Grunja E. Ssucharewa* (1926; 1930), die im Zuge ihrer beruflichen Tätigkeiten ein wissenschaftliches Interesse für Heranwachsende entwickelte, deren Verhaltens- und Erlebensweisen sich nicht eindeutig in das Bild einer Schizophrenie einordnen ließen. Dies führte Ssucharewa zu dem Schluss, die Gesamtheit der von ihr beobachteten Besonderheiten unter dem Syndrom der *„schizoiden Psychopathie"* zu fassen. Hierzu wurden von ihr zwei wichtige Fachbeiträge veröffentlicht.

In dem ersten Aufsatz (1926) stellt sie am Beispiel von sechs Kindern Auffälligkeiten wie intellektuelle Besonderheiten (im Sinne eines *„ungewöhnlichen Typus des Denkens"*), eine *„autistische Grundhaltung"* (z.B. Einzelgängertum, Meiden von Kontakten, Beschäftigungen mit sich selbst), emotionale Besonderheiten (z.B. eingeschränkte affektive Bindung an Umkreispersonen, erhöhte affektive Empfindlichkeit bis hin zur Affektentladung), motorische Besonderheiten (z.B. plumpe Bewegungen, Manierismen, schwache Ausdrucksbewegungen, Stereotypien, rhythmisches, repetitives Verhalten), sprachliche Auffälligkeiten (z.B. Echolalie, aufdringliches Reden, Wörtlichnehmen von Sprache), Festhalten an Routinen, Schwierigkeiten, sich an neue Situationen anzupassen oder Hypersensibilität gegenüber Geräuschen heraus, die frappierende Ähnlichkeiten zu den typischen Merkmalen von Autismus aufweisen (vgl. Theunissen 2020; 2021a).

In ihrer Studie von 1930 befasst sich Ssucharewa vor allem mit der Entstehung und dem Entwicklungsprozess der von ihr beobachteten Auffälligkeiten. Diesen attestiert sie *„biologische Wurzeln“* (50), zugleich zieht sie aber auch ein Zusammenwirken endogener und exogener Verursachungsfaktoren, den Einfluss von Erkrankungen (z.B. Epilepsie, Intoxikationen), *„die traumatisierende Rolle verschiedener familiärer Missstände“* (52), unter anderem *„eine strenge Erziehung mit ständigem Zwang und mit Kränkungen, (...) die die Selbstliebe verletzen“* (52) sowie *„schlecht geführte Kinderheime“* (53) in Betracht.

Die frühesten Symptome beziehen sich nach ihren Beobachtungen auf den Bereich der motorischen Besonderheiten sowie auf Gegensätzlichkeiten wie „automatische Unterordnung“ versus Verweigerung gegenüber An- oder Aufforderungen. Etwas später scheinen im frühen Kindesalter die emotionalen Besonderheiten sowie Formen der „autistischen Grundhaltung“ aufzutreten, und mit Beginn der Schulzeit kommen neben Manierismen (Grimassieren u.Ä.) intellektuelle Auffälligkeiten und sozio-emotionale Probleme (z.B. Gefühl von Minderwertigkeit, Ängste vor stärkeren Kindern) hinzu.

Diese können mit einer *„Traumatisierung“* einhergehen, welche aus einer *„Reihe von Hänseleien und Scherzen Seitens der Kameraden“* (47) resultiert und durch weitere Stigmatisierungen und Diskriminierungen in eine psychische (paranoide) Dekompensation führen kann. Wenngleich die Pubertät keine Verallgemeinerung, sondern eher individuelle Betrachtungen gestattet, gibt Ssucharewa eine weithin günstige Prognose im Hinblick auf die zukünftige Entwicklung der Betroffenen, indem insbesondere durch den Einfluss pädagogisch-therapeutischer Arbeit nach der Pubertät ein psychopathologischer *„Persönlichkeitszerfall“* (1926, 131) oder „geistiger Abbau“ (130) vermieden und Entwicklungsfortschritte der Persönlichkeit erreicht werden könnten.

Weitere wissenschaftliche „Erstbeschreibungen“ über Autismus stammen von der Psychologin Anni Weiss (Weiss-Frankl) und dem Psychiater Georg Frankl, die zunächst in den 1930er Jahren als *„Lehrende“* (Robison 2017, 862) für Hans Asperger auf der „Heilpädagogischen Station“ der Wiener Universitätskinderklinik diagnostisch tätig, dann vor allem aus politischen Gründen (beide waren jüdischer Herkunft) in die USA ausgewandert und Ende der 1930er Jahre bei Leo Kanner für die Diagnostik autistischer Kinder verantwortlich waren (vgl. Theunissen 2021d).

A. Weiss hatte 1935 in den USA einen bemerkenswerten Artikel veröffentlicht, in dem sie einen Jungen namens Gottfried K. vorstellt, der zahlreiche autistische Verhaltensweisen zeigt, die sich mit Aspergers und Kanners Beschreibungen überschneiden. Das zentrale Ziel ihres Artikels war allerdings nicht, über Autismus zu berichten oder ein neues klinisches Bild zu zeichnen, sondern die Vorzüge einer *qualitativen Diagnostik* aufzuzeigen. So hatte sie (1935, 154) die Grenzen der Aussagekraft quantitativer Tests in Bezug auf Beratung und einer *„therapeutischen Pädagogik"* bei *„psychopathischen Kindern"* erkannt. Um ein Gesamtbild und weitreichende Erkenntnisse für die Praxis zu gewinnen, sollten Testmethoden (z.B. der Intelligenz) durch anamnestische Untersuchungen, die Erfassung der Lebensgeschichte und des Entwicklungsverlaufs sowie durch *„freie Beobachtungen"* der Kinder in alltäglichen Spiel- und anderen Lebenssituationen ergänzt werden. Diesem methodischen Ansatz diente der von Weiss ausgewählte „Fall" Gottfried K.

Auch *G. Frankl* ging es um eine umfassende (qualitativ geprägte) Diagnostik, die ihn zu Beobachtungen und Überlegungen führte, welche in Bezug auf Autismus für Aspergers und später Kanners Hypothesen unzweifelhaft hilfreich waren. Wie seine (spätere) Frau A. Weiss-Frankl ist er jedoch nicht mit dem Thema „Autismus" hervorgetreten. Eine zum Verständnis von Autismus wichtige Anregung geht von seiner Analyse des sprachlichen und kommunikativen Verhaltens der von ihm beobachteten autistischen Kinder aus (vgl. Frankl 1934; 1943). Normalerweise käme es schon im Säuglingsalter im Rahmen der engen Mutter-Kind-Beziehung zur Aneignung der für die menschliche Verständigung und Beziehung üblichen Verschränkung einer *„wortbezogenen Sprache"* und *„emotionalen Sprache"* (bezogen auf non-verbale Kommunikation, Gesichtsausdruck, Gestik, sprachliche Modulation). Bei autistischen Kindern würde eine feine Abstimmung zwischen den beiden Sprachformen fehlen, was durch eine *eingeschränkte „emotionale" Sprache sowie einem mangelnden affektiven Kontakt* zum Ausdruck käme und dem mangelnden Verständnis des intuitiven (nicht geäußerten) Gehalts gesprochener Wörter, der emotionalen Ausdrucks- und nicht-sprachlichen Kommunikationsformen geschuldet sei (Frankl 1934, 2; 1957, 44 ff.).

Einen weiteren Aspekt, der soziale, emotionale und motorische Besonderheiten betrifft, diskutiert Frankl an unterschiedlichen klinischen Bildern mit *„Triebhandlungen"* (1937). Hierbei handelt es sich um Verhaltensweisen, die dem Aufmerksamkeitsdefizit-Hyperaktivitäts-Syndrom (ADHS) ähneln. Bei einem *„extremen Autismus"* könne sich – so Frankl – die *„Triebhaftigkeit"* derart steigern, dass z.B. im Vorbeilaufen plötzlich an den Haaren anderer Kinder gezogen wird oder dass von ihnen errichtete Bauwerke oder andere Dinge zielsicher zerstört werden, was mit einem *„selig-boshaften Lächeln“* und Genuss begleitet wird (ebd., 5).

Ein solches Verhalten muss nicht generell *„den Charakter richtiger Bösartigkeit“* tragen und unterscheidet sich von einer *„plötzlich hervorbrechenden Triebhandlung“*, die aus heutiger Sicht einem unwillentlichen „Meltdown“ (z. B. als Reaktion auf sensorische Überlastung oder Stress sowie als Ausdruck von Verzweiflung) entspricht. Darauf geht Frankl (1934, 5) an anderer Stelle weitsichtig ein, indem er anregt, das Leben der betroffenen Kinder *„so einzurichten, daß erregende Reize möglichst ausgeschaltet sind“*. Im Zustand der Erregung sei hingegen *„keine aktive Beherrschung des Affektes und keine Selbstbesinnung möglich“*, weshalb es geboten sei, die betroffene Person und ihre Umgebung vor *„unvorsichtigen Handlungen“* zu schützen.

Bemerkenswert ist, dass Frankl die von ihm beschriebenen, vermutlich zerebral bedingten Besonderheiten (vgl. 1937, 5) als Ausdruck eines klinischen Bildes betrachtet, das *„von der Idiotie (einschließlich einer komplexen Beeinträchtigung, G. T.) bis zu einer erstaunlichen und eigentümlichen Leistung eines bestimmten Typus eines Wunderkindes variieren“* (1943, 261) kann. Damit legt er den Grundstein für eine intelligenzunabhängige Sicht von Autismus, die letztlich die Beschreibungen von Asperger und Kanner zusammenführt und das Gemeinsame betont.

Leo Kanner war ein aus Österreich stammender Kinder- und Jugendpsychiater, der in den USA maßgeblich die Kinder- und Jugendpsychiatrie geprägt hat. Im Jahr 1943 veröffentlichte er den Aufsatz *„Autistic Disturbances of Affective Contact“*, in dem er elf autistische Kinder vorstellt, deren Lebensgeschichte und Entwicklung Anfang der 1970er Jahre noch einmal aufgegriffen und ausgewertet wurde (vgl. Kanner 1971; Kanner, Rodriguez & Ashenden, 1972). Aus Kanners Beiträgen lassen sich sechs Merkmale hervorheben, die den von ihm beschriebenen *„frühkindlichen Autismus“* charakterisieren:

1. Eine extreme autistische Einsamkeit und Selbstisolation
2. Ein stark ausgeprägtes Verlangen nach Aufrechterhaltung der Umwelt
3. Stereotype, repetitive Verhaltensweisen und motorische Besonderheiten
4. Echolalie und sprachliche Besonderheiten
5. Wahrnehmungsbesonderheiten
6. Unübliches Lernverhalten, besondere Stärken und Interessen.

Mit diesen Merkmalen versucht Kanner (1943, 248 f.) den Autismus sowohl von einer Schizophrenie als auch von einer Intelligenzminderung („geistigen Behinderung“) abzugrenzen. Wenngleich er ursprünglich den Autismus als *„angeboren“* (250) betrachtete, sympathisierte er in den 1960er Jahren mit psychogenetischen Erklärungstheorien, was zu Missverständnissen (z. B. Beschuldigung der Mütter) führte, für die er sich Anfang der 1970er Jahre öffentlich entschuldigte. Die meisten der elf Kinder, über die er 1943 berichtet hatte, waren keineswegs unterdurchschnittlich intelligent. Ihren Lebensgeschichten ist zu entnehmen, dass die Entwicklung im Erwachsenenalter dann am günstigsten war, wenn keine zusätzlichen Beeinträchtigungen (z. B. Spätepilepsie, Essstörungen) vorhanden waren und keine Institutionalisierung stattgefunden hatte (vgl. Kanner 1971, 143 f.; Kanner et al. 1972).

Hans Asperger war gleichfalls ein österreichischer Kinder- und Jugendpsychiater, der seine Erkenntnisse über Autismus vor allem als Leiter der „Heilpädagogischen Station“ der Universitätskinderklinik in Wien gewonnen und 1944 unter der Bezeichnung *„autistische Psychopathie“* veröffentlicht hatte. Seinem Ansatz lassen sich neben den sechs von Kanner beschriebenen Merkmalen noch weitere autismustypische Aspekte entnehmen, die sich auf *„autistische Intelligenz“*, emotionale Besonderheiten sowie Schwierigkeiten im lebenspraktischen Bereich beziehen (vgl. Asperger 1944; 1968). Asperger betrachtet die „autistische Psychopathie“ als *„konstitutionell verankert“* und *„vererbar“* (1944, 128) sowie als *„eine Extremvariante des männlichen Charakters“* (1968, 199). Ferner ist er im Rahmen seiner Untersuchungen und Behandlungen von ungefähr 200 autistischen Kindern und Jugendlichen zu dem Schluss gekommen, *„dass in jedem Charakter Vorzüge und Mängel Ausfluß derselben Wesenszüge sind, daß Positives und Negatives zwei Seiten sind, die man nicht ohne weiteres voneinander trennen kann“* (1944, 135).

Gleichwohl wusste er diesen „Doppelcharakter“ des Autismus bei Heranwachsenden mit unterdurchschnittlicher Intelligenz und komplexen Beeinträchtigungen nicht zu schätzen (vgl. 1968, 197). So setzte er sich nicht für ihren Schutz gegenüber den Aussonderungs- und Euthanasiemaßnahmen der Nazis ein, wohl aber versuchte er autistische „bildungsfähige“ Heranwachsende mit dem Argument ihrer gesellschaftlich wertvollen Brauchbarkeit vor der Euthanasie zu retten (vgl. Sheffer 2018). Ein solches einseitiges Interesse kann den anderen „Erstbeschreibungen“ nicht entnommen werden. So sah sich z. B. Kanner herausgefordert, unabhängig einer kognitiven Beeinträchtigung allen autistischen Kindern und ihren Familien Hilfe anzubieten.

Eine Zusammenschau und Analyse der skizzierten „Erstbeschreibungen“ lässt den Schluss zu, dass wir es hierbei um Beobachtungen und Annahmen zu tun haben, die als zeitlos und aktuell eingeschätzt werden dürfen. Zunächst einmal sei erwähnt, dass es bereits vor Kanner und Asperger wissenschaftlich geprägte Beschreibungen über Autismus gibt, die erst in jüngster Zeit Beachtung finden. Diese Arbeiten waren Kanner und Asperger nicht unbekannt gewesen, aber von ihnen weithin zurückgehalten oder verschwiegen worden.

Die Zeitlosigkeit und Aktualität der „Erstbeschreibungen” zeigt sich insbesondere darin, dass wesentliche autistische Merkmale und Verhaltensweisen beschrieben werden, die sich zu einem „Gesamtbild“ eines Autismus-Spektrums verdichten lassen, wie es heute (dazu auch später) von der größten und einflussreichsten Selbstvertretungsorganisation Autistic Self Advocacy Network (ASAN) und fachwissenschaftlich vertreten wird. So begegnen wir bereits einer umfassenden entwicklungs- und lebenslaufspezifischen Autismus-Diagnostik sowie der Erkenntnis, dass Reaktionen der nicht-autistischen Bezugswelt starken Einfluss auf den Leidensdruck autistischer Personen haben. Diese insbesondere in Erziehungs- und Unterrichtssituationen herausgestellte Beobachtung sollte uns zur Abkehr von der einseitigen Problemzuschreibung und Defizitsicht bei autistischen Personen führen und dazu veranlassen, wechselseitige soziale Kommunikationsprozesse mit einer Aufschaukelung an Missverständnissen, Schuldzuweisungen oder Verurteilungen in den Blick zu nehmen.

So wie es nicht wenigen Autist*innen schwerfällt, die Gefühle und das Denken einer nicht-autistischen Person zu verstehen, so hat die nicht-autistische Bezugswelt häufig ihre Schwierigkeiten, sich in das Denken und Handeln von Autist*innen hineinzuversetzen und die Bedeutung ihres Verhaltens nachzuvollziehen. Leid entsteht sehr oft dadurch, dass autistische Personen nicht verstanden werden und dass gegenüber ihrem Verhalten und ihren Sichtweisen Unverständnis zum Ausdruck gebracht wird.

Dass Autismus nicht in einem ausschließlich negativen Licht, als „Unheil”, Fehlentwicklung oder Defizit erscheint, kann als eine Stärke der „Erstbeschreibungen” gesehen werden. Neben den spezifischen Problemen zählen vielschichtige Potenziale zum klinischen Bild, die Chancen eines würdevollen Lebens mit Autismus bergen. Hierzu bedarf es freilich einer aufgeschlossenen und „inklusiven Gesellschaft“, der es um die Überwindung der Stigmatisierung und Diskriminierung autistischer Menschen und ihrer Familien, um die Ermöglichung hoher Lebensqualität durch sinnvolle Beziehungen, Bildung, Beschäftigung und ein Leben im Gemeinwesen und insbesondere um eine Unterstützung autistischer Personen zu tun sein muss, die Selbstbestimmung zu achten verspricht. Dass eine Institutionalisierung (z. B. Unterbringung in großen Heimgruppen oder Behinderteneinrichtungen) autistischen Menschen eher schadet als nutzt, wurde bereits früh erkannt und erst kürzlich erneut nachgewiesen (vgl. Theunissen 2014; 2021b, 152, 324 ff.); und das gilt gleichfalls für eine restriktive oder aversive (bestrafende) Praxis, die durch das pädagogisch-therapeutische Bemühen, autistische Personen zu verstehen, abgelöst werden sollte.

Indem z. B. Ssucharewa (1930, 51) zwischen *„primären"* (autismustypischen) Symptomen und einem *„sekundären, reaktiven und kompensatorischen Gebilde"* unterscheidet, ebnet sie den Weg für eine *„funktionale Problemsicht"* (Theunissen 2021a, 91), die zum Verstehen von Autismus und dem Verhalten autistischer Menschen wesentlich beitragen kann. Denn autistische Verhaltensweisen und herausfordernde Reaktionen (Verhaltensauffälligkeiten) auf kritische (z. B. für ein Leben mit Autismus ungeeignete) Situationen sind Problemlösungsmuster und nicht etwa unmittelbare, wesensbedingte Ausdrucksformen eines Individuums mit einer „tiefgreifenden Entwicklungsstörung".

Bemerkenswert sind die Erstbeschreibungen auch dort, wo es – wie bei Ssucharewa, Frankl und Asperger – Hinweise auf eine *„Selbstanalyse"* oder sensible Erfassung sozialer Interaktionen gibt – Fähigkeiten, die bislang autistischen Personen eher abgesprochen werden. Dagegen wenden sich Betroffene. So berichtet z. B. die Autistin Gabriele Schmitt-Lemberger (2020, 34) über ihren nicht-sprechenden, schwer autistischen Sohn, dass er ein feines Gespür dafür hat, wenn etwas beim anderen nicht stimmt. Für die Autistin Gee Vero (2020, 26) nutzen autistische Menschen hierbei *„eine Art Wunderwerkzeug, nämlich das Sensing"*.

Zu guter Letzt sei herausgestellt, dass uns die „Erstbeschreibungen" in Bezug auf Autismus mehr Gemeinsamkeiten als Unterschiede vor Augen führen, weshalb es wenig Sinn macht, an den herkömmlichen Bildern des „frühkindlichen Autismus" oder „Asperger-Syndroms" festzuhalten.

Zur aktuellen Sicht auf Autismus

Bis vor wenigen Jahren war es Gepflogenheit, Autismus nach den international anerkannten Klassifikationsystemen ICD-10 der Weltgesundheitsorganisation oder DSM-IV der US-amerikanischen Psychiatriegesellschaft zu diagnostizieren. Allerdings gab es immer wieder Schwierigkeiten, zwischen den in den Klassifikationssystemen ausgewiesenen Autismus-Bildern wie dem *„frühkindlichen Autismus"*, *„Asperger-Syndrom"*, *„atypischen Autismus"* oder der *„nicht näher bezeichneten tiefgreifenden Entwicklungsstörung"* genau zu differenzieren. Dies hatte zur Folge, dass manche Personen im Laufe ihres Lebens unterschiedliche Autismus-Diagnosen erhielten.

So gab es z. B. Jugendliche mit „frühkindlichem Autismus", die nicht wie ursprünglich angenommen intelligenzgemindert, sondern durchschnittlich intelligent waren. Um solche Fehleinschätzungen zu vermeiden wurden zunächst abgeleitet vom „frühkindlichen Autismus" zwei Subformen eingeführt, zum einen ein „niedrigfunktionaler Autismus", der mit schweren Merkmalsausprägungen und kognitiven Beeinträchtigungen charakterisiert wird; zum anderen ein „hochfunktionaler Autismus", der durch das Fehlen motorischer Auffälligkeiten von der Asperger-Diagnose abgegrenzt werden sollte, als leichte Ausprägungsform jedoch bis heute mit diesem Syndrom oft assoziiert wird. Insofern blieben Irritationen und Unzulänglichkeiten bestehen. Letztlich musste die Fachwelt allmählich eingestehen, dass die bisherigen Auffassungen über Autismus nicht den Betrachtungen von Kanner und Asperger gerecht wurden und dass es geboten sei, das Gemeinsame ihrer Autismus-Bilder herauszustellen. Von hier aus war der Schritt nicht weit, Autismus neu zu fassen.

Mit dem *DSM-5* liegt seit Frühjahr 2013 ein entsprechendes System vor, das unter dem neuen Begriff *„Autism Spectrum Disorder"* (Autismus-Spektrum-Störung) die bisherigen Merkmale und Symptombeschreibungen verschiedener Autismus-Bilder unter zwei Kernbereiche aufbereitet hat:

1. *Anhaltende Defizite in der sozialen Kommunikation und sozialen Interaktion über verschiedene Kontexte hinweg* (Defizite in der sozial-emotionalen Gegenseitigkeit; Defizite im nonverbalen Kommunikationsverhalten, das in sozialen Interaktionen eingesetzt wird; Defizite in der Aufnahme, Aufrechterhaltung und dem Verständnis von Beziehungen).
2. *Eingeschränkte, repetitive Verhaltensmuster, Interessen oder Aktivitäten* (stereotype oder repetitive motorische Bewegungsabläufe, stereotyper oder repetiti-

ver Gebrauch von Objekten oder von Sprache; Festhalten an Gleichbleibendem, unflexibles Festhalten an Routinen oder an ritualisierten Mustern verbalen oder nonverbalen Verhaltens; hochgradig begrenzte, fixierte Interessen, die in ihrer Intensität oder ihrem Inhalt abnorm sind; Hyper- oder Hyporeaktivität auf sensorische Reize oder ungewöhnliches Interesse an Umweltreizen) (zit. n. Falkai & Wittchen 2018, 64 f.).

Grundsätzlich müssen Ausschlussdiagnosen beachtet werden, so dürfen z. B. die genannten Merkmale nicht durch Lernschwierigkeiten (Intelligenzminderung), ADHS, Persönlichkeitsstörungen oder psychische Erkrankungen erklärbar sein.

Wie die US-amerikanische Psychiatriegesellschaft hat ebenso die Weltgesundheitsorganisation ihr bisheriges Klassifikationssystem ICD-10 überarbeitet und aktualisiert. Die offizielle Nutzung der neuen Version *ICD-11* beginnt ab Januar 2022. In Anlehnung an das DSM-5 hat die ICD-11 gleichfalls die bisherige Unterscheidung von Autismusformen unter *„Autismus-Spektrum-Störungen"* aufgehoben, die durch *„anhaltende Defizite in der Fähigkeit, wechselseitige soziale Interaktion und soziale Kommunikation zu initiieren und aufrechtzuerhalten, und durch eine Reihe von eingeschränkten, repetitiven und unflexiblen Verhaltensmustern und Interessen (charakterisiert werden, G. T.). Der Beginn der Störung erfolgt während der Entwicklungsphase, typischerweise in der frühen Kindheit, aber die Symptome können sich erst später vollständig manifestieren, wenn die sozialen Anforderungen die begrenzten Kapazitäten übersteigen. Die Defizite sind schwerwiegend genug, um eine Beeinträchtigung in persönlichen, familiären, sozialen, erzieherischen, beruflichen oder anderen wichtigen Funktionsbereichen zu verursachen und sind gewöhnlich ein allgegenwärtiges Merkmal des individuellen Funktionierens, das in allen Lebensbereichen zu beobachten ist, auch wenn sie je nach sozialem, erzieherischem oder anderem Kontext variieren können. Menschen, die sich im Autismus-Spektrum befinden, können unterschiedliche Ausprägungen der Intelligenz und der sprachlichen Fähigkeiten aufweisen"* (zit. n. Theunissen 2021c, 17).

Diese Ausführungen decken sich bis auf das Fehlen von sensorischen Empfindlichkeiten weithin mit dem DSM-5. Allerdings hat die ICD-11 Kategorisierungskriterien einer möglichen Beeinträchtigung der geistigen sowie der sprachlichen Entwicklung gebildet, da Menschen im Autismus-Spektrum eine weite Spanne von intellektuellen und sprachlichen Fähigkeiten aufweisen. Die Vernachlässigung der sprachlichen Besonderheiten im DSM-5 ist tatsächlich ein Schwachpunkt. Dass im ICD-11 der Intelligenzaspekt hervorgehoben wird, ist jedoch ebenso kritisch zu sehen. Denn die Gefahr besteht, dass durch eine (unmittelbare) diagnostische Zuschreibung oder Annahme einer Intelligenzminderung bei einer betroffenen Person Vorurteile, negative Prognosen und Prozesse sozialer Diskriminierung befördert werden. Zudem stellt sich die Frage, welche Normanwendungsprozesse einsetzen, wenn sich eine Person der Intelligenzerfassung verweigert oder wenn keine adäquate, verlässliche Beurteilung möglich ist. Wie sich beide Klassifikationssysteme bewähren, bleibt abzuwarten.

Manche Fachleute befürchten, dass zukünftig das sogenannte Asperger-Syndrom und die nicht-näher bezeichnete (atypische) Form von Autismus durch das DSM-5 seltener erfasst werden. Weithin begrüßt wird die Neuerung von mehreren Elternorganisationen in den USA, weil dort bisher die Asperger-Diagnose (v. a. bei höherer Intelligenz) selten für staatlich finanzierte Unterstützungsleistungen in Betracht gezogen wurde. Ebenso findet die Neufassung von Autismus durch das DSM-5 im Lager des ASAN Zuspruch.

Positiv wird z. B. die Berücksichtigung von Hyper- und Hyposensibilitäten vermerkt, die bisher auch in der Diagnostik weithin übergangen wurden. Außerdem wird die im DSM-5 aufgenommene Entwicklungsperspektive, dass sich autistische Merkmale auch nach der frühen Kindheit manifestieren können, als ein Weg in die richtige Richtung betrachtet. Das gilt ebenso für den Verzicht auf den Heilungsaspekt, da Autismus ein dauerhaftes Seinsmerkmal darstellt.

Bemängelt werden aus dem Lager von ASAN die unzureichende Berücksichtigung von eigenen Lernstrategien, Stärken oder Ressourcen, von sprachlichen und motorischen Eigentümlichkeiten sowie von Besonderheiten in Bezug auf autistische Mädchen oder Frauen. Darüber hinaus wird die einseitige, negative Sicht von repetitiven, stereotypen Verhaltensweisen kritisiert, da solche Verhaltensmuster als ein sogenanntes Stimming (selbststimulierendes Verhalten) sehr wohl subjektiv bedeutsam sein können (z. B. der Beruhigung und dem Stressabbau dienen). Ebenso unzulänglich ist es aus der Betroffenen-Perspektive, wenn nur autistischen Personen „Defizite in der sozial-emotionalen Wechselseitigkeit" nachgesagt werden.

Insofern führen uns einige dieser Kritikpunkte nochmals vor Augen, wie zeitlos und aktuell die „Erstbeschreibungen" über Autismus eingeschätzt werden dürfen. Die grundsätzliche Kritik richtet sich gegen die Defizitsprache und die durch die beiden Klassifikationssysteme fortgeschriebene Praxis, autistische Personen zu pathologisieren. Nach Ansicht vieler Selbstvertretungsorganisationen und einer wachsenden Zahl an nicht organisierten Expert*nnen in eigener Angelegenheit stellt Autismus keine Krankheit oder psychische Störung dar.

Stattdessen gilt Autismus im Sinne der Neurodiversitätshypothese als Ausdruck menschlichen Seins. Daher bezeichnen sich Betroffene als Autistinnen, Autisten, autistische Personen oder Menschen im Autismus-Spektrum. Formulierungen wie Mensch mit Autismus oder Autismus-Spektrum-Störungen werden hingegen abgelehnt. Weltweit renommierte Fachleute haben sich dieser Position angeschlossen, indem sie die Bezeichnung *„autism spectrum condition"* favorisieren (Lai, Lombardo & Baron-Cohen 2014, 897), um dadurch sowohl autismustypische Probleme als auch Stärken abdecken zu können.

Vor diesem Hintergrund vertritt ASAN ein Autismus-Konzept, welches sieben Merkmale unterscheidet, die in den letzten Jahren ausführlich aufbereitet (vgl. Theunissen 2020) und von mir durch einen achten Aspekt ergänzt wurden, der in den „Erstbeschreibungen" über Autismus deutlich zutage tritt (dazu Theunissen & Sagrauske 2019, 39 ff.).

Merkmal	Zusammenfassende Beschreibung
Wahrnehmungs-besonderheiten	Sie stellen ein zentrales und vielschichtiges Merkmal dar, das nicht nur sensorische Un- oder Überempfindlichkeiten, Reizüberflutung (Overload), Schwierigkeiten, Reize zu differenzieren und zu regulieren sowie gleichzeitig auftretende Informationen in Bezug auf ihre Relevanz auszuwählen, aufzunehmen und gleichzeitig abzuarbeiten (Multitasking), sondern auch ein wahrnehmungsbezogenes Denken betreffen kann, welches gegenüber dem sprachbezogenen Denken nicht-autistischer Menschen dominiert (vgl. Mottron et al. 2013). Diese Dominanz des wahrnehmungsbezogenen Denkens tritt häufig als eine gesteigerte und eine erweiterte Wahrnehmungstätigkeit in Erscheinung, indem z. B. eine erhöhte Reizaufnahme stattfindet und zunächst Details eines Objekts erfasst werden, bevor das Ganze wahrgenommen wird.
Unübliches Lern-, Leistungs- und Problemlösungs-verhalten	Dies kann mit „Eigentümlichkeiten der ‚autistischen Intelligenz'" (Asperger), z. B. mit starken Gedächtnisleistungen, einem konkreten oder visuellen Denken oder einer Detailwahrnehmung eng verbunden sein, zeigt sich z. B. durch selbsterarbeitete oder selbsterfundene Lernmethoden, plötzliche Lernmotivation und Lernschübe, Leistungsstärken in der „flüssigen Intelligenz" (rasche Erfassung von Zeichen; Muster legen) sowie darin, dass autistische Personen (Schüler*innen) als am besten interessenbezogen und selbstbestimmt (auf ihre Weise) lernen, arbeiten und Probleme lösen können (vgl. Schmidt 2014).

Merkmal	Zusammenfassende Beschreibung
Fokussiertes interessenbezogenes Denken, Spezialinteressen und Sonderbegabungen	Dieser Bereich reicht von *„automatisierten Gedächtnisleistungen"* (Asperger) oder einer leidenschaftlichen Hingabe für Spezialthemen und -gebiete, die zu außergewöhnlichen Leistungen führen können (Beispiel: autistische Savant-Künstler*innen), über die Beschäftigung mit individuell bedeutsamen Interessen, die z. B. für spätere Berufe genutzt werden können, bis hin zu einem einfachen Sammeln, Anhäufen oder Sortieren unterschiedlichster Dinge (z. B. Steine, Knöpfe, Spielautos, Bildkarten), das ein hohes Maß an Befriedigung und Lebenszufriedenheit bedeuten kann und sich jenseits der „autistischen Intelligenz" bewegt.
Motorische Besonderheiten	Diese Fähigkeiten werden oftmals beobachtet, z. B. in Bezug auf schwache Mimik oder Gestik beim Sprechen, mangelnde Körperbeherrschung und Beweglichkeit, ein unbeholfenes, ungeschicktes Verhalten beim Turnen, ein „automatenhaftes" Erscheinungsbild, Zehengang, Kreisdrehen, plötzliches Flattern mit den Händen, selbststimulierende, repetitive Bewegungsstereotypien (z. B. Stimmung zur Beruhigung), hyperaktive Verhaltensweisen sowie „verkrampfte Hände" ebenso wie geschickte Fingerfertigkeiten. Ferner wird mitunter über „Handlungsstörungen" (z. B. ein Handlungswissen und Ausführen-Wollen, es aber nicht Ausführen-Können) berichtet (vgl. Zöller 2020).
Bedürfnis nach Beständigkeit, Routine und Ordnung	Es dient dem Sicherheits-, Vertrautheits- oder Überlebensgefühl und zeigt sich z. B. durch ein mitunter zwanghaft wirkendes Beharren auf Gleichförmigkeit der Umwelt oder Aufrechterhaltung von bestimmten Abläufen und Ritualen, durch Angst vor Veränderung, einen unflexiblen Umgang mit Abläufen oder Regeln, durch Tugenden wie Zuverlässigkeit, Pünktlichkeit, Genauigkeit oder Ehrlichkeit, durch ein stark ausgeprägtes Regelbewusstsein und Gerechtigkeitsempfinden.
Sprachliche Besonderheiten	Sie nehmen breiten Raum ein und reichen von Verzögerungen in der sprachlichen Entwicklung, einer atypischen Sprachentwicklung (Hyerlexie) oder dem Ausbleiben von Sprache über Echolalie, Wörtlichnehmen von Sprache, mangelndes intuitives Verständnis für das sogenannte Gemeinte (was zwischen den Zeilen steht), semantische Verständigungsschwierigkeiten, unentwegtes, aufdringliches Reden, Formen „lebloser" (monotoner) und eigentümlicher Sprachmodulation mit schwach ausgeprägter Mimik und Gestik bis hin zu fehlendem Blickkontakt in Gesprächssituationen (dient oft der Konzentration und Vermeidung von Reizirritationen), Wortneubildungen oder fantastischen Geschichten.

Merkmal	Zusammenfassende Beschreibung
Besonderheiten in der sozialen Kommunikation und Interaktion	Sie erstrecken sich auf die sogenannte „autistische Grundstörung", z. B. auf das Einzelgängertum, eine soziale Distanz, Einschränkung des persönlichen Kontaktes oder Meidung sozialer Situationen (um z. B. Reizüberflutung oder Stress vorzubeugen), die Selbstbezüglichkeit und mangelnde soziale Prioritätensetzung, auf Schwierigkeiten, soziale Situationen und Interaktionen zu erfassen, aufrechtzuerhalten oder zu pflegen, sich in eine Gemeinschaft einzuordnen und sozial anzupassen, auf Unwissenheit und Unbeholfenheit, sozial zu kommunizieren oder zu interagieren, auf Schwierigkeiten, Freundschaften oder partnerschaftliche Beziehungen einzugehen. Gleichwohl sind einige autistische Personen sehr wohl in der Lage, mit einem peripheren Blick und *„besonders feinen Gefühl"* (Asperger 1944, 117 f.) soziale Situationen, Geschehnisse im Alltag und Personen genau zu registrieren.
Emotionale Besonderheiten	Diese betreffen z. B. disharmonische Gefühlsäußerungen, erhöhte Ängste, „abgeflachte" Gefühle gegenüber anderen Personen oder eine schwach ausgeprägte emotionale Bindung an Personen und eine starke emotionale Bindung an Objekte oder Tiere, Schwierigkeiten, eigene Emotionen und (komplexe) Gefühle anderer Person zu erspüren, zu erkennen und einzuschätzen sowie eine mangelnde emotionale Impulskontrolle; neben einer vermeintlichen *„Gemütsarmut"* und mangelnden Empathie können Betroffene auch mit emotionaler Sensitivität imponieren, Zärtlichkeit oder Liebkosungen zeigen. Insofern sollte die Gefühlsseite keineswegs nur negativ beurteilt werden (Asperger 1944, 127).

***Tabelle 1:** Acht Merkmale des Autismus-Spektrums*

Manche dieser acht Merkmale, vor allem ihre Synergiewirkung, können zu einer (erheblichen) Beeinträchtigung der Verrichtungen des alltäglichen Lebens führen, sodass selbst autistische Personen mit (über-)durchschnittlicher Intelligenz mitunter assistierende Hilfen beim häuslichen Leben (z. B. Einkauf, Kochen, Haushaltsführung) bzw. der Selbstversorgung benötigen.

Im Hinblick auf Ursachen der Merkmale wird ähnlich wie bei den „Erstbeschreibungen" von einer „genetischen Vulnerabilität" ausgegangen. Dabei spielt das Zusammenwirken von biologischen Faktoren (Genmutationen, Risikogenen) mit Umweltkomponenten (z. B. fortgeschrittenes Alter beider Elternteile, Erkrankungen der Mutter und Infektionen während der Schwangerschaft, prä- und perinataler Stress, Ausgesetztsein gegenüber Giftstoffen, Frühgeburt) die zentrale Rolle. Die genauen Zusammenhänge und Auswirkungen (epi-)genetischer Prozesse sind nach wie vor unklar. Neben diesem sogenannten „ideopathischen" oder „primären" Autismus, bei dem die Ursache unklar ist, gibt es einige (wenige) klinische Bilder, die einen sogenannten „syndromalen Autismus" kennzeichnen. Dieser geht zumeist mit komplexen Beeinträchtigungen (sogenannter geistiger Behinderung) einher und weist auf bestimmte (mono-)genetische Ursachen hin, insbesondere auf durch Genmutationen verursachte Stoffwechselstörungen (z. B. Rett-Syndrom; tuberöse Sklerose), auf Chromosomenanomalien (z. B. Fragiles-X-Syndrom) oder auf eine Deletion (Verlust) oder Veränderung von chromosomalem Material (z. B. Angelman-Syndrom). Der syndromale Autismus betrifft 10 % bis 25 % aller als autistisch diagnostizierten Personen (vgl. dazu Theunissen 2021c, 43, ff.).

Was die Lesart der acht Autimus-Merkmale betrifft, so können sie bei einer autistischen Person in unterschiedlich ausgeprägter Form in Erscheinung treten. Daher sind sie nur individuell zu erschließen. Dabei darf ihr Zusammenspiel und -wirken nicht aus dem Blick geraten, wenn eine Einschätzung im Hinblick auf Autismus vorgenommen werden soll. Zu diskutieren wäre, wann nach dem skizzierten Konzept eine Person als autistisch bezeichnet werden kann. Treten nur wenige autistische Merkmale ausgeprägt in Erscheinung, hätten wir es nicht mit einem „Vollbild“ zu tun. Bei nur leichten Ausprägungen mehrerer Merkmale und insbesondere beim Fehlen einer deutlichen Selbstbezogenheit verschwimmen die Grenzen zu einem „normalen Verhalten“. Darauf geht auch die moderne Autismusforschung ein:

> „*Aus der dimensionalen Struktur von Autismus ergibt sich, dass es keine natürliche Grenze zwischen autistischen Zügen als Normvariante und ASS (Autismus Spektrum Störung) als Diagnose gibt – diese Grenze muss immer mit einem gewissen Maß an Willkür festgelegt werden*“ (Riedel, Tebartz van Elst & Clausen 2020, 30).

Da das von uns favorisierte Konzept nur qualitativ erschlossen wurde, hat es keine statistisch-empirische, wohl aber eine heuristische (entdeckende) Bedeutung. Alles in allem zeigt es auf, Autismus nicht nur einseitig auf Defizite und Fehlverhalten auszurichten, sondern ebenso positive Seiten, Stärken, besondere Begabungen und Fähigkeiten zu beachten. Darauf legt das ASAN großen Wert.

Dieser „Doppelaspekt“ ist uns mit Blick auf die „Erstbschreibungen“ keineswegs neu. Seine prominente Bedeutung liegt darin, dass Merkmale berücksichtigt oder hervorgehoben werden, die bisher weithin diagnostisch vernachlässigt wurden. Da es fruchtbarer ist, an den Fähigkeiten, Ressourcen und Potenzialen einer Person anzusetzen, als ihr nur Defizite, Fehlverhaltensweisen oder Probleme vor Augen zu führen, lohnt sich ein Blick auf die Stärken-Perspektive, mit der wir unser erstes Kapitel abrunden möchten.

ZUR STÄRKEN-PERSPEKTIVE

„Eine Stärken-Perspektive gründet sich auf Würdigung der positiven Attribute und menschlichen Fähigkeiten und Wege, wie sich individuelle und soziale Ressourcen entwickeln und unterstützen lassen. (...) Alle Menschen haben eine Vielzahl von Talenten, Fähigkeiten, Kapazitäten, Fertigkeiten und auch Sehnsüchte. (...) Die Präsenz dieser Kapazitäten für erhöhtes Wohlbefinden muss respektiert werden.(...) Menschen wachsen nicht durch Konzentration auf ihre Probleme – im Gegenteil, dadurch wird das Vertrauen in die eigene Fähigkeit, sich auf selbstreflektierende Weise zu entwickeln, geschwächt."

Diese Worte stammen aus einem wegweisenden Beitrag von A. Weick et al. (1989, 352 f.) für eine am Empowerment-Konzept orientierte *„best practice"* (dazu Theunissen 2021b) und fußen auf einem optimistischen Menschenbild, wie es in der humanistischen Psychologie (Rogers 1973; 1978) und positiven Psychologie (Seligman 2003; 2012) vertreten wird.

Eine genaue Definition von Stärken gibt es nicht. Stattdessen stoßen wir auf Umschreibungen, sinnverwandte Wörter oder Parallelbezeichnungen wie Ressourcen, Lebenskraft, Lebensenergie, positive Eigenschaften, Fähigkeiten, Talente, Kompetenzen, Kapazitäten oder Potenziale. Ferner gibt es Versuche, den Begriff der Stärken durch bestimmte Grundüberzeugungen näher zu fassen:

- Erstens wird davon ausgegangen, dass jede Person das Potenzial zu ihrer Selbstaktualisierung in sich trägt und über eine *„innere Kraft"* (Weick 1992, 24) verfügt, sich zu regenerieren oder selbst zu heilen. Am Empowerment-Konzept orientierte Ansätze nutzen hierbei Leitbegriffe wie *Recovery* oder *Resilienz* (vgl. Knuf 2016; Saleebey 1997a). Künstlerisch-bildnerisches Schaffen bietet z. B. Chancen einer „Selbstheilung", Regenerierung oder psychischen Kompensation.
- Die zweite Grundüberzeugung bezieht sich auf das Vertrauen in die individuellen Ressourcen. Hierzu sollten Menschen Fähigkeiten und Möglichkeiten vor Augen geführt werden, wie sie selbst oder auch andere Personen Probleme oder kritische Situationen erfolgreich bewältigen können. Menschen, denen es gelungen ist, Nullpunkt-Erfahrungen zu überwinden, demonstrieren häufig einen „Überlebensstolz", der zur (Wieder-)Gewinnung von Selbstwertgefühl und Selbstvertrauen bewusst beiträgt.
- Drittens werden persönliche Qualitäten, Fähigkeiten, Begabungen oder Tugenden (z. B. Sinn für Humor, Kreativität, Loyalität, Spiritualität) jedem Menschen

zugeschrieben, die nicht selten unter der Last von Problemen versanden oder unterschätzt werden. Wichtig sei daher die Bewusstmachung und Revitalisierung solcher Fähigkeiten zur (Wieder-)Gewinnung von Lebenskraft und Lebenssouveränität.

- Ein vierter Aspekt besteht in der Überzeugung, dass jeder Mensch wertvolle Fähigkeiten besitzt, die zur Belebung und Förderung sozialer Kommunikationen nutzbar gemacht werden sollten (z. B. das Lachen, die Freude oder der Humor eines Menschen; ein kleines Kunststück vorführen und anderen beibringen; den Rollstuhl eines Mitbewohners schieben).
- Fünftens hält es D. Saleebey (1997b, 51) für lohnend, kulturelle und familiäre Bräuche, Konventionen und Traditionen rehistorisierend mit Blick auf ihre salutogenetische Bedeutung und heilende Kraft zu studieren, um Anhalts- oder Anknüpfungspunkte für protektive soziale Faktoren und Stärken zu finden. Dieser Aspekt führt uns zu einem Studium von Gemeinschaften und des Gemeinwesens, in denen Stärken schlummern, die im Interesse betroffener Menschen nutzbar und aktiviert werden sollten. Wie wir uns dies in der Praxis vorstellen können (z. B. durch Aufsuchen des öffentlichen Raumes, inklusive Kunst- und Kulturprojekte), führen uns Initiativen mehrerer Art Center im Großraum von Los Angeles (Kalifornien) vor Augen (dazu Theunissen 2014; 2021b, 165 ff.).

Mit diesen Grundüberzeugungen steht die Stärken-Perspektive dem Defizit-Modell kontrapunktisch gegenüber. Darauf ist O. Sacks (1995; 2000) näher eingegangen. Sein Verdienst ist es, der breiten Öffentlichkeit Stärken-Geschichten über Autist*innen und andere behinderte Menschen präsentiert zu haben, die einst von der Medizin oder Rehabilitation als abnorm, bildungsunfähig und „hoffnungslose Fälle" denunziert und abgeschrieben wurden. Sacks' durch mitmenschliche Wärme, liebevolle Zuwendung und Genauigkeit in der Beobachtung sich auszeichnenden Lebensgeschichten faszinieren und laden zu einer an Stärken orientierten Wertschätzung des anderen geradezu ein.

Nehmen wir das Beispiel José, die Geschichte von einem *„autistischen Künstler"* mit einem schweren Anfallsleiden, den seine Umkreispersonen als *„idiotisch"*, *„hoffnungslos retardiert"* und *„unerziehbar"* bezeichneten (Sacks 1995, 279, 287). Sacks ist dagegen an der *„ganzen Person"* interessiert und zeichnet von José ein völlig anderes Bild. Er greift seine Zeichenbegabung auf und stellt fest, dass José, nicht wie bislang behauptet, nur als *„Fotokopierer"* visualisiert (ebd., 282 f.), sondern über Fantasie und Kreativität verfügt und *„eine ungewöhnliche Begeisterung und Begabung für das Malen"* (287) zeigt. Bemerkenswert ist sein visuelles Gedächtnis, indem er sich Bilder einprägt und dann spontan, *„von innen heraus (...) mit einer Begabung für das Konkrete"* (298) zeichnerisch repräsentiert. Wenngleich Ähnlichkeiten zum Original frappierend sind, weicht er davon ab, indem er für sich bedeutungsvolle Dinge vergrößert oder leicht modifiziert, sodass beispielsweise *„sein"* Kanu entsteht, mit dem er zugleich eine Verbindung zur Außenwelt aufsucht und seine Kommunikationseinschränkung (José spricht nicht) zu kompensieren versucht. Diese Stärken hatten ihm seine Umkreispersonen nicht zugestanden. Ginge es nach O. Sacks, sollte José ein Leben unter Berücksichtigung seiner Talente und Autonomie ermöglicht werden. Vielleicht könnte er *„mit seinem scharfen Auge und seiner großen Liebe zu Pflanzen, Illustrationen für botanische, zoologische oder anatomische Werke herstellen"* (300).

Ebenso eindrucksvoll wie die Begegnung mit José sind Autobiografien oder Erzählungen, die direkt von Autistinnen und Autisten stammen. Diese Werke öffnen durch „Innensichtweisen" der Bezugs- und Mitwelt die Augen, indem z. B. die Problematik der Pathologisierung des Autismus sowie eklatante Missverständnisse und Fehlinterpretationen in Bezug auf Denk-, Verhaltens- und Erlebensweisen autistischer Menschen aufgezeigt werden. Darauf ist O. Sacks (2000) näher eingegangen, wenn er mit Blick auf die Autistin Temple Grandin schreibt, dass

> *„man den Autismus nicht nur als pathologischen Zustand sehen und als Syndrom diagnostizieren (darf), sondern (ihn) darüber hinaus als ein ganz eigenes Sein, als vollkommen andere Lebensart oder Identität betrachten (müsse, G. T.). Temple Grandin scheint ähnlich zu denken: Sie ist sich (wenn auch nur intellektuell, deduktiv) sehr wohl bewusst, was ihr im Leben fehlt, doch sie weiß zugleich (und unmittelbar) um ihre Stärken – ihre Konzentrationsfähigkeit, die Intensität ihres Denkens, ihre Zielstrebigkeit und Hartnäckigkeit, ihre Unfähigkeit zu heucheln, ihre Direktheit und ihre Aufrichtigkeit"*; und in diesem Sinne würde sie gleichfalls bedauern, *„dass die Aufmerksamkeit bis heute vor allem den negativen Aspekten des Autismus gilt, während seine positive Seiten zu wenig Beachtung oder Respekt erfahren"* (398 f.).

In ähnlichen Bahnen bewegen sich die Auffassungen vieler Expert*innen in eigener Sache, dass sehr wohl intellektuelle Defizite, Wahrnehmungsstörungen oder Verhaltensauffälligkeiten bei autistischen Personen registriert, kaum aber „autistische Fähigkeiten" oder Wahrnehmungsstärken beachtet und wertgeschätzt würden. Diese Sicht hat in jüngster Zeit einige Autismusforscher*innen dazu veranlasst, ihre Aussagen über Wahrnehmungsstörungen zu relativieren. Wurde z. B.

der viel zitierte Befund einer *„schwachen zentralen Kohärenz"*[2] (vgl. Happé & Frith 2006) zunächst ausschließlich defizitär in einem negativen Licht gesehen, so ist heute von einem „veränderten Wahrnehmungsstil" autistischer Personen die Rede, der auch seine Stärken (strengths, splinter skills) hat. Das betrifft z.B. (herausragende) Fähigkeiten wie Bilder in Einzelelemente aufzugliedern, komplizierte visuelle Muster oder Umrisse zu erkennen, sich auf die Identifizierung von Details zu konzentrieren und nicht vom Umfeld beeinflussen zu lassen oder geometrische Figuren oder Objekte exakt abzuzeichnen. Damit imponiert z.B. der autistische Savant-Künstler Gregory L. Blackstock (dazu Kapitel 2).

Ebenso wie die (bildnerische) Aufbereitung von Details ist die Kreativität autistischer Menschen als eine Stärke einzuschätzen.[3] Wie zuvor schon angedeutet galt viele Jahrzehnte das autistische Denken *„in der Wissenschaft (...) als das genaue Gegenteil von ‚kreativ', da man Autismus mit Lernschwäche, starren Denk- und Verhaltensmustern und einem allzu buchstäblichen Verständnis gleichsetzte"* (Tammet 2010, 192). Heute wissen wir, dass autistische Personen zu einer *„beachtlichen Kreativität"* (Tammet) fähig sein können, die mit einer *„lokalen Hyperkonnektivität"* (Grandin 2006, 218f.) in Verbindung gebracht wird. D. Tammet (2010, 180f.) geht davon aus, dass außergewöhnliche Kreativität eine Folge einer Hyperkonnektivität ist:

> *„Das Phänomen der Cross-Aktivierung[4] verschiedener Hirnregionen liefert eine tragfähige Erklärung für spontane kreative Eingebungen und Denksprünge... Wenn diese Vorstellung zutrifft, dann liegt es auch nahe, dass bestimmte neurologische Störungen wie Epilepsie oder Schizophrenie, bei denen die Hyperkonnektivität manchmal ein signifikantes Merkmal ist, bestimmte Formen der Kreativität fördern können."*

Das betrifft u.a. auch die frontotemporale Demenz, bei der auf der Grundlage bildgebender Verfahren eine Schädigung des *linken anterioren Temporallappens* und eine orbito-frontale Enthemmung des visuellen Systems sowie eine erweiterte Funktion des posterioren Kortex angenommen wird (vgl. Treffert 2009, 5f.). Dadurch würden savant-typische (bildnerische) Fähigkeiten befördert.

2 Diese Theorie geht davon aus, dass viele autistische Menschen ihre Aufmerksamkeit zunächst auf Einzelheiten eines Bildes richten, anstatt den Gesamteindruck (das Ganze) zu erfassen und zu verarbeiten.

3 Teile der folgenden Abschnitte über Kreativität stammen aus Theunissen 2020, 92ff.

4 Diese basiert auf der Annahme, „dass die gesamte Oberfläche des menschlichen Körpers auf der des Gehirns wie eine Karte abgebildet (ist, G. T.), sodass, wenn jemand zum Beispiel an der Hand berührt wird, Neuronen im entsprechenden Teil des Gehirns reagieren" (Tammet 2010, 21).

Als Beispiel wird die Künstlerin Anne Adams genannt. Als sich bei ihr erste Zeichen einer frontotemporalen Demenz zeigten, malte sie *„wesentlich kühner und abwechslungsreicher“* (Tammet 2010, 184); und sie entwickelte neue Kreativität. Ihre Kunst gilt als

> *„die Folge einer erhöhten Aktivität im hinteren rechten Gehirnteil, einer Region, die an der Integration von verschiedenen Sinneswahrnehmungen beteiligt ist. Die Aktivität in dieser Region erhöhte sich, als die frontalen Hirnareale, die diese Aktivität normalerweise zügeln, durch die Demenz zunehmend beeinträchtigt wurden, was einen Strom kreativer Ideen freisetzte“* (ebd., 185).

Andere Studien und Beispiele über Personen mit frontotemporaler Demenz stützen diese Beobachtung (vgl. Miller et al. 1998).

Neben neurologischen Besonderheiten können aber auch andere Momente, z. B. psychosoziale Belastungen, psychisches Leiden, Identitätsprobleme oder existenzielle Fragen, ein Vehikel zur Kreativität sein. Darauf geht z. B. der Autist T. Mukhopadhyay (2005, 28) ein: *„Der Junge (Tito, G.T.) weigerte sich, die Existenz seines Körpers zu akzeptieren, und bildete sich ein, er wäre ein Geist. Diese Vorstellung nahm Gestalt an und führte sein Bewusstsein in eine Fantasiewelt.“*

Einer solchen Fantasiewelt als Ausdruck von Kreativität mit einer *„schützenden Funktion“* begegnen wir bei der Autistin D. Williams (1992; 1994, 18), wo sie ihre imaginären (identitätsstiftenden) Figuren *„Willie“* und *„Carol“* vorstellt, denken und handeln lässt. Ferner berichtet sie über *„Bettina“* und den *„Manager“*, zwei Figuren, die dem Autisten Oliver eine Identität gaben (ebd., 271 f.). Ebenso stoßen wir bei der Autistin L. Willey (2014) auf die imaginäre Freundin *„Penny“* und ihren Bruder *„Johnna“*, mit denen sie weitaus lieber spielte als mit ihren Altersgenossen. Allem Anschein nach ist *„das Vorhandensein von Fantasie bei Autisten ... keineswegs selten“* (Sacks 1995, 298).

Für den Autisten P. Schmidt (2013) ist die Schaffung von Fantasiewelten im Kontext der Identitätsfindung oder der Suche nach einem identitätsstiftenden Refugium (Rückzugsraum) besonders wichtig. So musste er z. B. in einer langweiligen Deutschstunde an sein Bett denken, das in seiner Fantasie sein Raumschiff ist, mit dem er jeden Abend zu seiner *„Heimat“*, dem Saturnsystem, aufbricht (ebd., 187). Von hier aus gelingt es ihm eine Brücke zur realen Welt zu schlagen, in der er sich als *„Junge vom Saturn“* bezeichnet, *„als Botschafter einer fernen Welt, als Vertreter einer Kultur, die hier auf der Erde eine kleine Kolonie hat“* (197).

Des Weiteren stellen einige autistische Persönlichkeiten durch Neologismen (Wortneuschöpfungen) ihre Kreativität unter Beweis. So erinnert sich z.B. P. Schmidt (2014, 13) an eine Feier, die er mit selbsterfundenen Wörtern beschreibt:

> *„Proooost! Auf dein 25-Jähriges!', hallt es im April 1975 durch das leutevolle, essensatt tischgedeckte, persisch geteppichte und schrankwandig braune Wohnzimmer*"; und an anderer Stelle erwähnt er, dass er *„mit den ganzen zwatschernden Leuten zeitweise zusammen am weißgetischdeckten, essplattenvollen Tisch*" (14) sitzt.

Ferner können wir einige Bildwerke des autistischen Künstlers Barry Kahn als Beleg für Kreativität im Kontext seines psychosozialen Kompensationsversuchs betrachten (dazu später). Zudem gibt es – wie wir noch sehen werden – jenseits der psychosozialen Komponente kreative, faszinierende Bildwerke autistischer Personen, die uns als Zeugnis einer „starken Kunst" in ihren Bann ziehen. Dazu zählen die kreativen Bildwerke von D. Williams, die von ihrer Fähigkeit, mit sensorischer Intuition und Impression Resonanzen herzustellen und Welt zu erschließen, wesentlich bestimmt werden. Hierbei werden von ihr Objekte *„primär durch Gefühle, Bewegung, Kinästhetik und Akustik*" (Bogdashina 2010, 124) erschlossen. In dem Fall *„wird eine Erfahrung ohne Interpretation gespeichert, einfach auf der Ebene einer Impression ... Dies dürfte eine sensorische Kartierung einer Erfahrung sein, die mit einer Sensation verknüpft ist*" (ebd., 74). Dieses *„sensorisch-intuitive*" oder *„auditive Denken*" zeigt sich in ihrer abstrakten und impressionistischen Kunst. Dabei lässt sich D. Williams nach eigenen Angaben durch ihre Hände inspirieren.

> *„Ich bin eher der Beobachter von dem, was meine Hände zeichnen. Wenn meine Hände Material aufgreifen, begebe ich mich auf den Weg. Ich fühle mich ergriffen, ergriffen durch mein Inneres als Künstlerin, die einen vorbewussten Sinn dafür hat, was benötigt wird. Ich bin immer überrascht, wenn ich das Material entwirrt durch meine Hände beobachte*" (zit. nach Mullin & Grandin 2014, o. S.).

Diese Art der Inspiration führt nach Williams zu einer *„Resonanz*". Damit ist eine bei manchen Menschen aus dem Autismus-Spektrum beobachtbare Erfahrung gemeint, bei der eine Person von einer Sache, vor allem angezogen durch ihre sensorischen Reize und Eigenschaften, so ergriffen wird, *„dass sie mit ihr verschmilzt und eins wird*" (Williams zit. n. Bogdashina 2010, 77). Dies seien *„sehr reale Erfahrungen*" (ebd., 78 f.), über die u. a. auch die Autistin W. Lawson berichtet, wenn sie Farben, Düfte oder andere sensorische Stimuli unmittelbar *„fühlen*" könne. All solche Erfahrungen, bei denen Dinge sensorisch-intuitiv, ähnlich wie beim sogenannten Stimming, durch intensives, detailfokussiertes Betrachten, Beschnuppern, Betasten, Drücken, Bewegen, Beklopfen, Drehen, Geräusche erzeugen etc. ergründet werden, dienen der Erschließung und Aneignung von Welt. Zugleich bieten sie Möglichkeiten der Kommunikation mit der Umwelt, und sie tragen sie dazu bei, sich in der Welt zu orientieren und sicher zu fühlen. Zu guter Letzt bergen sie aber auch die Chance, kreative Prozesse zu vollziehen, Interessantes und Neuartiges zu entdecken, was für die Entwicklung der Person und für die Gesellschaft ein Gewinn sein kann.

Ein weiterer Bereich, in dem individuelle Stärken von Autist*innen besonders zum Tragen kommen, bezieht sich auf *Spezialinteressen* (special interest areas), die *„in der Fachliteratur bislang nicht angemessen berücksichtigt"* (Attwood 2005, 102) wurden. Inzwischen wird vermutet, dass bei ca. 90 % aller Kinder, Jugendlichen und Erwachsenen mit dem sogenannten hochfunktionalen Autismus oder Asperger-Syndrom die Beschäftigung mit Spezialinteressen ein dominierendes Merkmal ist (Winter-Messiers et al. 2007, 70). Es können aber auch bei Personen mit schweren Formen einer Behinderung und Autismus individuelle Interessen und spezielle Begabungen (z. B. Teilleistungs- oder „fotografische" Gedächtnisleistungen) beobachtet werden (vgl. Sacks 2000, 346).

Bemerkenswerte empirische Studien stammen von Winter-Messiers und Kolleginnen (2007, 67), die den Nachweis einer positiven Wirksamkeit von Spezialinteressen auf die allgemeine Entwicklung von Kindern, Jugendlichen und Erwachsenen mit dem sogenannten Asperger-Syndrom erbringen und festgestellt haben, dass Betroffene auf der Grundlage ihrer Spezialinteressen zu persönlichen Stärken in jenen Bereichen gelangen, die üblicherweise als defizitär betrachtet werden:

> *„A strong positive relationship was found between engagement in special interest areas and individual strengths in areas typically seen as Asperger syndrome deficits, including communication, social, emotional, sensory, fine-motor, executive function, and academic skills."*

Beginnen wir mit den Bereichen der *sozialen Interaktion* und Kommunikation. Hier hat sich gezeigt, dass autistische Personen, die auf ihre Spezialinteressen angesprochen werden, eher, ja gerne bereit (motiviert) sind, sich (darüber) mit anderen Personen zu unterhalten und auf andere zuzugehen. Diese kommunikative Öffnung habe zugleich – so Winter-Messiers et al. (2007, 70 ff.) – eine günstige Auswirkung auf das sprachliche Verhalten, auf die gesamte Körpersprache und sozial interaktive Kompetenz (einschließlich Blickkontakt und Zugewandtheit dem anderen gegenüber). Nehmen wir z. B. Tim, ein achtjähriger Schüler mit dem sogenannten Asperger-Syndrom, dem massive soziale Auffälligkeiten (kommunikative Verweigerung, soziale Isolation, Einzelgängertum, soziale Gleichgültigkeit, Führungsresistenz und aggressives Verhalten gegenüber Mitschülern) nachgesagt werden. Tim interessiert sich für Lego und imponiert mit einer selbst erbauten, komplexen Bahnanlage und Stadtlandschaft, die er aus verschiedenen Lego-Programmen selbst entworfen und konstruiert hat. Wird er dazu aufgefordert, über seine Legoanlage zu berichten, reagiert er mit einem Lächeln, das nur selten zu beobachten ist; und er weicht nicht wie üblich dem anderen aus, sondern beginnt mit wachsender Begeisterung und Zugewandtheit über seine Legoanlage zu berichten, befragt dabei den anderen über sein Interesse für Lego und begibt sich in ein *„Fachgespräch"*. Wird er zuhause in Bezug auf seinen Interessenbereich angesprochen, führt er den anderen durch Gestik oder Ergreifen des Arms sogleich in sein Zimmer, wo er seine Anlage präsentiert und erläutert, die Elektrotechnik anschließt und einen Zug fahren lässt.

Die leidenschaftliche Liebe für Spezialinteressen fordert aber nicht nur zu sprachlicher Kommunikation und sozialer Interaktion heraus, sondern sie kann ebenso eine Brückenfunktion für *nonverbale Botschaften und Kommunikationen haben.* Das betrifft insbesondere Personen aus dem Autismus-Spektrum, die sich nicht oder kaum sprachlich äußern (können), aber uns beispielsweise über Bildwerke symbolische Mitteilungen, subjektiv bedeutsame Dinge, Gefühle, Erfahrungen und Erlebnisse vor Augen führen und damit eine soziale Kommunikation aufsuchen. In Kapitel 2 berichten wir über den autistischen Künstler Laan Irodjojo, der uns bis heute nichts darüber mitteilen kann, was in ihm vorgeht, wohl aber ermöglicht ihm das Malen mit seiner Umwelt in Beziehung zu treten, sich Umwelt anzueignen, gesammelte bzw. erlebte Erfahrungen auszudrücken und uns etwas aus seiner *„inneren Welt"* mitzuteilen; somit bietet das Malen ihm als sinnerfüllte Alltagsbetätigung und Kommunikationsmittel eine Art Kompensation für seine sprachlichen Verständigungsschwierigkeiten.

Neben der Bedeutsamkeit der Spezialinteressen in Bezug auf soziale Interaktionen und Kommunikationen konstatieren Winter-Messiers et al. (2007, 72) auch einen günstigen Effekt im Hinblick auf *positive Emotionen*: *„Many students who were interviewed spoke negatively about themselves in some aspects, but all of them exhibited strong positive emotions when discussing their special interest areas."* Zudem lassen manche Beobachtungen den Schluss zu, dass durch die Beschäftigung mit Spezialinteressen und eine begleitende soziale Wertschätzung der Aktivitäten durch Eltern, Geschwister, Lehrkräfte oder andere Bezugspersonen positives Selbsterleben, Selbstzutrauen, Selbstwertgefühl, Selbstbewusstsein und Stolz befördert werden. Das zeigen uns beispielsweise die kommunikativen Ausdrucksformen und Erlebensweisen (lächeln, freudiges Gesicht, begeistertes Erzählen ...) von Tim.

Spezialinteressen wie das Malen von Bildern ermöglichen über das bisher Gesagte auch *psychische Kompensation* durch eine unbewusste Verarbeitung emotionaler Konflikte, Ängste oder affektiver Störungen: Herr K. (Diagnose schwere geistige Behinderung und autistische Züge) spricht nicht und kommuniziert stattdessen über seine Bilder. Das Malen ist seine Lieblingsbeschäftigung und imponiert als ein Spezialinteresse. Eines Tages hatte er einen Hausbrand miterlebt. Diesen verarbeitet er bis heute, indem er immer wieder Streu- und Schichtbilder mit Leitern, Schläuchen, roten Fahrzeugen, Pumpen, Betten, Kreuzen und Feuer anfertigt und diese an Mitarbeite*innen oder Besucher der Wohngruppe verschenkt.

Der autistische Künstler Barry Kahn (dazu Kapitel 2) malt immer wieder inspiriert durch seine aktuellen Träume oder Albträume schwebende, deformiert-fragmentierte, menschenähnliche Figuren, die emotional hoch aufgeladen sind. Mit seinen Traumbildern versucht er aus seiner Isolation (autistischen Welt) herauszutreten und uns subjektiv bedeutsames seelisches Material mitzuteilen.

Wie wertvoll Spezialinteressen im Hinblick auf *Wahrnehmungsstärken* und *Ausbildung motorischer Fertigkeiten* sein können, führen uns Winter-Messiers et al. (2007) anhand mehrerer Beispiele und Interviewpassagen aus ihren qualitativen Forschungsstudien vor Augen. In ähnlichen Bahnen bewegen sich die beiden folgenden Beispiele:
Der autistische Savant-Künstler Gregory L. Blackstock (dazu Kapitel 2) hat sich ein unkonventionelles bildnerisches Ausdruckssystem erarbeitet, um für sich auf empirische Weise Dinge zu erschließen. Seine Bildserien bzw. enzyklopädischen Sammlungen reichen von kleinen Bildern mit zwei Motiven (z.B. amerikanische Präsidenten) über 40 Items (z.B. Schuhe) bis hin zu 161 Items (z.B. Wappen), die jeweils mit einer Hauptüberschrift (z.B. Die Sägen) und Untertiteln (z.B. Clown Coco) sowie mit seiner Signatur versehen sind. Beeindruckend sind seine Detailkenntnisse einer Sache, die er bis ins Winzige hinein prägnant, akribisch genau, klar erkennbar und gegenstandsadäquat aus dem Gedächtnis heraus bildnerisch wiedergibt. Dabei imponiert er mit einem Blick fürs Detail und einem feinmotorischen Geschick. Ein anderes interessantes Beispiel stammt von S. Dern (2008, 29f.):

„Sensorische Interessen können wegweisend im Leben autistischer Menschen sein. Ein autistischer Mann in den USA hat mit Hilfe einer Autismus-Beraterfirma sein sensorisches Spezialinteresse zu einem sozial akzeptierten Beruf gemacht. Er hatte große Freude daran, Glas beim Zerbrechen zuzusehen und zerbrach jegliches Glas, sodass er das Haus nicht mehr verlassen durfte. Die Firma vermittelte ihm einen Job auf einem Recyclinghof, bei dem seine Aufgabe darin bestand, Flaschen in einen Container zu schmeißen. Er konnte dabei zusehen, wie die Flaschen zerbrachen, und die Firma hat ihm erfolgreich erklärt, dass der Container der einzige Ort sei, wo er Flaschen zerschmeißen dürfe."

Wir haben es hier mit einer *„konstruktiven Verwendung"* (Attwood 2005, 110) eines speziellen Interesses zu tun, die zudem Quelle der Freude und Entspannung und im Hinblick auf eine Ertragsarbeit oder berufliche Tätigkeit nützlich sein kann.

Abschließend nennen Winter-Messiers et al. (2007, 73) noch eine wichtige Beobachtung, die von vielen ihrer Interviewpartner*innen gemacht wurde – eine positive Auswirkung der Spezialinteressen auf *exekutive Funktionen.* Das betrifft z. B. Tim, der durch sein Legospiel sich nicht nur feinmotorisch herausfordert und fördert (selbstbestimmtes informelles Lernen), sondern ebenso angestiftet wird, Planungen vorzunehmen, Spielmaterialien zu organisieren, planvoll und zielbezogen vorzugehen und sich durch ein gewisses Maß an Baugeschick selbst zu steuern und zu kontrollieren.

Wie die exekutive Funktion im Rahmen eines speziellen Interessengebiets beruflich zum Tragen kommen kann, führt uns T. Grandin (1997; auch Sacks 2000) vor Augen, die einst als Schülerin von Vorrichtungen zum Festhalten von Vieh fasziniert war und ausgehend von diesem Spezialinteresse sich wissenschaftliche Methoden aneignete, um später selbst Anlagen zur Tierhaltung zu entwerfen und Pläne für eine tiergerechte Viehzucht zu entwickeln. Damit ist sie heute berühmt geworden und gilt als führend auf diesem Sachgebiet.

Zusammenfassend dürfte deutlich geworden sein, wie wertvoll es ist, eine Praxis in den Blick zu nehmen, die spezielle Interessen und individuelle Stärken zu würdigen und zu unterstützen weiß. Eine solche Praxis leistet einen wichtigen Beitrag zur allgemeinen Entwicklung von autistischen Kindern, Jugendlichen und Erwachsenen, wobei ihr in Bezug auf seelische Gesundheit und psychisches Wohlbefinden eine besondere (gesundheitsfördernde) Bedeutung zukommt. Dabei spielen ästhetische Aktivitäten eine bemerkenswerte Rolle. Als Angebote und Ermöglichungsräume der Stärken-Perspektive haben sie eine therapeutisch wirksame Funktion, wenn es um den Abbau, die Bewältigung oder Kompensation emotionaler oder psychosozialer Probleme geht. Zudem setzen sie Kräfte frei, die sich positiv auf menschliches Wohlbefinden wie auch Lernen auswirken, und sie bilden ein Vehikel zur Persönlichkeitsentwicklung, wenn sie unvoreingenommen und vor allem in ihrer Authentizität unterstützt werden. Wie wir uns dies vorstellen können, berichtet die Schauspielerin Edelgard Seebauer (1982, 12 ff.) aus dem Pilotprojekt *„Künstler und Behinderte"*, das von uns Anfang der 1980er Jahre mit stark hospitalisierten, kognitiv beeinträchtigten, schwer mehrfach behinderten und autistischen Frauen eines Heilpädagogischen Heims durchgeführt wurde:

> *„Als Schauspieler/in gewohnt, mit Ausdrucksmöglichkeiten des Körpers zu arbeiten, Zeichen wahrzunehmen und zu deuten, weckten die ‚komischen, merkwürdigen und bekloppten' Verhaltensweisen der Frauen bei uns nicht das Gefühl, es mit ‚armen, bedauernswerten Geschöpfen' zu tun zu haben, sondern eine ganz große Faszination. Die individuellen Ausdrucksfähigkeiten der Frauen besitzen in ihrer expressiven Klarheit und Direktheit eine theatralische Qualität, die uns oft mit dem Gefühl zurückließ, die eigentlich Behinderten zu sein. Uns war klar, dass wir hier mit unseren Vorstellungen und Kommunikationsformen nicht weit kommen würden. Elisabeth zum Beispiel: Meist sitzt sie auf einem Stuhl neben dem Aquarium, die Beine übereinander geschlagen, mit dem oberen Bein unaufhörlich wippend. Ihre Hände beschreiben unablässig Ellipsen und Kreise, in der Luft und auf ihrem Körper. Ihr flächiges, breites Gesicht mit den großen melancholischen Augen zeigt eine ausgeprägte Mimik. Seit drei Jahren weigert sie sich zu reden. Dennoch teilt sei etwas mit, eben auf ihre Art. Jeden Morgen setzten wir uns zu ihr, zunächst einmal ohne zu reden, versuchen ihre Körperhaltung einzunehmen und das Spiel ihrer Hände nachzuahmen. Nach und nach entsteht ein Wechselspiel, ein ‚Dialog': sie malt mit ihren Händen auf unserem Körper Zeichen, wartet dann ab und verfolgt aufmerksam unsere Zeichen auf ihrem Körper. Wenn wir auch nicht genau wissen, was Elisabeth ‚sagen' will, so haben wir uns doch gegenseitig ‚zugehört', haben uns im Kontakt verstanden. Und so haben wir bei jeder einzelnen Frau versucht, ihre besonderen und individuellen Zeichen wahrzunehmen und darauf zu reagieren."*

Bemerkenswert ist hierzu der Prolog, an den sich die professionellen Künstler*innen dieses Projekts orientiert hatten: *„„Wir stimmen überein, dass die am höchsten entwickelte Form des Ausdrucks die Fähigkeit des Wahrnehmens, des Zuhörens sei.*

Worauf es ankommt, ist, sich zu öffnen und sich offen zu halten, um zu hören, was der andere sagt, nicht ‚um uns in ihm zu hören" (Giuliano Scabia)" (ebd., 12).

Einer solchen Sicht haben sich US-amerikanische Art Center in der Arbeit mit autistischen Erwachsenen verschrieben (vgl. Theunissen 2014). Hierzulande schimmert sie u. a. im Rahmen der kunsttherapeutischen Arbeit und ästhetischen Bildung schwerst- und mehrfachbehinderter Menschen durch (vgl. Lichtenberg 2006). Zurecht warnt diesbezüglich U. Haupt (1999, 47) vor der Gefahr der Pathologisierung betroffener Schüler*innen durch die *„Suche nach vermeintlichen Defiziten"* im bildnerischen Ausdruck, anstatt die schöpferische Energie, Gestaltungskräfte und Stärken sowie den Zugang zu einer eigenen Bilderwelt der Kinder und Jugendlichen wahrzunehmen, anzuerkennen und zu würdigen. Diese Worte erinnern an O. Sacks, dessen Geschichten sich weithin in dieser Bahn bewegen.

Alles in allem erscheint somit die Stärken-Perspektive als eine verheißungsvolle Angelegenheit. Dennoch bietet sie auch Anlass zu Kritik. So wird ihr vorgeworfen, klinische Befunde und real existierende Probleme zu ignorieren. Dieser Vorwurf ist jedoch nicht haltbar: Denn *„eine Praxis ausgehend von der Stärken-Perspektive (bedeutet, d. A.) nicht (...), die wirklichen Schwierigkeiten, die Menschen und Gruppen erniedrigen, zu ignorieren. Schizophrenie ist real. Sexueller Missbrauch ist real. Magenkrebs ist real. Gewalt ist real. Aber im Lexikon der Stärken wäre es falsch, die Möglichkeiten zu ignorieren wie es ebenso falsch wäre, das Problem zu verleugnen. Die Stärken-Perspektive verleugnet nicht eine schwere Suchtabhängigkeit, die diese an Lebensqualität und Möglichkeiten eines jeden Individuums anrichten kann. Aber sie bestreitet den grenzenlosen Herrschaftsanspruch von Psychopathologie als bürgerlicher, moralischer und medizinischer kategorischer Imperativ (... und, d. A.) sie bestreitet, dass alle Menschen, die sich Traumatisierungen und Schmerzen gegenüberstehen, in ihrem Leben notwendigerweise verletzt oder handlungsunfähig oder chancenlos seien"* (Saleebey 1996, 297).

Zudem werden von autistischen Personen spezifische (autismustypische) Schwierigkeiten nicht geleugnet (vgl. Theunissen 2020): So berichtet beispielsweise D. Williams (o. J.) über das Problem der *„Reizüberladung"*, indem zu viele Reize oder Dinge auf sie einstürzen. *„Unsere Sehprobleme bestehen zum Teil dar in, dass die visuellen Eindrücke viel zu schnell und vielfältig sind. Unser Gehirn hat nicht die Zeit, die unwichtigen von den wichtigen Informationen zu trennen und sich auf das Wesentliche zu fokussieren."* Alle Informationen werden als gleichwertig behandelt. Zugleich führt uns D. Williams aber auch ihre Stärken vor Augen, indem sie für sich erkennt, was ihr guttut, z.B. die Nutzung von Räumen als Refugium, um Überladungs- und Stresssituationen zu vermeiden und Lebensqualität und Wohlbefinden zu sichern. An dieser Stelle haben wir es mit einem aktiven Bewältigungsverhalten (Coping) zu tun, das im Sinne von Empowerment eine Handlungsstärke demonstriert und Kontrolle über die eigenen Lebensumstände ermöglicht. Neben diesen Schutzmechanismen hat für D. Williams ebenso die Pflege ästhetischer Kulturbetätigung (Musizieren, Malen von Bildern, Texte schreiben) eine psychisch haltgebende, entlastende und identitätsstiftende Funktion. Wie wir noch sehen werden, gilt dies vor allem auch für die Autistin und Künstlerin Gee Vero.

Folgerichtig geht es der Stärken-Perspektive weder um eine Bagatellisierung von Problemen noch um einen Verzicht auf Unterstützung. Im Unterschied zur traditionellen Praxis fokussiert die Stärken-Perspektive aber keine Symptombehandlung. Vielmehr ist es ihr um die Schaffung eines Bezugsrahmens zu tun, der zu neuen Wahrnehmungs- und Handlungsmöglichkeiten führen soll. Eine herausragende Bedeutung haben diesbezüglich Bemühungen um eine *positive Konnotation* oder Umformulierung der als defizitär oder problematisch geltenden Verhaltens- und Erlebensweisen. Autistischen Personen nachgesagte Eigenschaften wie eigensinnig, stur, unflexibel, unkooperativ oder unwillig werden demzufolge als engagiert, hingebungsvoll, entschlossen, hartnäckig, geradlinig oder zielstrebig positiv konnotiert (vgl. Murray 2006); und das Vermeiden von Blickkontakt gilt beispielsweise als Strategie, *„um kognitive Anforderungen zu bewältigen"* (Dern 2008, 12); zudem kann sie *„ein Zeichen für konzentriertes Zuhören sein"* (ebd.). Ferner macht es einen Unterschied, ob es heißt *„Peter ist unfähig, Zusammenhänge zu erkennen"* oder *„Peter hat einen bemerkenswerten Blick fürs Detail"* (nach N. Schuster 2007, 327).

Dadurch, dass autistische Verhaltensweisen positiv gedeutet bzw. im Hinblick auf ihre subjektive Bedeutung erschlossen werden (dazu ausführlich Theunissen 2021a), können sich die professionellen Unterstützer*innen auf das konzentrieren, was unproblematisch ist, was zuvor (üblicherweise) nicht oder kaum wahrgenommen wurde. Es sollte aber ebenso nach weiteren (womöglich versandeten oder unentdeckten) Stärken Ausschau gehalten werden, was über gemeinsame Aktivitäten und Beobachtungen sowie durch Explorationsgespräche mit relevanten Bezugspersonen und durch ein Studium der Lebensgeschichte erreicht werden kann. Diesbezüglich fokussiert die Stärken-Perspektive *„ihre Aufmerksamkeit bewusst ausschließlich auf jene Facetten der Lebensgeschichte einer Person, die Lebenserfolge widerspiegeln. (...) Natürlich haben alle Menschen Schwächen. Aber: das beste Mittel, zukünftige Lebensfortschritte anzustoßen, ist es, auf lebensgeschichtlich bereits ange-*

sparte Lebensgewinne zurückzugreifen" (Weick et al. 1989, 353). Das gilt vor allem für individuelle Interessen, spezifische Talente, Stärken oder Ressourcen.

Diesbezüglich sind im Einzelfall allerdings auch *unerwünschte Nebeneffekte* zu beachten, wenn beispielsweise jemand *„ohne Rücksicht auf Sicherheitsrisiken"* (Attwood 2005, 104, 206) mit Elektrobasteleien oder naturwissenschaftlichen Experimenten imponiert. In dem Falle sollten Bezugspersonen sich frühzeitig informieren lassen, um ggf. Absprachen und notwendige Vorkehrungen treffen zu können. Des Weiteren wird die intensive Beschäftigung eines autistischen Jugendlichen mit einem Spezialinteresse von nicht-autistischen Gleichaltrigen mitunter als Strebertum wahrgenommen. Dieses Problem führt uns zu der Aufgabe, einerseits nicht-autistische Mitschüler*innen zu sensibilisieren, autistische Peers in ihrem So-Sein anzunehmen und ihnen Gelegenheiten zu geben, über ihre speziellen Interessen zu berichten. Andererseits gilt es autistischen Schüler*innen aufzuzeigen, dass gleichgelagerte (gemeinsame) Interessen bei anderen Menschen nicht von vornherein erwartet werden können, weshalb ein gewisses Maß an Zurückhaltung und Achtsamkeit für ein positives soziales Klima hilfreich sei.

Ferner sei nicht unerwähnt, dass ein stark ausgeprägtes Spezialinteresse dazu führen kann, dass die Person sich gänzlich ihrer Umwelt verschließt und weigert, *„sich irgendeiner anderen Beschäftigung zuzuwenden"* (Attwood 2005, 109). In diesem Fall bietet es sich an, mit ihr gemeinsam einen Tagesplan zu erstellen, der eine zeitliche Begrenzung der Beschäftigung mit einem Spezialinteresse vorsieht. Da viele autistische Personen *„visuelle Denker"* sind, kann ein solcher *„Fahrplan"* als eine Art Tagebuch bildhaft illustriert werden, indem jede (zentrale) Aktivität durch ein Foto repräsentiert wird. Dadurch gewinnen der Ablauf, die jeweiligen Aktivitätsphasen und Übergänge an Transparenz und Eindeutigkeit, was im Rahmen einer zeitlichen Fixierung dem Bedürfnis vieler autistischer Menschen nach Ordnung, Kontrolle, Verlässlichkeit und wiederkehrender Routine entspricht. Ein Verbot oder eine auferlegte Einschränkung des Interesses helfen dagegen kaum weiter. Bereits A. Phillips war es, der 1930 aufgrund seiner Erfahrungen mit Savants zu dem Schluss kam, dass es keine überzeugende Alternative zur Entwicklung und Unterstützung eines *„persönlichen Talents"* eines behinderten Menschen gebe.

Abschließend bleibt die Frage zu klären, ob die Stärken-Perspektive zu einer Fehleinschätzung oder falschen Vorstellung eines Unterstützungsbedarfs für diejenigen verleitet, die nicht als *„empowered autistic persons"* imponieren können, die z. B. als autistisch und geistig schwer behindert wahrgenommen oder eingeschätzt werden. Würden die Fähigkeiten zur Selbstbestimmung, Selbstständigkeit oder Eigenverantwortung dieser Personen überschätzt, könnte dies negative Auswirkungen auf Unterstützungsleistungen haben. Diese Gefahr wird im Lager der Selbstvertretungsinitiativen (Aspies e.V.) sehr wohl gesehen, wenn Grenzen der eigenen Möglichkeiten eingeräumt werden:

> *„Besonders stark beeinträchtigte Autisten haben andere Probleme als Menschen, denen man den Autismus kaum anmerkt. Ihnen können wir im Alltag kaum effektiv helfen; es gibt auch Autisten, für die die Beteiligung im Internet, in Selbsthilfegruppen u.Ä. aufgrund ihrer Einschränkungen keine Option ist“* (Aspies e.V. 2008).

Umso wichtiger ist es für Selbstvertretungsgruppen darauf zu achten, dass diejenigen, die sich selbst vertreten, auch Fürsprecher aller anderen sind, also *„advocates not just for themselves but for all individuals with developmental disabilities“* (Miller & Keys 1996, 317). Gelingt dies nicht, so werden allzu leicht Menschen mit starken Beeinträchtigungen ausgrenzt – und dies womöglich mit dem fatalen Ergebnis einer Neuauflage der Etikettierung als *„hoffnungslose Pflegefälle“*. Das aber würde der von Deutschland ratifizierten UN-Konvention über die Rechte behinderter Menschen gänzlich widersprechen, die mit ihrem Leitprinzip der Inklusion keine Diskriminierung oder Aussonderung akzeptiert.

Halten wir somit fest, dass es der Stärken-Perspektive nicht um eine Ignoranz von Problemen oder um eine Vernachlässigung, Überschätzung oder Überforderung autistischer Menschen zu tun ist. Vor diesem Hintergrund haben wir versucht, in den beiden nachfolgenden Kapiteln den Bereich der Kunst und ästhetischen Aktivitäten im Lichte der Stärken-Perspektive aufzubreiten. Hierzu haben wir Beiträge angefertigt, die die herausragende Bedeutung der Stärken-Perspektive für autistische Personen facettenreich verdeutlichen sollen: zunächst werden außergewöhnliche Bildwerke präsentiert, die künstlerische Begabungen, Talente oder Savant-Fähigkeiten als individuelle Stärken sichtbar werden lassen. Danach werden mit Blick auf autistische Kinder, Jugendliche und Erwachsene Möglichkeiten einer pädagogischen Kunsttherapie und ästhetischen Erziehung aufgezeigt, die von Stärken ausgehen und diese zu unterstützen wissen, sodass durch eine ästhetische Praxis individuelles Wohlbefinden und psychische Gesundheit sowie (schulische) Lernprozesse befördert wie auch neue Entwicklungs- und Bildungsmöglichkeiten erschlossen werden können.

Kapitel 2

Eine Stärkenreise in die Bilderwelt von Autistinnen, Autisten und Savants

Gottfried Mind – der Katzen-Raffael

Wie einleitend bemerkt gab es zunächst von J. L. H. Down, später dann daran anknüpfend auch von A. F. Tredgold et al. (1908) sowie E. Séguin (1912) wissenschaftlich orientierte Berichte über sogenannte *„idiot savants“*, intellektuell behinderte und autistische Personen, die mit außergewöhnlichen Fähigkeiten auf künstlerisch-bildnerischem, musikalischem und rechnerischem Gebiet imponierten, zugleich jedoch in ihrer Sprache, Denkfähigkeit und selbstbestimmten Lebensführung stark beeinträchtigt waren. Das betraf z. B. den Berner Künstler Gottfried Mind, der eine herausragende Fähigkeit besaß, Katzen zu malen und schon zu seinen Lebzeiten als „Der Katzen-Raphael“ derart berühmt geworden war, dass sogar König Georg IV eines seiner Katzenbilder gekauft hatte (Treffert 1989, 9).

Gottfried Mind lebte von 1768 bis 1814. Es wird berichtet, dass er aufgrund perinataler Entwicklungsbeeinträchtigungen als ein *„schwachsinniges Kind“* (Koelsch 1924, 6) unter den ärmlichsten Verhältnissen zur Welt gekommen sei. Als Sohn einer Stallmagd und eines Schreiners und Formenschneiders, der als zeitweiliger Trinker ein *„armer Teufel“* (ebd., 10) gewesen sei, habe der *„schwächliche, geistig und körperlich minderwertige Knabe“* weder eine angemessene Erziehung noch einen Schulunterricht erfahren.

Allerdings seien etwa um 1777 zufällige Kontakte zu dem deutschen Maler Legel entstanden, dessen Bilder, unter anderem Kupferstichmappen mit Tierblättern, Gottfried Mind sehr interessiert und schließlich zum Zeichnen, *„teils nach Vorlagen, teils nach der Natur, immer nur Tiere“* animiert hätten. Dabei muss Mind bereits ein hohes Maß an Geschicklichkeit gezeigt haben, die gleichfalls bei seiner Holzschnitzerei beobachtet wurde. Mit neun Jahren wurde er dann aus unbekannten Gründen in Heinrich Pestalozzis Erziehungs- und Arbeitsanstalt *„Neuhof“* aufgenommen. Sämtliche Versuche, ihm das Lesen oder Schreiben beizubringen, scheiterten jedoch, sodass Mind im Alter von 10 Jahren von Pestalozzi entlassen wurde. Allerdings geht aus einschlägigen Berichten hervor, dass er Minds Talent zum Zeichnen sehr wohl erkannt und gewürdigt hatte.

Dank dieser Begabung erhielt Mind nach seiner Entlassung aus dem Neuhof die Gelegenheit, als Gehilfe im Atelier des damals sehr geschätzten Berner Künstlers Siegmund Freudenberger zu arbeiten. Mind durfte im Haus von Freudenberger leben, welches er dann *„bis an sein Lebensende“* nicht mehr verlassen hatte (ebd., 14). Da Mind ganz in den Diensten Freudenbergers stand, schlummerten seine

Talente all die Jahre zunächst nur vor sich hin. Das hatte wohl Freudenbergers Frau erkannt, weshalb sie es nach dem Tode ihres Mannes für angezeigt hielt, *„Mind zu selbstschöpferischer Tätigkeit anzuregen"* (17) und ihn als Künstler zu fördern. Ein Beweggrund dafür war aber auch ihr Eigeninteresse, die Arbeiten Minds zu verkaufen und daran auf dem Rücken des Künstlers zu verdienen. Denn Mind erhielt all die Jahre nur kostenlose Unterkunft und Verpflegung.

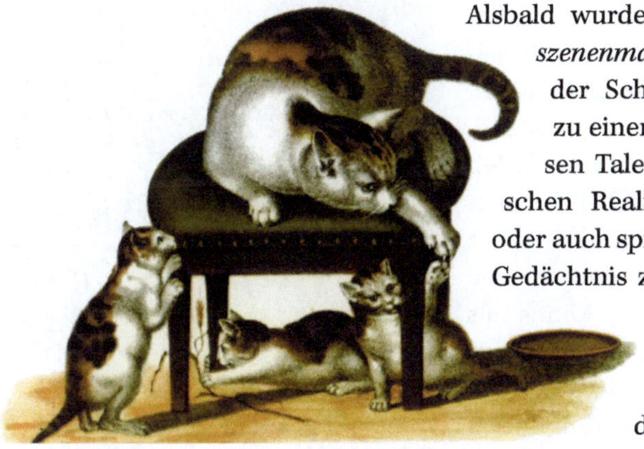

Bild 1: Gottfried Mind – Ein Spielchen (Aquarell)

Alsbald wurde er als *„Tier- und Kinderszenenmaler"* weit über die Grenzen der Schweiz hinaus bekannt und zu einem berühmten Künstler, dessen Talent, im Stile eines fotografischen Realismus naturgetreu Katzen oder auch spielende Kinder rein aus dem Gedächtnis zu zeichnen, sowohl Künstler und den Kunstbetrieb als auch medizinisch-psychiatrische oder heilpädagogische Fachkreise ins Erstaunen setzte – handelte es sich hierbei doch offensichtlich um einen sogenannten Savant, dessen herausragende Fähigkeit darin bestand, *„mit verkümmertem Geistes- und Seelenleben, dessen gestauten Trieben, verschrumpften Leidenschaften, beengtem Assoziationsvermögen und geringem geistigen Tiefgang eine unerhörte, filmstreifenartige Gedächtniskraft für gesehene Bewegungen der umgebenden Tiere und Menschen als einzige Stärke"* (20) für ein künstlerisches Arbeiten nutzbar zu machen.

Schon damals waren derlei Gedächtnistalente unter Menschen mit starken kognitiven Beeinträchtigungen ausgesprochen selten, und wenn besonders begabte Personen entdeckt wurden, traten Fähigkeiten zu Tage, denen wir bis heute begegnen (z. B. Zahlengedächtniskünstler).

Als eine *„Gedächtnismaschine"* galt auch Mind, dessen Begabung sich *„ganz einseitig auf das Behalten von Formen und Farben"* (23) bezog, welches er in Bezug auf wenige Lebewesen wie Katzen, Bären, Kinder, Pferde, Kaninchen, vereinzelt auch Löwen, Affen, Dammhirsche und Hunde durch realitätsgetreue, bis ins winzigste

Detail fein ausgearbeitete, naturalistische Zeichnungen unter Beweis zu stellen wusste (vgl. Bilder 1 und 2).

Bleibt zu guter Letzt die Frage, die schon seinerzeit diskutiert wurde, ob es sich bei seinen Arbeiten um *„wirkliche Kunst"* handelt. Vermisst wurde eine selbstständige Erfindung der künstlerischen Ausgestaltung, ein gewisses Maß an zeichnerischer Vielseitigkeit und künstlerischer Interpretation, abweichend vom empirischen Gegenstand. Kölsch (1924), der diese Frage aufgegriffen hatte, gab die Anregung, zwischen künstlerischem Genie und künstlerischem Talent zu unterscheiden, wobei es ihm um die uneingeschränkte Würdigung Minds als einen außergewöhnlich talentierten Künstler zu tun war. Werke von Mind werden seit einigen Jahren in Museen in Berlin, Zürich oder Bern ausgestellt. Im Jahre 1971 wurde eines seiner Werke für einen Preis von 1000 Pfund Sterling (ca. 1200 €) verkauft, im Jahr 1974 ein weiteres für 550 Guineas (ca. 700 €) (Treffert 1989, 86).

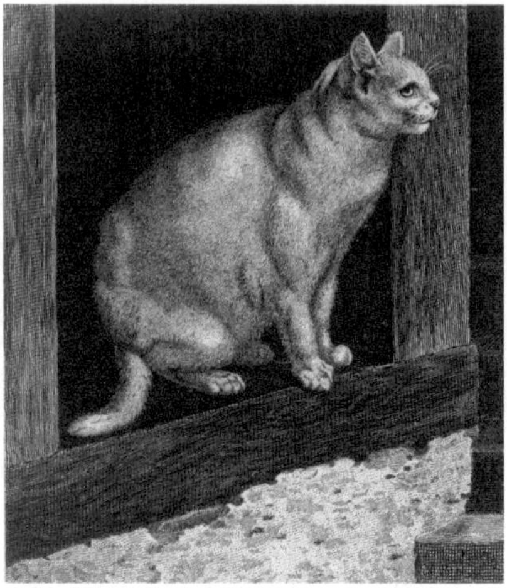

***Bild 2:** Gottfried Mind – Der Kater (Radierung)*

JAMES HENRY PULLEN – THE GENIUS OF EARLSWOOD ASYLUM

J. H. Pullen war ein weiterer historisch bedeutsamer Savant-Künstler, der vor allem mit außergewöhnlichen Schnitzereien imponierte. Er lebte von 1835–1916 und verbrachte etwa 66 Jahre seines Lebens in einer Pflegeanstalt für sogenannte geistig behinderte Menschen (Earlswood Idiot Asylum) in Redhill (Sano 1918; Treffert 1989, 11 ff.; 2010, 81 ff.; Nuovo 2003). Es wird berichtet, dass Pullen aus einfachen Verhältnissen stammte, *„taub und dumm"* (deaf and dumb) war und nur wenige Wörter wie z. B. *„muvver"* (Mutter) sprechen konnte. Im Alter von fünf oder sechs Jahren soll er beobachtet haben, wie andere Kinder seines Heimatortes Dalston versuchten, kleine Schiffe über Pfützen segeln zu lassen. Dies hätte ihn so sehr beeindruckt, dass er darauf hin wie besessen gleichfalls kleine Schiffe gebaut und zugleich ein außergewöhnliches Geschick entwickelt habe, Schiffe zu schnitzen und diese mit Bleistift abzuzeichnen.

Trotz dieses Talents sei er aber aufgrund seiner Behinderungen sozial isoliert, häufig allein und ein *„Sonderling"* gewesen. Versuche, ihn zu unterrichten, waren vergeblich, sodass er weder Lesen noch Schreiben erlernte. Zudem galt er als *„unfähig, irgendeine intelligente Antwort zu geben"* (Sano 1918, 252). Kommuniziert habe er Zeit seines Lebens nur über einige *„gebrochene Worte"* und Gesten.

Mit 15 Jahren kam Pullen ins Earlswood Asylum, wo er seine Stärken weiter ausbauen konnte und zu einem geschickten Kunsthandwerker wurde. Berichten zufolge arbeitete er von früh bis spät in seiner Werkstatt, und selbst am Abend noch häufig in seinem Zimmer, wo er zumeist Bilder mit dunkler und farbiger Kreide zeichnete. Diese Bildwerke waren so imponierend, dass sie alsbald die Flure des Earlswood Asylums schmückten und sogar vom englischen Königshaus gewürdigt wurden.

Aufgrund seines kunsthandwerklichen Geschicks und künstlerischen Talents wurde Pullen nunmehr zu einer *„kleinen Berühmtheit"* (a bit of a celebrity) des Earlswood Asylums. Er erhielt das Privileg, eine private Werkstatt und einen speziellen Raum nutzen zu dürfen, in dem seine Bilder ausgestellt wurden. Diese Räume wurden nach seinem Tod zu einem Museum ausgebaut; und noch heute, nach Schließung der Anstalt im Jahre 1997, sind einige seiner Kunstwerke in eigens dafür eingerichteten Schaukästen und Schaufestern eines Einkaufszentrums in Redhill zu bewundern; z.B. eine Collage aus mehreren hundert Zigarrenbändern, die zum größten Teil ein Geschenk des Prinzen von Wales waren; oder ein Gemälde, auf dem 40 Szenen aus seinem Leben dargestellt sind (vgl. Nuovo 2003).

Im Alter von 26 Jahren gestaltete Pullen sein erstes Schiff, welches das Universum verkörpern sollte (vgl. Bild 3). F. Sano (1918, 254) beschreibt das Schiff als eine Art Kahn, *„welcher halb so breit wie lang ist. In der Mitte befindet sich ein gut ausgestattetes Zimmer. Weiße, aus Elfenbein geschaffene, Engel befinden sich am Bug und eine Satans- (oder Neptuns-)Figur am Heck. Über eine Stange sind 12 Ruder miteinander verbunden und Blitze treffen das Schiff auf der Oberseite. Das Schiff spiegelt den Umstand wider und bestätigt zugleich, dass sich Menschen auf Basis ihres ganz eigenen Erlebens und Verstehens ein Bild von der Welt schaffen. Für Pullen konnte dies nur in Form eines Schiffes erfolgen."*

Mit 35 Jahren begann Pullen die Arbeit an seinem Meisterwerk *„The Great Eastern"*. Für dieses Schiff hatte er zuvor jede Schraube, jeden Anker, jedes Paddel und jede Seilwinde auf Grundlage seiner eigenen Zeichnungen von Hand gefertigt. Er benötigte sieben Jahre, um die Arbeiten an dem Schiff, das etwa 3,5 Meter lang war, zu beenden. Dieses Kunstwerk zog die Aufmerksamkeit der internationalen Öffentlichkeit auf sich, als es im Jahr 1883 bei einer prestigeträchtigen Fischereiausstellung in England den ersten Preis gewann.

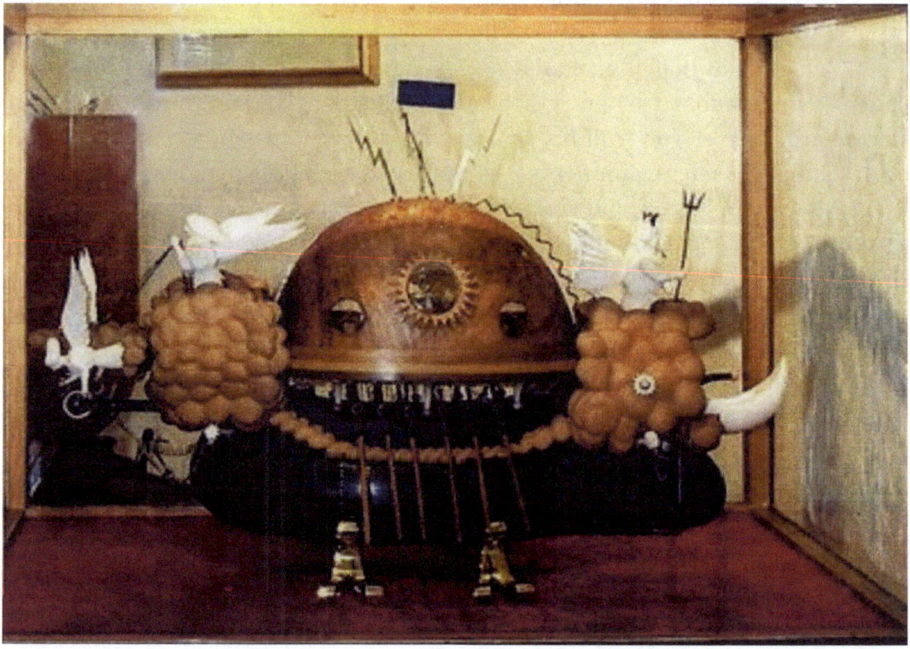

***Bild 3:** James Henry Pullen – o.T. (Nuovo, G. 2003)*

Wurde Pullen als junger Mann zunächst als kindisch und ungestüm wie auch mürrisch und verdrießlich beschrieben, so sei er später eher ruhiger und zurückhaltender gewesen. Jedoch habe er Hilfe und Ratschläge grundsätzlich nicht angenommen. Ferner sei er Fremden gegenüber misstrauisch und zuweilen gar gewalttätig gewesen.

> *„Einmal demolierte er aus Wut seine gesamte Werkstatt. Ein anderes Mal baute er eine Art Guillotine, welche er über der Tür befestigte, in der Hoffnung, dass ein von ihm besonders verabscheuter Betreuer durch diese treten würde. Wiederum ein anderes Mal drohte er damit, seine Werkstatt in die Luft zu sprengen. Mit einer lebensgroßen Kleiderpuppe, welche sich in der Mitte seiner Werkstatt befand, wollte er seine Besucher beeindrucken und zugleich ver-*

ängstigen. Die Puppe war so konstruiert, dass er in ihr sitzen, ihre Arme und Beine bewegen und sie mittels eines versteckten Signalhorns zum Sprechen bringen konnte. Pullen war hochempfindlich gegenüber vom Boden übertragenen Schwingungen, sodass er ein Alarmsystem entwickelte, welches ihn vor herannahenden Besuchern warnte.

Pullen war egozentrisch, egoistisch, zerstreut und meist in seinen Gedanken verloren. Die wenigen Worte, die er sprach, waren überheblicher und prahlerischer Natur, wie etwa die Ausdrücke ‚sehr schlau' oder ‚wundervoll' (nicht untypisch für Savants). Eine im Earslwood Asylum verfasste Notiz bezeichnet ihn als ‚den Inbegriff der Selbstgefälligkeit' (the quintessence of self-conceit)" (Treffert 1989, 13).

Alles in allem wurde Pullen zwar eine außergewöhnliche Beobachtungs- und Aufmerksamkeitsgabe, Willenskraft, Ausdauer, handwerklich-künstlerische Begabung (gift) und Fertigkeit nachgesagt, zugleich galt er jedoch aufgrund seiner (insbesondere der kognitiven) Behinderungen als unfähig, zu naiv, pathetisch und emotional labil, um jemals selbstständig leben zu können. Interessant sind nunmehr die Schlüsse, die seinerzeit aus den Beobachtungen gezogen wurden. Resümierte E. Séguin, dass Pullens Bestreben, seine Defekte und unzureichenden Fähigkeiten durch vorhandene Ressourcen auszugleichen, ihn zu einem *„bemerkenswerten Genie"* gemacht hätten, war für A. F. Tredgold die Taubheit das entscheidende Vehikel für Pullens Talent.

Dieser Auffassung konnte sich hingegen F. Sano (1918) nicht anschließen. Die pädagogischen Erfolge bei Helen Keller waren für ihn ein Beispiel dafür, dass eine Förderung von Menschen mit Seh- und Hörschäden eher allgemeine Entwicklungsfortschritte und nicht nur eine Weiterentwicklung vorhandener Stärken bewirken würde. Der *„Fall Pullen"* war für ihn aber so interessant, dass er nach dessen Tod eine detaillierte Gehirnuntersuchung und Beschreibung vornahm.

F. Sano diagnostizierte Spuren einer Arterienverkalkung, was aber in Anbetracht des Alters nicht als ungewöhnlich eingeschätzt wurde (Treffert 1989, 14). Ferner fand er eine Vergrößerung des Balkens, einen guten Zustand (good preservation) der Hinterhauptslappen und eine gut entwickelte (well developed) Verbindung zwischen den Hinterhauptslappen und Gehirnhälften vor. Daraus schloss er, dass diese Verbindungen *„ein besonderes Leistungsvermögen (special capacity) für den visuellen Bereich der mentalen Fähigkeiten haben müssen"* (Sano 1918, 267). Des

Weiteren konstatierte F. Sano pathologische Auffälligkeiten (z. B. reduzierte Hirnmasse) in der linken Gehirnhälfte (264 ff.), *„wodurch er sich mit seiner Vermutung bestätigt fühlte, dass Pullens Probleme nicht allein von seiner Taubheit her rühren konnten, sondern dass es organische Ursachen dafür gab, warum Pullen nicht ähnliche Fähigkeiten wie Helen Keller hat entwickeln können"* (Treffert 1989, 15).

Daher galten Pullens „besonderen Wesenszüge" als „rätselhaft", und daran hat sich bis heute – auch mit Blick auf andere Savants – kaum etwas geändert (vgl. Treffert 2010).

FIXIERT AUF MENSCHLICHE GESICHTER – JONATHAN LERMAN

Jonathan Lerman (geb. 1987), ein autistischer und intellektuell behinderter junger Mann (IQ 53) aus Vestal, New York, gilt als talentierter Savant. Seit seinem 14. Lebensjahr hat er sowohl in Nordamerika als auch in Europa als autistischer Außenseiter-Künstler einen hohen Bekanntheitsgrad.

Als Jonathan Lerman sich etwa im Alter von drei Jahren immer mehr zurückzog, sich nicht mehr für andere Kinder interessierte und sprachlich äußerte, kaum mehr Emotionen zeigte und nicht mehr wie andere gleichaltrige Kinder spielen wollte, wurde die Diagnose *„frühkindlicher Autismus"* im Sinne des Kanner-Syndroms diagnostiziert. Versuche, ihn durch intensive Therapie oder sonderpädagogische Maßnahmen (special education) aus dieser Entwicklung herauszuführen und kognitiv sowie lebenspraktisch zu fördern, brachten wenig Erfolg. Allerdings habe er plötzlich im Alter von 10 Jahren angefangen zu zeichnen. Im Unterschied zu anderen nicht-behinderten Kindern malte er jedoch keine *„Erzählbilder"*, sondern nur Gesichter. In kürzester Zeit fand er dann den Weg zu seinen Porträts, die uns in seinen Bann ziehen (vgl. Rexer 2002; 2005, 64 ff.; Klar-Wolfond 2005).

Es handelt sich hierbei zumeist um Kohlezeichnungen real existierender Personen, zuletzt häufig von Stars (z. B. Rockmusiker) oder auch imaginärer Figuren aus Magazinen, Film oder Fernsehen. Als charakteristisch für Jonathan Lerman gilt ein rasches Arbeiten, bei dem er die wesentlichen figuralen Merkmale wie Augen, Mund, Nase und Haare spontan, mit sicherem Handgefühl erfasst und auf unterschiedlichste Weise in allen erdenklichen Facetten an Mimik, emotionalen Ausdrucksformen oder Gesichtszügen zum Ausdruck bringt. Dabei lässt er sich von Vorlagen in erster Linie nur gefühlsmäßig inspirieren. Indem er von vorliegenden Fotos abweicht und seine eigenen Vorstellungen umsetzt, experimentiert er zugleich mit figuralen Formen und Schraffierungen, die z. T. als hintergründiges Füllwerk die Ausdruckskraft seiner Bilder (Gesichter) erhöhen soll.

Seine Porträts, die sich immer wieder unterscheiden und durch ihre figurative Aussagekraft mit emotionaler Tiefe imponieren, sind mit zum Teil grotesker Mimik, verschobenen Nasen, (Käfer-)Augen, hervorgehobenen, gekräuselten Augenbrauen und ungewöhnlichen Blickwinkeln asymmetrisch, manieristisch und zum Teil kubistisch angelegt und affektiv hoch aufgeladen (vgl. Bild 4).

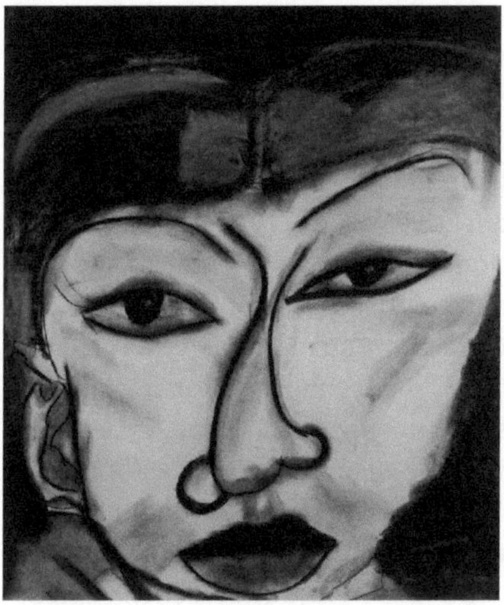

Bild 4: Jonathan Lerman – o. T.

Es wird Jonathan Lerman nachgesagt, dass er auf Gesichter geradezu fixiert sei, die *„without horror and shame"* (Rexer 2002, 9) mit den Werken von Francis Bacon (1909–1992) vergleichbar seien. Bacon, der mit etwa 30 Jahren als self-taught artist künstlerisch tätig wurde und zu den bedeutendsten professionellen Malern Großbritanniens zählt, hat zahlreiche Porträts gestaltet, die manieristisch verzerrt Erschreckendes, Bedrohliches, Angst, Verzweiflung und menschliches Leiden zum Ausdruck bringen.

Damit wollte der Künstler eine *„Tatsache menschlicher Existenz"* aufgreifen. Ängsten, Ausdruck von Verzweiflung und eines Schreiens sowie Aggressivität begegnen wir gleichfalls in einigen Porträts von Jonathan Lerman. Jedoch sind die meisten seiner Gesichter und menschlichen Figuren nicht von einer negativen Grundstimmung oder Gefühlswelt bestimmt. Vielmehr führt uns das Werk von Jonathan Lerman eine *„zutiefst empfundene Menschlichkeit"* (Klar-Wolfond 2005, 3) in ihrem Facettenreichtum vor Augen, der nach L. Rexer (2002) einen Versuch signalisiert, nicht nur unterschiedliche Emotionen einzufangen, sondern für die Welt der Gefühle auch Erklärungen zu finden.

Möglicherweise bietet das Porträtieren als Mittel einer symbolischen Selbstdarstellung Jonathan Lerman eine günstige Gelegenheit, mit Emotionen oder Affekten

„gefahrlos“ zu experimentieren (Verzicht auf Affektbeherrschung?), um sich auf diese Weise Gefühle zu erschließen und (emotionale) Kompetenzen, vor allem Einfühlungsvermögen, anzueignen, was einigen autistischen Menschen ausgesprochen schwerfällt (dazu Sacks 2000, 371 ff.). Denkbar ist, dass Jonathan Lerman mit dem Zeichnen von Gesichtern oder Gesichtszügen, mit denen er alltäglich konfrontiert wird, die er zu interpretieren und zu beantworten hat, ein für sich probates Mittel gefunden hat, um sein eigenes Affektempfinden bzw. sich selbst und die Gefühle anderer Personen besser wahrzunehmen und zu verstehen. Typisch für die Porträtmalerei Jonathan Lermans sind stark akzentuierte Linien, detailliert herausgearbeitete oder auch mit kurzen Akkorden raffiniert angedeutete, aber stets klar erkennbare Gesichtsmerkmale und -züge wie aber auch dramatische Schatten, durch die affektive Ausdrucksformen bzw. Emotionen in ihrer Tiefe eingefangen werden. Zudem stoßen wir häufig auf Gesichter und manieristisch verschrobene, menschliche Körper, die überschrafft sind und damit geheimnisvolle, schattenartige Wirkungen entstehen lassen. Das Überschraffen einiger Porträts kann mit aggressiven Tendenzen eines Auslöschens (Nicht-Sein-Dürfens?) in Verbindung gebracht werden.

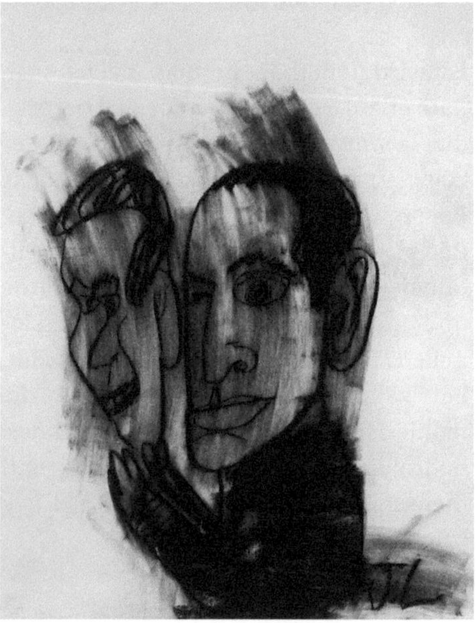

***Bild 5:** Jonathan Lerman – What the Hand sees*

Im Gegensatz zu solchen Bildern (vgl. Rexer 2002) kann das Überschraffen ebenso enthemmend sein und mit (geheimen) Wünschen sowie schwer zugänglichen, unerfüllten, aber zugleich angstbesetzten Bedürfnissen korrespondieren, mit anderen in Beziehung zu treten, sich einander näherzukommen, Geborgenheit oder intime Zweisamkeit zu erleben. Das Bild 5 reiht sich in diese Gruppe an Zeichnungen von *„Männern und Frauen“* (Rexer 2002) ein. Interessant ist, dass viele dieser Bilder, die sich auf Paare, Frauen und Männer beziehen, eine körperliche Anziehungskraft sowie ein dynamisches und enges Beziehungsverhältnis ausstrahlen und zumeist FrauenPorträts oder -gestalten unaufdringlich, aber dennoch emotional spürbar ins Zentrum setzen. Dabei imponieren sie durch *„ein reicheres Reper-*

toire an Expressionen und Gesten" (Rexer 2002) als die männlichen Figuren, deren Emotionen eher dezent wirkend zu Tage treten.

Leider kann uns Jonathan Lerman über seine Werke keine genauen Informationen geben (Rexer 2002, 6). Daher können wir über seine Darstellungsstrategien und bildnerischen Botschaften nur spekulieren. Was will er uns z.B. mit dem häufigen Übermalen der Gesichter oder Köpfe mitteilen? Ist es ihm dabei wirklich um ein Auslöschen oder Nicht-Gesehenwerden-Wollen zu tun, sind Aggressionen, Verärgerung, Wut oder gar Verfolgungsängste mit im Spiel oder ist es Form psychischer Enthemmung oder ein bloßes Stilmittel, um bestimmte bildnerische Wirkungen (z.B. an Emotionalität) zu erzeugen? Was hat ihn überhaupt veranlasst, Gesichter zu malen? Üblicherweise zeigen nämlich Autist*innen oder auch Savants wie die in den 1970er Jahren von L. Selfe entdeckte Kinder-Künstlerin Nadia oder Jessica Park (dazu später) ein geringes Interesse, menschliche Gesichter zu zeichnen.

D. Henley (2001, 114f.) geht wie in Kapitel 1 angedeutet davon aus, dass autistische Kinder nicht selten Schwierigkeiten haben, die Mimik von Personen, z.B. das Lächeln (Liebesbekundungen) ihrer Mutter, korrekt zu interpretieren, weshalb (auftauchende) Gesichter für sie furchterregend seien. Daher müssten sie Gesichtern aus dem Wege gehen und bekanntlich Blickkontakt vermeiden. Um ihre Ängste abzuwehren würden sie sich zudem oft in eine Welt zurückziehen, wo „*mechanische Objekte*" dominieren, was dann auch bildnerisch bzw. in ihrer Kunst zum Ausdruck käme. Diese Annahme korrespondiert mit Hinweisen aus der neurowissenschaftlichen Forschung, dass bei autistischen Personen beim Anblick von Gesichtern eher Hirnregionen aktiviert würden, die für das Erkennen von Gegenständen wichtig seien. Bei nicht-autistischen Menschen würde hingegen „*in einem solchen Fall die spezialisierte Hirnregion für ‚Gesichterkennung' aktiviert*" (Quarks & Co 2008, 6).

Spontane Zeichnungen aus dem Gedächtnis – Stephen Wiltshire

Stephen Wiltshire (geb. 1974) gilt als einer der begabtesten autistischen Savants (Sacks 2000, 283). Berichten zufolge seien bereits in seinen ersten Lebensjahren Verzögerungen in der motorischen Entwicklung und Bewegungsanomalien (Handflattern) beobachtet worden. Zudem habe er sich gesträubt, auf den Arm genommen zu werden, Blickkontakt vermieden, bei Annäherungen geschrien, keinen Kontakt zu anderen Kindern aufgenommen, kein Interesse an seiner Umwelt gezeigt, sich in Ecken verkrochen, sozial isoliert und stumm verhalten. Diese Auffälligkeiten führten zur Diagnose *„frühkindlicher Autismus"* (ebd., 276).

Etwa im Alter von fünf Jahren hätten sich erste Vorlieben für visuelle Phänomene wie Schatten, Formen oder Winkel offenbart, zudem soll er mit fünfzum ersten Mal die Wörter *„Stift und Papier"* gesprochen haben (zit. n. Expedition im Gehirn 2006). Zunächst seien Kritzeleien von Autos, Tieren und Menschen entstanden, dann habe er sich im Alter von sieben Jahren recht plötzlich auf das Zeichnen von Gebäuden fixiert, die er zuvor auf Schulausflügen, im Fernsehen oder in Illustrierten gesehen hatte. An diesem speziellen Interesse hält er bis heute fest – ein Beharrungsvermögen, das sehr häufig bei Autist*innen vorkommt und mit einem Streben nach Gleicherhaltung der Umwelt korrespondiert.

Stephen Wiltshires Gebäudezeichnungen seien von Anfang an ungewöhnlich, *„völlig unkindlich"* (Sacks 2000, 278) gewesen, indem er zu einem Zeitpunkt, als sich andere Kinder noch in einer frühen zeichnerischen Schemaphase befanden, bereits die Tower Bridge oder andere Londoner Sehenswürdigkeiten in allen Details und perspektivisch dargestellt habe. *„Offenbar hatte er von sich aus Zeichentechniken und eine perspektivische Sicht entwickelt oder besaß ein angeborenes Verständnis für sie. Daneben verfügte er über ein unglaubliches visuelles Gedächtnis, das in der Lage zu sein schien, in wenigen Sekunden die kompliziertesten Gebäude und Stadtlandschaften aufzunehmen und sie mit allen Einzelheiten zu speichern"* (ebd., 279; dazu auch Kellman 1996, 82 f.). Zudem benötigte er keine Skizzen oder Vorlagen, sondern es genügte ein einziger, kurzer Blick auf die Gebäude, um sie spontan und exakt zu zeichnen.

Neben dieser außergewöhnlichen Stärke (dazu zählten gleichfalls musikalische Fähigkeiten) gab es auch deutliche Schwächen, z. B. in der alltäglichen und vor allem eigenständig-verantwortlichen Lebensführung oder in der allgemeinen Intelligenz, so lag sein verbaler IQ bei 52. Mit diesen Entwicklungsdiskrepanzen bot er das Bild eines Savants. Inzwischen ist Stephen Wiltshire, der eine Sonderschule für intellektuell behinderte und kommunikationsbeeinträchtigte Kinder besuchte, in seiner alltäglichen Lebensführung selbstständiger und autonomer geworden (vgl. Sacks 2000, 309 ff.), wenngleich er nach wie vor *„in seiner eigenen Welt"* lebt und es ihm nach wie vor schwer fällt sprachlich zu kommunizieren. Wohl aber kann er im Unterschied zu früher ausgeprägt lachen, sich freu en und eine Lebendigkeit ausstrahlen, die *„ganz neue Seiten seines Charakters"* (292) offenbart.

Seine zeichnerischen Savant-Fähigkeiten und Stärken scheinen sich hingegen kaum mehr weiterentwickelt zu haben (ebd., 312). Sie bewegen sich jedoch auf hohem Niveau; und daher zählt Stephen Wiltshire heute zu den *„Stars unter den Savants. Sein Spitzname lautet ‚living camera'"* (zit. n. Expedition im Gehirn 2006). Seit seinem 11. Lebensjahr sei er in der Lage bei einem einzigen Hubschrauberflug ein exaktes Luftbild bekannter Großstädte wie London, Paris oder Rom zu zeichnen.

> *„Hierzu muss er tausende Details im Kopf behalten: die Gebäude, die Bogen, Straßen, Winkel etc. ‚Er zeichnet alles auf wie ein Videorecorder, selbst Details, die wir für unwichtig erachten' (so seine Schwester, G. T.); und wie ein Videorecorder kann er alles zurückspulen und abspulen, was er gerade braucht, und dann ist es auf dem Papier'"* (zit. n. ebd.; vgl. auch Junor o. J., 2).

Eine solche Anspielung auf Videorecorder und Computerdatei macht gleichfalls O. Sacks (2000, 388 f.), der den Eindruck hat, dass Originalszenen bzw. augenblickhaft wahrgenommene Bilder nahezu ohne Modifikationen abgespult und reproduziert werden. Dabei wirft er die Frage auf, ob Personen wie Stephen Wiltshire oder auch Temple Grandin eine quasi emotional entkoppelte (nicht mit Gefühlen abgestimmte) Interpretation und Reproduktion von Erinnerungsbildern vollziehen und somit *„einer Illusion von Reproduktion unterliegen oder ob ihre Wahrnehmungssysteme (...) nur unvollkommen mit höheren integrativen Funktionen und dem Selbstkonzept verkoppelt sind, sodass in ihrem Gedächtnis Bilder relativ unbearbeitet, uninterpretiert und ungeprüft überdauern"* (388). Wichtig ist, dass mit dieser Frage autistischen Personen Gefühle nicht abgesprochen werden. So scheint z. B. Stephen Wiltshire durchaus leidenschaftlich, emotional ergriffen und hoch motiviert an seine Arbeit heranzugehen; und das bedeutet, dass *„nicht das Affektempfinden im allgemeinen gestört (ist), sondern Affekte in Beziehung zu komplexen menschlichen Erfahrungen"* (ebd., 396).

Werfen wir nunmehr einen Blick auf seine Zeichnungen. Das Bild 6 zeigt den Royal Crescent aus Bath, eines der bekanntesten Bauwerke aus dem 18. Jahrhundert, welches heute zum Weltkulturerbe der UNESCO zählt.

DRAWINGS

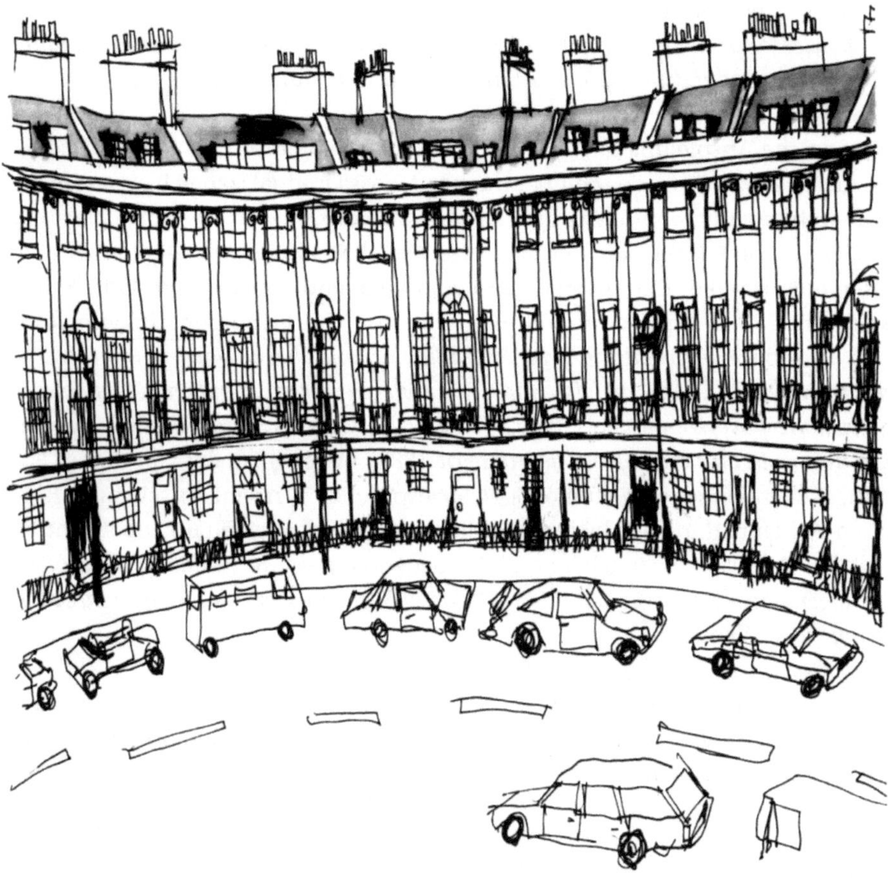

Royal Crescent, Bath

***Bild 6:** Stephen Wiltshire – Royal Crescent, Bath*

Zunächst einmal fällt auf, dass das charakteristische Panorama ein halbkreisförmiger Platz mit dahinter gelegenen Reihenhausfassaden mit der Vielfalt an unterschiedlichen Gebäuden sehr genau und realitätsbezogen gezeichnet wurde.

Dabei handelt es sich aber nicht etwa um eine fotografische Wiedergabe eines bestimmten Bildausschnitts, sondern um eine künstlerisch angefertigte Zeichnung, die durch eine Genialität im Erfassen formaler Objekteigenschaften sowie in der Analyse, Auswahl und Integration signifikanter Dinge (Autos), durch eine empathische Liebe fürs Detail, durch eine Exaktheit, Sicherheit und Sensibilität in der Strich- und Linienführung, durch eine Souveränität in der räumlichen Darstellungsfähigkeit und Beherrschung der Perspektive sowie durch eine ästhetische Gestaltungs- und Ausdruckskraft imponiert. Das zeigt auch das zweite Bild „Albert Hall", die er mit 10 Jahren im Rahmen seines „London Alphabet" angefertigt hat (A steht für Albert Hall; B für Buckingham Palace ... Z für London Zoo; vgl. Wiltshire 1987).

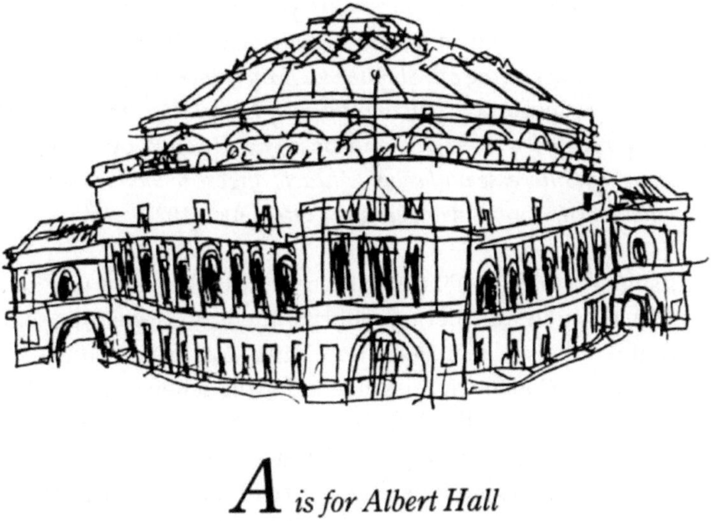

Bild 7: Stephen Wiltshire – Albert Hall

Ohne Zweifel haben wir es mit Gestaltungen zu tun, denen – was wohl für alle architektonischen Zeichnungen Stephen Wiltshires gilt (vgl. Bild 7 „Albert Hall", auch Sacks 2000, 287 ff.) – nichts Mechanisches und Unpersönliches anhaftet. Vielmehr schimmert eine persönliche Interpretation und Sicht von Welt des Savant-

Künstlers durch, die sich zeichnerisch mit einem *„linearen Stil"* (Hermelin 2002, 193) zwar eng an der Realität hält, dennoch winzige Abweichungen zulässt, um Dinge oder Details in einer ästhetischen Gesamtkomposition zu erhöhen, künstlerisch hervorzuheben oder bedeutungsvoll erscheinen zu lassen. Diese besondere Kompetenz wird unter anderem auch in dem von uns zitierten Dokumentarfilm aufgegriffen und als Beleg dafür gesehen, dass es sich bei Stephen Wiltshire um einen *„naturbegabten Künstler"* (zit. n. Expedition im Gehirn 2006) handelt. Sacks zufolge habe Stephen Wiltshire gelegentlich auch *„freihändige Improvisationen"* (291) von imaginären Städten oder Katastrophen wie Erdbeben angefertigt. Insofern zeichnet Stephen Wiltshire nicht bloß das, was er sieht, sondern zugleich auch das, was ihn beschäftigt, ihm durch den Kopf geht, vielleicht auch das, was er gerne auf der Grundlage seiner Vorstellungsbilder an den Dingen vervollständigen, verschönern oder vervollkommnen möchte.

Wie stark er sich dabei von ästhetischen Empfindungen leiten lässt, wissen wir nicht, wohl aber würden wir ihm nicht gerecht, wenn wir ihm Kreativität und Empfindungsfähigkeit, eine lebendige Darstellungskraft und einen persönlichen Stil absprechen würden. In diesem Sinne äußert sich gleichfalls B. Hermelin (2002), die *„schon bei der ersten Begegnung mit Stephen (...) von seinem lebendigen und dynamischen Zeichenstil und seiner exzellenten intuitiven Fähigkeit, räumliche Beziehungen und Raumtiefe darzustellen"* (187), beeindruckt war. Ihren Beobachtungen zufolge konnte er, *„wenn sein Interesse und seine Fantasie angesprochen waren, mehr (...) als nur Dinge wiedergeben, die er zuvor gesehen hatte"* (ebd., 192).

Stephen Wiltshire ist seit ungefähr 20 Jahren weltweit berühmt und zählt zu den begabtesten Savants und Künstlern Großbritanniens. In Begleitung seiner Managerin unternimmt er Reisen nach Paris, New York, Moskau, Venedig oder Rom, wo er nach interessanten Gebäuden Ausschau hält, von denen er im Nachhinein aus dem Gedächtnis heraus detailgetreue Zeichnungen anfertigt, die mittlerweile in mehreren Büchern veröffentlicht wurden (vgl. Wiltshire 1987; 1989; 1991); und wie uns Filmausschnitte vor Augen führen (z.B. Expeditionen ins Gehirn 2006) ist es beeindruckend, ja faszinierend, ihn bei seiner Arbeit zuzuschauen:

> *„To watch him draw is an extraordinary experience. Where he stars on the paper seems capricious and him unimportant. He may begin at the top, the bottom or in the middle, with the pavement, therooftine or a window. From the first mark the pencil moves as quickly and surely as a sewing-machine – the line spinning from the pencil point like embroidery. Suddenly it is finished. He is satisfied and will wander off to look out of the window"* (Casson 1987, 5).

Fotofantastische Architektur – Jessica Park

Jessica Park (geb. 1958), die kürzlich einen Ehrendoktor für Kunst (honorary doctorate of fine arts) am Massachusetts College of Liberal Arts erhielt (Gengarelly & Weatherbee 2008, 10), ist in ihren ersten Lebensjahren durch Besonderheiten wie stark verzögerte motorische und sprachliche Entwicklung, leerer Blick, mangelnde Neugier, fehlendes Zeigen auf Dinge, soziale Abkapselung und Selbstisolation aufgefallen, welche zur Diagnose einer autistischen Entwicklungsstörung führten (Park 1993). Wenngleich sie kaum ein Verlangen nach Gegenständen äußerte, visuellen Reizen wenig Aufmerksamkeit zollte und *„in gewisser Weise unberührt von menschlicher Erfahrung“* (ebd., 9) vor sich hinlebte, gab es zwei Dinge, die sie nicht ignorierte: Farben und geometrische bzw. abstrakte Formen (ebd., 53). Mit etwa zwei Jahren kritzelte sie erstmalig ein Kreuz, wenige Monate später reprodu zierte sie vorgemalte Kreise und Kreuze, mit drei Jahren kopierte sie Dreiecke, und kurz bevor sie vier Jahre alt wurde, zeichnete sie eine menschliche Gestalt. Im Alter von vier Jahren nutzte sie dann *„jede Gelegenheit, um Objekte nach Form, Farbe, Größe und später auch nach Art und Funktion zu arrangieren“* (208). Dabei trat zusehends ein ausgeprägter Ordnungssinn zu Tage (ebd., 208; Sacks 1995, 276). Zeitgleich bemühte sich ihre Mutter, ihr das Sprechen beizubringen, indem sie u. a. Illustrationen aus Bilderbüchern benutzte und abgebildete Formen oder Gestalten vorzeichnete, die dann von ihrer Tochter nachgezeichnet wurden.

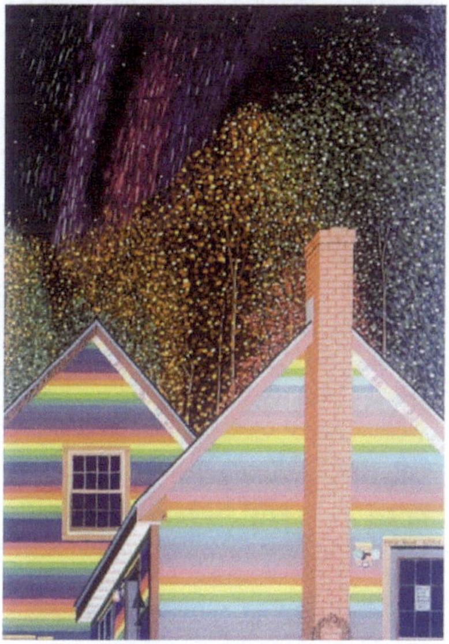

Bild 8: *Jessica Park – The House in Monterey (2003)*

> *„Innerhalb weniger Monate konnte Jessy auf Bitten problemlos ein rotes Siebeneck zeichnen“ (Delmas-Glass 2004, 3).*

Ihr frühes Zeichnen war allerdings unstetig, so fasste sie etwa im Alter von fünf fast ein Jahr lang nahezu keinen Bleistift an. Dann aber fand sie plötzlich wieder Interesse am Zeichnen abstrakter Formen. *„Mit 5 und 6 Jahren malte sie monatelang fast* *täglich ein Bild, und es war noch nicht einmal ein Gegenständliches darunter"* (Park 1993, 213 f.).

Diese Beobachtungen wurden auch im Kindergarten gemacht. Jessica Park besuchte eine integrative Einrichtung. Wurde sie von ihren Erzieherinnen angeregt, Flächen auszufüllen, *„blieben ihre Farben immer rein und scharf abgegrenzt"* (212); und bis auf sehr wenige Arbeiten waren ihre Bilder immer abstrakt, indem sie *„parallele Linien, gewellt oder gerade, Zickzackmuster, Streifen, Kreise, Vierecke, Rechtecke, Dreiecke in verschiedenen Größen und Kombinationen"* (ebd.) bevorzugte.

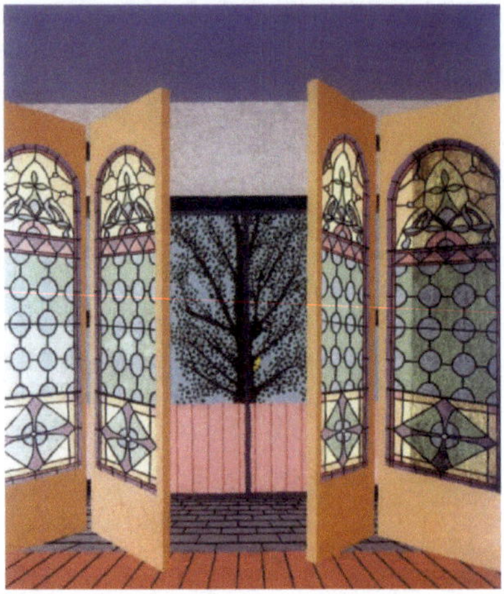

Bild 9: *Jessica Park – The Great Stained Glass Doors No. 13 (2005)*

Eines Tages, als sie etwa acht Jahre war, habe sie dann – so C. Park (1993, 211) – in einem unbeobachteten Moment völlig ungewohnte, neuartige Zeichen gemalt; Zeichen *„mit langen gewundenen Bändern aus drei parallelen Strichen, von gelegentlichen Vierecken und Rechtecken unterbrochen"* (211), die vermutlich Straßenzüge mit Häusern und dem eigenen Wohnhaus sein sollten.

Das Bild habe zwar nicht völlig mit der realen Straßen- und Hausanlage übereingestimmt, aber *„das Wesen einer Landkarte"* (211) sei erfasst worden. Insofern stoßen wir hier zum ersten Mal auf Ansätze architektonischer Gestaltungen, wie sie bis heute für Jessica Park's Bildnereien charakteristisch sind (vgl. Bilder 8–12).

Betrachten wir den weiteren Verlauf der bildnerischen Entwicklung, so scheint sich Jessica Park zusehends auf eine Verfremdung von realen Gegenständen durch abstrakte Formen und leuchtende Farben zu fixieren, wodurch surreale Wirkungen erzeugt werden. Interessant ist, dass sie während ihrer Schulzeit (sie besuchte überwiegend eine Spezialklasse einer Regelschule) Gelegenheit erhielt, an einer Kunstklasse zu partizipieren. Dieser Unterricht zog sich neun Jahre lang

> *„wie ein roter Faden durch den eigens auf sie zugeschnittenen Lehrplan. Wie sich herausstellen sollte, hatte Jessy keine Probleme damit, nach der Natur zu zeichnen, aber auch Auftragsarbeiten konnte sie mit zunehmender Gewandtheit und Fingerfertigkeit erledigen. Bizarre Themen traten dabei völlig in den*

Hintergrund. Sie malte achtbare Stillleben, perspektivische Skizzen von Räumen und Gebäuden und als Auftragsarbeiten sogar kubistische Kompositionen. Diesen fehlte jedoch ein gewisser eigenständiger Charakter, der über das hinaus gegangen wäre, was ihr auf Grund ihres feinen Gespürs für Linienführung, Layout und Farbgebung sowie ihre Angewohnheit, ihren Themen aus ungewöhnlichen Blickwinkeln gerecht zu werden, auf natürliche Weise in den Schoß gefallen war. (...) Das Malen ging ihr offensichtlich leicht von der Hand, und sie erwies sich als äußerst talentiert. Aber eigentlich hatte sie kein Interesse daran, und mit Bedauern nahmen wir an, dass damit die naive Spontaneität ihrer früheren Kunst geopfert worden war, es sei denn sie war, wie das bei normalen Kindern der Fall ist, einfach darüber hinausgewachsen" (271 f.).

Nach Beendigung ihrer Schulzeit sei es aber dann zu einem *„noch nie da gewesenen Kreativitätsschub"* (272) gekommen, der ihr außergewöhnliches Ausdruckssystem und ihre heutige Technik zur Darstellung ihrer Sicht der Dinge in entscheidendem Maße befördert habe.

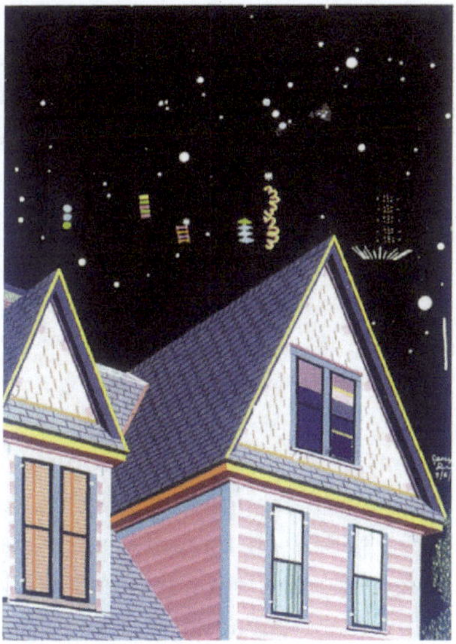

Bild 10: Jessica Park – The House on 53 Cole Avenue, 2002

„Skalenanzeigen von Radios, Bahnübergänge, elektrische Heizkissenschalter, Quarzheizkörper – ja sogar Grillen –, die zu mehr oder minder abstrakten Designerelementen verfremdet werden, zeichnen sich durch eine so reale Intensität aus, und zwar auf Grund von Jessys Form- und Farbgefühl, das sie bereits hatte, bevor sie sprechen konnte, und das sie jetzt nutzen kann, um ihre privaten Vorlieben der Öffentlichkeit zugänglich zu machen. Jessy ist ein Naturtalent in Sachen Pop Art. Durch die grellen Acrylfarben gewinnen ganz gewöhnliche Objekte an Originalität und Schönheit, während der stereotype Wiederholungszwang der Autistin in die künstlerische Erforschung eines Themas umgewandelt wird. Die Sichtweise, aus der heraus Jessy malt, ist nicht die unsrige, doch durch ihre Malerei können wir ihrer teilhaftig werden, einer Kunst, die mit den Geheimnissen ihres Innenlebens überfrachtet ist, aus ihr

herausstrahlt und ein wenig von der verborgenen Intensität ihres Lächelns Preis gibt" (272).

Mit diesem ganz persönlichen Stil, der sich als eine Art fotofantastische Architektur im jungen Erwachsenenalter ohne irgendwelche *„Vorzeichen"* (Rexer 2005) vollends entwickelte, hat sich mittlerweile Jessica Park in den USA einen Namen als autistische Künstlerin gemacht. Dass ihre Arbeiten, die von manchen Galerien auch als *„Pop Architektur"* ausgewiesen werden, immer mehr Aufmerksamkeit erfahren, zeigt sich an der wachsenden Zahl an Publikationen, Ausstellungen und Würdigungen, so z. B. an dem Projekt *„Exploring Nirvana"* (Gengarelly & Weatherbee 2008) am Massachusetts College of Liberal Arts. Mit 86 Bildern handelte es sich hierbei um die bislang umfangreichste Zusammenschau der Arbeiten von Jessica Park.

Jessica Park, die in Williamstown, Massachusetts lebt, arbeitet nunmehr schon über 40 Jahre an der Poststelle des Williams College Massachusetts. Zugleich ist sie bis heute als professionelle Auftragskünstlerin sehr gefragt (vgl. Gengarelly 2008, 29), und die Wartezeit für ein Gemälde kann bei einem Jahr liegen. Interessant ist, dass sie Wünsche ihrer Kunden zu beachten versucht, indem sie nicht mehr Geräte, Heizungskörper o. Ä. malt, sondern bestimmte Häuser, die ihr vorgeschlagen werden. Damit fungiert ihre Kunst zugleich als ein Vehikel für soziale Kontakte (vgl. Delmas-Glass 2004, 6).

Wenngleich dieses professionelle Tätigsein der Definition der Außenseiter-Kunst im engeren Sinne widerspricht, hat sie sich von ihrem früheren Kunstunterricht nicht stilistisch beeinflussen lassen und ebenso wenig sucht sie Museen oder Galerien auf. Vielmehr nutzt sie ihre Zeit zum Malen, dem sie sich leidenschaftlich verschrieben hat. Ihre häufigsten Motive erstrecken sich auf architektonische Objekte wie z. B. auf Häuser, Türen, Torbogen, Dächer, Giebel oder Brücken, die aus ungewöhnlichen Blickwinkeln, mit eigenen perspektivischen Lösungen, die z. T. der Naiven Kunst ähneln (vgl. Gengarelly & Weatherbee 2008, 41 f.; Gengarelly 2008, 28) sowie mit klaren Konturen und säuberlich ausgearbeiteten Feinstrukturen, eindrucksvoll mit leuchtenden Farben *„von surrealer Brillanz"* (Sacks 2008, 9) untersetzt, gemalt werden und dem Anschein nach eine „Unpersönlichkeit" (Rexer 2005), in Wirklichkeit aber eine Begeisterung für subjektiv bedeutsame Dinge (z. B. für luxuriöse Häuser, Blitze [lightning], Himmelskörper) zum Ausdruck bringen (vgl. Park 2008, 14; Gengarelly 2008, 23).

In der Regel beginnt sie mit einer Skizze und nutzt dann Postkarten als direkte Vorlage zur Erfassung von Details (vgl. Delmas-Glass 2008, 19; Gengarelly 2008, 27). Sie bevorzugt Acrylfarben, verwendet 64 Farbtuben und malt jedoch niemals mit einer reinen Tubenfarbe. Vielmehr mischt sie eine Farbe in sieben oder acht verschiedenen Tönen, wobei ihre Lieblingsfarbe ein gemischtes Minzegrün (mint green) ist. Die Farben werden von ihr sorgfältig ausgewählt, z. T. sehr dezent, aber auch grell angelegt, sodass einzelne Gebäudeteile oder Strukturen prägnant hervortreten und der geometrisch-mathematisch durchkalkulierten Architektur ihren besonderen Reiz geben. Wenngleich manche Bilder fotografisch anmuten, handelt es sich aber nicht um eine realistische Wiedergabe von Gebäuden. Selbst dort, wo einzelne Gebäude in ihrer Struktur wirklichkeitsgetreu und exakt gemalt wurden, stoßen wir immer zugleich auf Besonderheiten, z. B. auf ungewöhnliche Farbgebungen, farbliche Übertreibungen oder Abweichungen vom Original (vgl. Gengarelly 2008, 25 f.; Gengarelly & Weatherbee 2008, 39, 45 f.). Dies macht die Gegenüberstellung des Originalphotos Dodd House (Bild 11 b) mit Jessica Parks Gemälde *„Dodd House No. 1, with Green Lightning"* (Bild 11a) unschwer deutlich, auf dem *„ein Blitz aus heiterem Himmel"* (a blot from the blue) zu Tage tritt (Gengarelly & Weatherbee 2008, 46).

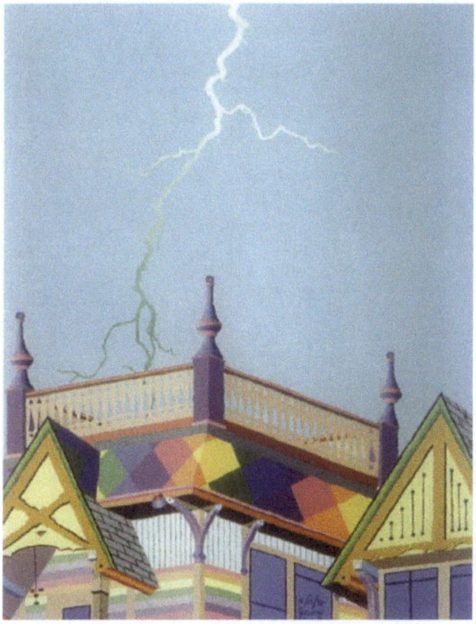

Bild 11a: *Jessica Park – Dodd House No. 1, with Green Lightning*

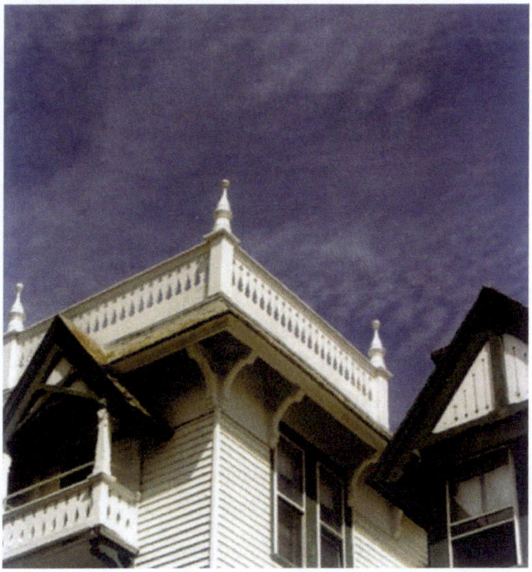

Bild 11b: *Foto Dodd House (Fotograf Adria A. Weatherbee)*

Durch diese kreativen, ideenreichen Veränderungen wirkt die Malerei fotofantastisch, z. T. märchenhaft und eher surreal-geheimnisvoll, was sich nicht selten durch einen genialen Kunstgriff ergibt, indem die scharfe, kantige Architektur (vor allem die zackigen Hausgiebel und Dachkonstruktionen) durch nächtliche Hintergründe oder wolkig-flockig bewegte Himmelskonstruktionen sinnlich gebrochen wird. Während die Architektur ihre Grenzen bzw. Demarkationslinien hat, führen uns die bläulich impressionistisch und dynamisch angelegten Himmelsgestaltungen oder dunklen Hintergründe, besetzt mit leuchtenden Sternen, Kugeln, Lichterketten oder elektrisch aufgeladenen Elementen, auf eine Reise in die Unendlichkeit (vgl. Bild 10).

Obwohl viele dieser Bilder inzwischen als Auftragsarbeiten, an Bekannte oder bestimmte Leute adressiert sind, verrät uns Jessica Park bislang wenig über den Bedeutungsgehalt ihrer Bildnerei. Ihre persönlichen Kommentare sind weithin nur formaler Art, indem sie mit Vorlieben über ihre sorgfältig ausgewählten Farben bzw. Farbnuancierungen berichtet. Über den symbolischen Mitteilungscharakter der Bildkonstruktionen können wir daher nur mutmaßen.

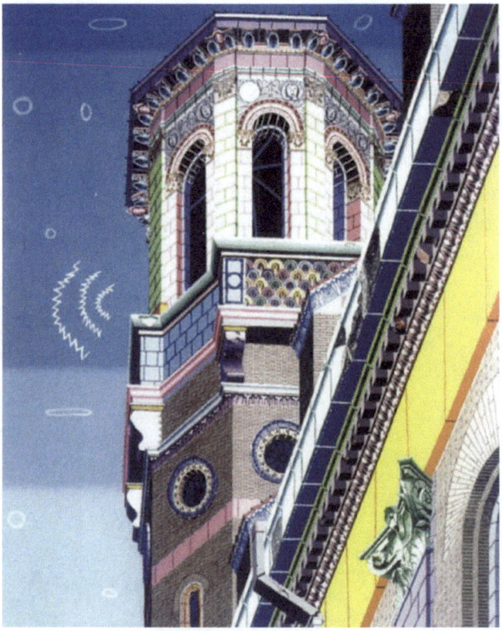

***Bild 12:** Jessica Park –*
St. Paul's and St. Andrew's Church

L. Rexer (2005, 68) vermutet, dass mit den Dachkonstruktionen und Zickzacklinien, die in den Himmel reichen, Kopfschmerzen zum Ausdruck gebracht würden. Jessica Park selbst weist im Rahmen ihrer Beschreibung des Bildes *„St. Paul's and St. Andrew's Methodist Church"* (Bild 12) darauf hin, dass sie *„the kind of lightning"* gemalt habe, weil sie *„the lightning"* während ihrer Migräne gesehen habe (vgl. Pure Vision Arts; www.jessicapark.com/church.html). In ähnlichen Bahnen bewegen sich Bilder, die O. Sacks (2007, 256 ff.) exemplarisch für Personen, die sich in Phasen einer Migräne befanden, dokumentiert hat; und ebenso berichtet A. Chatterjee

(2004, 1575 f.) über Zusammenhänge zwischen Migräne und Bildnereien mit dominanten Lichtschimmern, Zickzack- und Triangelmustern sowie anderen *„Mosaik-Illusionen"*. Dass *„inneres Befinden"* und Emotionen hintergründig mitschwingen, die Bildnerei beeinflussen und über Symbolbildungen zugänglich gemacht werden können, ist unstrittig; und ebenso unstrittig sind die Ambivalenzen, die zu Tage treten: emotionale Kühle und Wärme, kalkulierte Klarheit und visualisierte Ungewissheit, das mit dem Ordnungssinn einhergehende Bestreben nach konstruktivistisch-architektonischen Figurationen, formalisierter, farblich eindeutig untersetzter Prägnanz und Klarheit auf der einen Seite und der surrealistisch anmutenden, impressionistischen Verspieltheit, geheimnisvollen Symbolik, Vieldeutigkeit und Ungewissheit auf der anderen.

Trotz alle dem: Jessica Park malt mit einer Liebe für Details – so das Resümee aus Beobachtungen – rein aus Vergnügen heraus, und dabei führt sie uns vor Augen, dass Malen für sie eine Form von Spiel ist. Sie habe – so Delmas-Glass (2004) – mit ihren Bildern das *„Nirvana"* eines autistischen Menschen hinter sich gelassen *„und uns eine Vision unserer Welt aus ihrer Sicht angeboten"*. Dank der einfühlsamen und verständnisvollen Unterstützung durch ihre Familie sei es ihr gelungen, ihre behinderungsbedingten *„Beeinträchtigungen"* in eine Stärke umzuwandeln: *„Ultimately, she makes our world more beautiful with her paintings – her gift back to the community that loves her"* (ebd., 6).

Moderne Technik, Industrie- und funktionalistisches Design – Laan Irodjojo

In ähnlichen Bahnen wie die Malerei von Jessica Park bewegen sich die Bilder des in Paramaribo geborenen Javanesen Laan Irodjojo (geb. 1969), der das achte Kind einer neunköpfigen Familie war (Beelen 2008). Es wird berichtet, dass seine Sprachentwicklung in starkem Maße verzögert gewesen sei, so habe er bis zu seinem zweiten Lebensjahr kein einziges Wort gesprochen und danach nur über Schreien kommuniziert. Zunächst sei eine Taubheit vermutet worden, wenngleich alle Tests dagegen gesprochen hätten.

Als die Familie 1979 nach Holland zog, wurde Laan Irodjojo entwicklungspsychologisch untersucht. Vor dem Hintergrund seines Erscheinungsbildes, insbesondere aufgrund spezifischer Einschränkungen des Sozialverhaltens und der Sprache, wurde dann Autismus diagnostiziert. Dem Anschein nach vermag er bis heute keine *„normale"* Konversation zu führen, indem er, statt zu antworten, die an ihn gerichteten Fragen immer wiederholt. *„Gefangen in seiner eigenen Welt, kann er uns nichts darüber berichten, was in ihm innerlich vorgeht"* (Beelen 2008). Wohl aber kommuniziert er mithilfe seiner Malerei. Diese, besser gesagt sein Maltalent, war wohl während eines Schulausflugs zum Rotterdamer Hafen entdeckt worden, als er Boote detailgetreu und *„lebensnah"* zu malen begann.

Seit 1995 arbeitet Laan Irodjojo nunmehr als Maler und Radierer im Atelier Herenplaats in Rotterdam, welches sich auf die Förderung und Promotion begabter Künstler mit Lernschwierigkeiten spezialisiert hat und staatlich unterstützt wird (dazu Gronert 2008a). Laan Irodjojos Lieblingsmotive stammen aus der für ihn bedeutsamen gesellschaftlichen Alltagswelt. Wohl angezogen von moderner Technik, Geschwindigkeit, Rhythmik und Dynamik hat er den ästhetischen Reiz von Industrie- oder Hafenanlagen, Booten, Brücken, Masten, Kränen, Zügen, Flugzeugen oder Windmühlen auf den Deichen entdeckt. Mit diesen Motiven offenbart er uns seine Interessenschwerpunkte und Versuche, tägliche Beobachtungen und Eindrücke einzufangen, Welt zu erfassen und zu ergründen. Zumeist geht er morgens früh auf Suche nach Quellen der Inspiration, indem er bestimmte Straßen und Gebäude, den Rotterdamer Hafen, Brücken, den Bahnhof oder Industrieanlagen mit seinem Skizzenbuch aufsucht. Danach arbeitet er dann bis in den späten Nachmittag hinein im Atelier, wo er anhand seiner Skizzen ähnlich wie Jessica Park voll ausgemalte Bilder anfertigt.

Laan Irodjojo bevorzugt Tinte, die er sich mit einer Präferenz für graue, blaue und rote Farben zusammenstellt und für die Objekte und Details auf seinen Bildern sorgfältig auswählt. Sollte ihm eine Farbe ausgehen, ist er imstande, sich exakt die gleiche Farbe erneut zu mischen. Seine Bilder imponieren durch facettenreiche Farbnuancen, die allesamt miteinander abgestimmt sind, was die Gesamtkomposition ästhetisch reizvoll erscheinen lässt.

Betrachten wir die Bilder 13 bis 16, so ziehen uns unter anderem rot leuchtende Farben in den Bann, durch die jeweils wichtige Dinge, das Profil des Triebwagens eines Hochgeschwindigkeitszugs, Container oder schwere Brückenträger aus Eisen, hervorgehoben werden. Zugleich werden mit diesem Kunstgriff ästhetische Wirkungen erzeugt, die die Dinge mit Leben erfüllen und Assoziationen befördern, die uns zum Beispiel die Schwere, Kraft und Wuchtigkeit des Metalls der Brückenträger, das Tempo, den Rausch und die Energie des Hochgeschwindigkeitszugs sowie das Verladen von Containern und die dazu erforderliche Präzisionsarbeit spürbar, ja unmittelbar erlebbar werden lassen. Neben diesem exklusiven Farbanstrich brilliert Laan Irodjojo mit einer dezenten Farbgebung, um eine Ordnung, Überschaubarkeit und Transparenz herzustellen. So erscheinen z. B. Fensterreihen, Hochhäuser, Industrie- oder Lagerhallen, Tunnel und Hintergründe farblich geordnet, wobei die Ordnungsprinzipien und der jeweilige Bildaufbau durch feine, dünne Tintenlinien unterstützt werden (vgl. Bild 13). Wenngleich dadurch klare Abgrenzungen der verschiedenen Dinge erzeugt werden, passen die Linien ohne jede Aufdringlichkeit in das einzelne Bild. Manchen Bildern geben sie sogar neben dem exklusiven Rot einen besonderen Reiz, wo z. B. die Hängebrücke oder auch das Lagerhaus durch eine gekonnte Linienführung geschickt in Szene gesetzt werden.

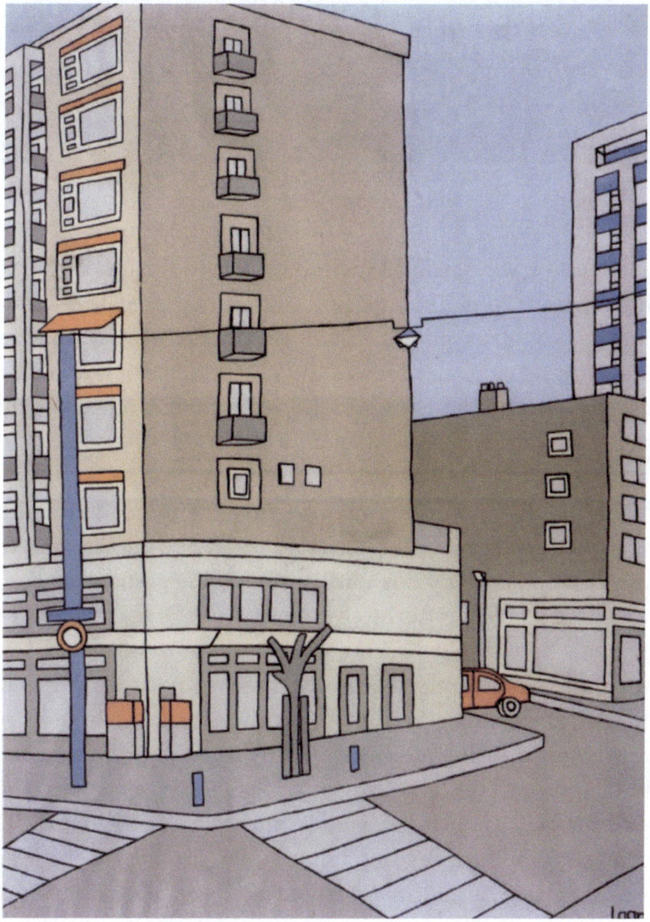

Bild 13: Laan Irodjojo – Schilderstraat

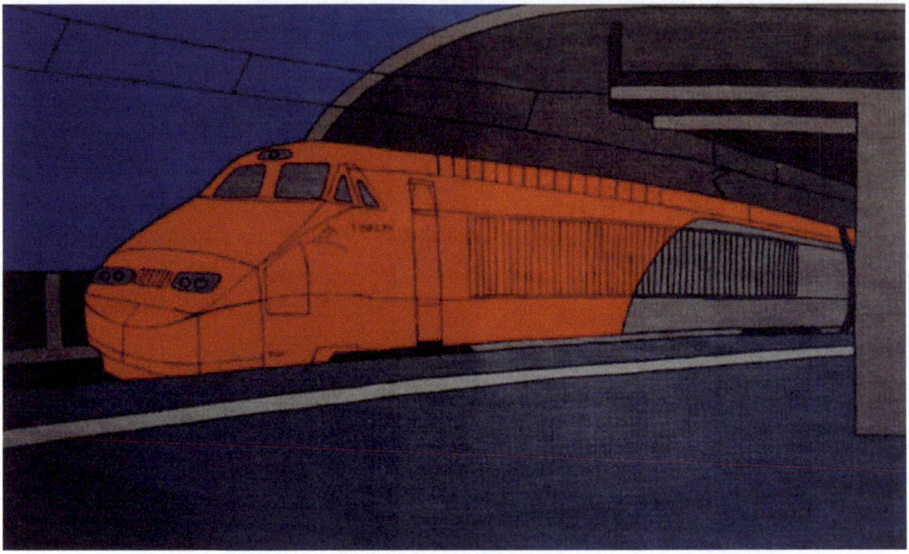

Bild 14: Laan Irodjojo – Zug

Darüber hinaus stoßen wir bei den Arbeiten Laan Irodjojos aber nicht nur auf Bildwerke, die Industrieanlagen, Technik und Maschinen der modernen Welt durch kühle, nüchterne Konstruktionen einfangen und erfahrbar machen, sondern ebenso beeindruckend sind detailgetreue Objektdarstellungen (z.B. Hochhauslandschaften), die durch eine feine Malweise und dezente Farbgebung eine fesselnde, erlebbare Wirkung erzeugen (vgl. Bild 16).

Seine Hochhauslandschaften imponieren durch ein geometrisiertes Wiederholungsprinzip, welches die Fensterkonstruktionen und Fassaden betrifft. Interessant ist, dass stellenweise – wie das Bild 16 zeigt – die grautönige Farbgebung der Gesamtkomposition der Gebäude durch kleine bläuliche Fenster aufgelockert wird.

Es ist anzunehmen, dass durch die bevorzugte Geometrisierung von Objektdarstellungen und insbesondere durch die Formwiederholungen ein psychomotorisch-rhythmisierendes, ordnendes Aktivitätsprinzip in Gang gesetzt wird, welches der Herstellung und Aufrechterhaltung eines inneren (seelischen) Gleichgewichts dient (dazu Navratil 1974, 49 f.). Zugleich können die Tendenzen zur Geometrisierung und Formwiederholung aber auch mit einem für autistische Menschen typischen Streben nach Gleicherhaltung der Umwelt eng verbunden sein.

Alles, was Laan Irodjojo sieht und malt, wird weithin fehlerfrei in den Proportionen und im Detail wiedergeben.

> *„Laan hat" – so Gronert (2008b, 161) – „ein fotographisches Gedächtnis und ein bemerkenswertes Wahrnehmungsvermögen verbunden mit einem zeichnerischen Talent. (...) Laan zeichnet (alles) rasch und akkurat, ohne Lineal (und ohne Radiergummi, G. T.) und mit einem natürlichen Gefühl für Proportion und Perspektive."*

Manche Dinge, die perspektivisch angesetzt werden, wirken jedoch zugleich flach, da keine Schatten einbaut werden. Das charakterisiert Laan Irodjodos naiven Stil. Mitunter findet ein winziges Detail seine Aufmerksamkeit. Dann zoomt er sich quasi wie mit einer Kamera das Element heran, zum Beispiel den höchsten Punkt eines großen Brückenpfeilers, den vorderen Teil des Triebwagens eines Hochgeschwindigkeitszuges, den höchsten Punkt einer Brücke, das Aussichtsplateau und den oberen Teil des Euromastes (Beelen 2008).

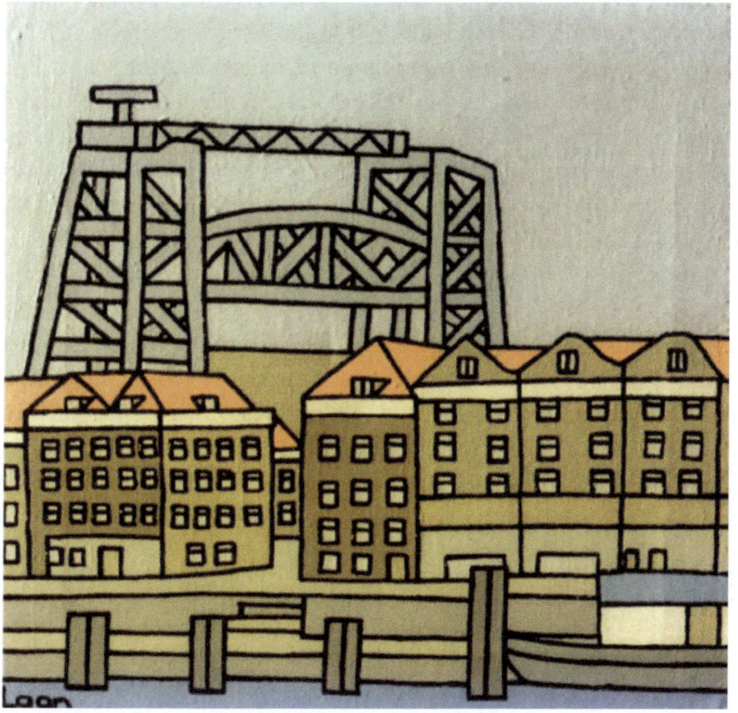

***Bild 15:** Laan Irodjojo – De Hef*

Durch diesen Kunstgriff kann der Blick eines Betrachters auf das herangezogene Objekt direkt fixiert werden (vgl. Bild 14). Ein häufiges Motiv sind Züge. Zumeist malt er sie von links kommend im Profil. Farben und Logos geben den genauen Zugtyp an. Kommt er mit seiner Malfläche nicht aus, findet er kreative Lösungen, indem er z. B. einige Wagen übereinander malt, ohne dabei den Eindruck eines ganzen Zuges zu zerstören (vgl. hierzu Gronert 2008b, 162).

Vermutlich hängt seine Liebe für Züge mit seiner Faszination für Geschwindigkeit zusammen. Rasende Züge lassen sein Herz schneller schlagen. Aber es sind nicht nur Züge, die ihm einen Kick geben, ebenso ist er von Motorbooten oder Flugzeugen ergriffen. Wenn er Motorengeräusche in voller Lautstärke hört, grinst er und erhebt seinen Zeigefinder als ein Signal dafür, dass sein Adrenalinspiegel nunmehr erhöht sei (Beelen 2008).

Berichten zufolge nimmt sich Laan Irodjojo nach Fertigstellung eines Bildes keine Zeit, sich an seiner Arbeit zu erfreuen. Vielmehr verschwinden die Arbeiten unmittelbar in seiner Sammlung oder im Geschäftsgang, wenn es sich um Auftragsarbeiten handelt. Ob seinem Bedürfnis, immer wieder neue Arbeiten zu produzieren, ein zwanghaftes Verhalten zugrunde liegt, selbstbestimmt zu kommunizieren, ist eine Spekulation. Auf jeden Fall ermöglicht ihm das Malen, mit seiner Umwelt in Beziehung zu treten, sich Umwelt anzueignen, gesammelte bzw. erlebte Erfahrungen auszudrücken und uns etwas aus seiner *„inneren Welt"* mitzuteilen; und es bietet ihm als sinnerfüllte Alltagsbetätigung und Kommunikationsmittel eine Art Kompensation für sein sprachliches Handikap.

Hatte er zunächst seit 1996 regelmäßig Ausstellungen in Rotterdam und anderen Teilen der Niederlande, so werden mittlerweile viele seiner Bildwerke in Europa oder Nordamerika, z. B. in Hamburg, New York, Belgien, Schottland, Italien oder Finnland, auf Kunstmessen, in Galerien oder auf Veranstaltungen über Außenseiter-Kunst der breiten Öffentlichkeit präsentiert. Zudem ist ein bemerkenswerter Kunstband publiziert worden, der Irodjojos Arbeiten treffend unter dem sogenannten Stendhal Syndrom als *„art that makes you go crazy"* subsumiert.

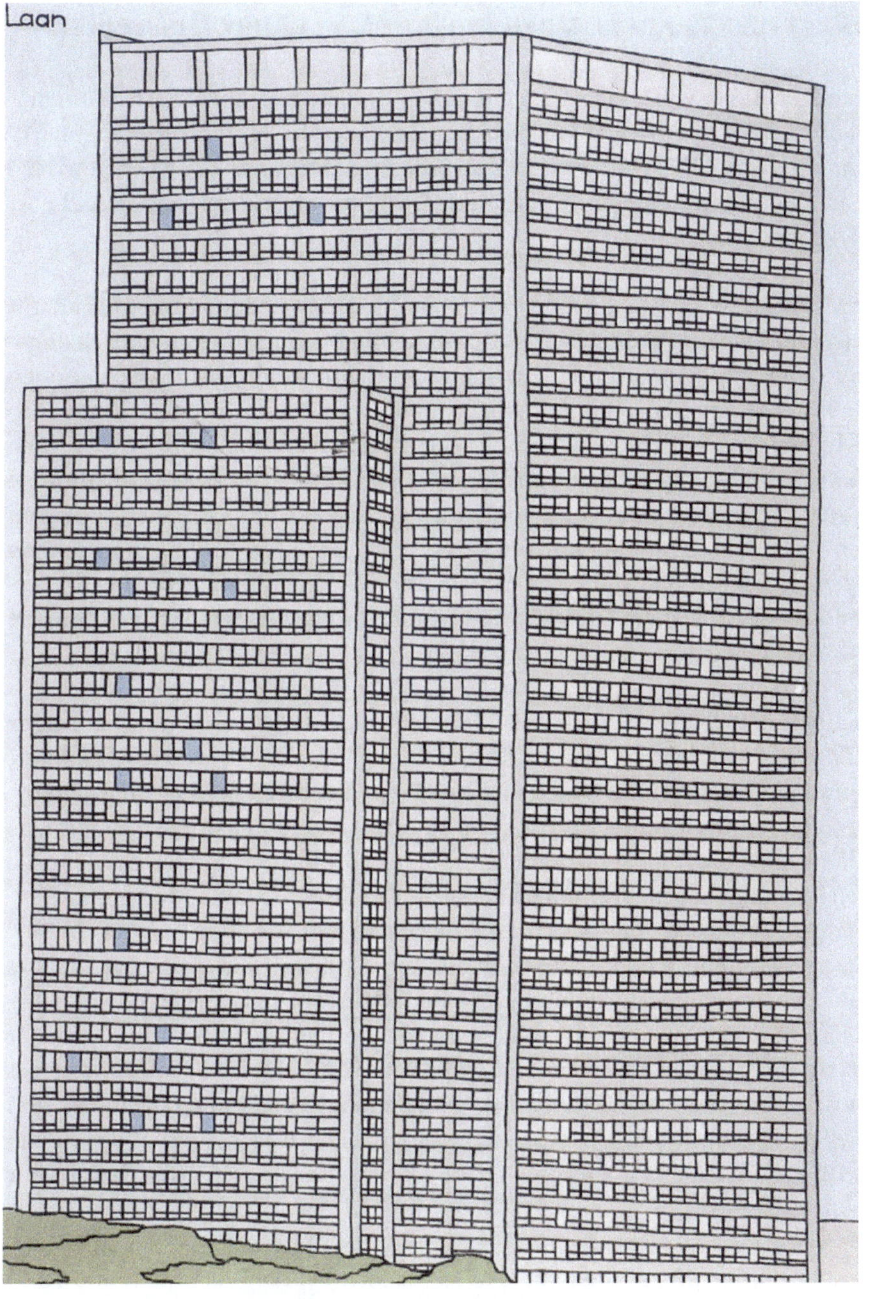

Bild 16: Laan Irodjojo – Hoogbow Rotterdam

Austrittsversuch aus der Isolation – Larry Bissonnette

Während die Bilder von Jessica Park oder Laan Irodjojo zum Teil als ein mathematisch kalkuliertes, funktional-künstlerisches Design gestaltet sind, bevorzugt Larry Bissonnette (geb. 1957) eine eher grob strukturierte Malweise, die einen gewissen Grad an Flüchtigkeit, Lässigkeit und Flexibilität im Umgang mit Farben und Formen erkennen lässt.

Diese Malweise ist auch seiner Technik geschuldet, malt er doch überwiegend mit Händen und Fingern (Biklen 2005, 170). Seine Bilder sind expressionistisch angelegt,z.T. abstrakt, dynamisch-fauvistisch ausgerichtet und lassen Assoziationen mit der informellen Malerei oder dem Tachismus zu. Zudem erinnern seine Bildwerke teilweise an frühkindliche Schmieraktivitäten, wobei der expressive Umgang mit Farbe figurale Momente oder strukturelle Merkmale zu erkennen gibt, die eine Nähe zur Modernen Kunst, vor allem zum Expressionismus im Stile der „Neuen Wilden" (z.B. Helmut Middendorf, Rainer Fetting), aufzeigen. In ähnlichen Bahnen bewegen sich einige Bildwerke von Marc de Bruijn, einem intellektuell behinderten Außenseiter-Künstler, dem gleichfalls Autismus nachgesagt wird (vgl. Gronert 2008c, 63, 66).

Larry Bissonnette benutzt in seinen Bildern ein breites Repertoire an Farben, die er zum Teil unter Verzicht auf klar umrissene Formen spielerisch-wolkig kombiniert und miteinander abstimmt. Durch das farbige, wolkenartige Malen von geometrischen Gebilden wie Rechtecke, Dreiecke oder Kreise, die in manchen Bildern als Stadtlandschaft oder Gebäude durchschimmern, sowie durch kurzfarbige Akkorde werden lebendige Farbfigurationen erzeugt, die in ihrer Vielfalt imponieren.

Gilt Larry Bissonnette heute nur noch als Autist, so wurde er früher viele Jahre lang als „geistig behindert" (mentally retarded) oder schizophren klassifiziert (Biklen 2005, 168). Zudem wurde ihm eine schwere Kommunikationsstörung, genauer gesagt eine *„Unfähigkeit zu kommunizieren"* (Rexer 2005, 68) nachgesagt. Diese hat er heute durch *„Gestützte Kommunikation"* kompensieren können, wobei es ihm nach wie vor schwerfällt, Gespräche zu führen und aufrechtzuerhalten (Biklen 2005, 169). Andererseits kommuniziert er schon seit seinem fünften Lebensjahr mit seinen Bildern.

Wohl aber dürfen wir mutmaßen: Handelt es sich bei den Porträts (ohne Titel) um den Versuch, mit der Außenwelt zu kommunizieren? Stehen die Personen hinter einem Fenster, aus denen sie uns frontal, regungslos-katatonisch mit großen, geöffneten Augen anschauen, für die Aufforderung, mit dem Maler in Kontakt zu treten? Oder stehen die Porträtbilder (zugleich) für eine Art Sehnsucht, mit anderen zu kommunizieren? Will Larry Bissonnette mit dem Gesicht eine Form der Isolation darstellen, aus der er nun heraustreten möchte? Öffnet er uns hier womöglich ein Fenster, um aus der Isolation seines Autismus hervorzutreten?

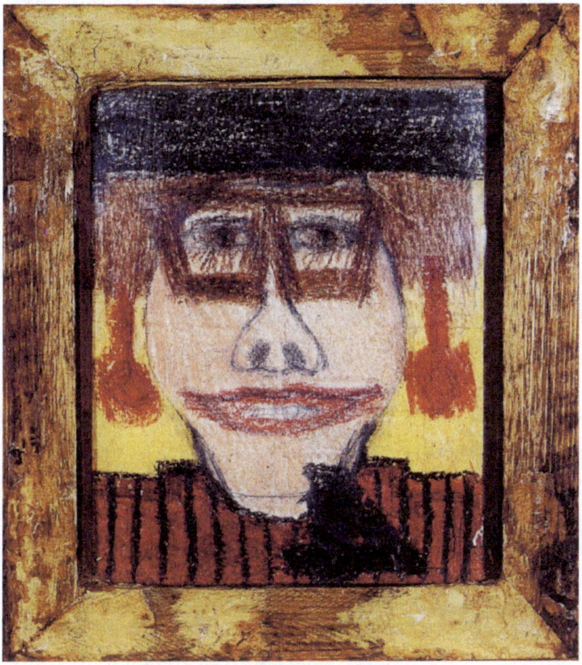

Bild 17: Larry Bissonnette – o. T.

Wurde er in seiner Kindheit und Jugend in Einrichtungen für sogenannte geistig behinderte Menschen und einer psychiatrischen Anstalt betreut, so lebt er heute bei seiner Familie und besucht seit einigen Jahren von der Non-Profit-Organisation G.R.A.C.E (Grass Roots Art and Community Effort) angebotene Kunst-Workshops in Vermont. Larry Bissonnette malt gerne Landschaften und eingerahmte Porträts von Personen, die oft Brillen tragen und bei denen es sich nicht selten um ihn selbst handelt (vgl. Bild 17).

Häufig umrahmt er seine Bilder mit zusammengenagelten Holzrahmen, die er mit seiner Malerei farblich abstimmt. Dadurch verleiht er seinen Bildwerken einen besonderen Reiz. Interessant ist die Frage nach dem symbolischen Gehalt seiner Porträts. Leider kann uns dazu Larry Bissonnette keine verbalen Auskünfte geben, was den Verzicht auf eine spekulative tiefenpsychologische Auslegung nahelegt.

Wie dem auch sei, eines scheint – so Biklen (2005, 173 ff.) – sicher zu sein, dass er seine Bilder als eine Botschaft versteht, z. B. als Hinweis auf entwürdigende, diskriminierende Zustände in Institutionen, als Mitteilung über kulturelle Bräuche, zwischenmenschliche Lebensformen oder Formen einer Fremdbestimmung behinderter Menschen.

> *„Artists like Larry urgently make situations of doing art into large statements; occupying worlds of public awareness; calling for justice for people without speech; praying for true freedom of splashing language over pricey spreads in people beautiful but superficial magazines; mowing down stereotypes of disability and leaving people speechless over power of brushed on with wild, outside the mainstream ideas, steeped in the tradition of autistic compulsivity"* (ebd., 179).

Sinngemäß: Künstler wie Larry schaffen mit ihren Werken nicht nur Kunstobjekte, sondern sind auf eindringliche Art und Weise in der Lage, Aussagen und Meinungen zu transportieren; sie sind im Stande, mit ihren Werken die Aufmerksamkeit einer breiten Öffentlichkeit zu erregen; sie fordern Recht und Gerechtigkeit für jene ein, die keine Sprache haben; sie sind die Verfechter einer Sprache der Kunst, welche viel tiefer und ehrlicher ist als jene Sprache, die in den Magazinen einer nach Aufmerksamkeit heischenden Gesellschaft Verwendung findet; sie zerstören die in den Köpfen der Menschen festgefahrenen Ansichten und vorgefertigten Urteile über Behinderung und lassen die Betrachter sprachlos zurück mit ihrer, fernab aller Regeln und Normen geschaffenen Kunst, welche geprägt ist von der Tradition autistischer Zwanghaftigkeit.

Abschließend sei angemerkt, dass Larry Bissonnette's Bilder nunmehr schon seit einigen Jahren in (US-amerikanischen) Galerien ausgestellt und auf der alljährlichen Outsider Art Fair in New York sowie im Rahmen der Sammlung des Art Brut Museums (Collection de l'Art Brut) in Lausanne (Schweiz) präsentiert werden.

Zudem gibt es zwei bemerkenswerte Filme über Larry Bissonnette, den unter anderem von der TASH preisgekrönten Kurzfilm *„My Classic Life as an Artist"* (2005) und die von Douglas Biklen produzierte und unterstützte Dokumentation

„Wretches & Jabbers“ (2011), welche über Bissonnettes zusammen mit dem Autisten Tracy Thresher durchgeführte *„Reise rund um die Welt“* berichtet, bei der es um Aufklärung und Selbstvertretung (nonverbaler) autistischer Menschen durch *„Gestützte Kommunkation“* geht.

Bilder aus der „Gefangenschaft“ – Herr. C

Herr C. (geb. 1957) spricht nicht, gilt als schwerst geistig behindert und hochgradig autistisch (nach dem Kanner-Syndrom). Weil er in seinem Verhalten immer schwieriger wurde, fühlten sich seine Eltern in der Erziehung überfordert und brachten ihn im Alter von 12 Jahren in einer kinderpsychiatrischen Anstalt unter. Seitdem musste sich Herr C. viele Jahre unter menschenunwürdigen, isolierenden und hospitalisierenden Bedingungen zurechtfinden.

Eine Verbesserung seiner Lebenssituation trat ein, als zu Beginn der 1980er Jahre eine Enthospitalisierung zum Programm erklärt wurde. Aus der Anfangszeit dieser Reform stammen zwei Bilder, die im Rahmen eines regelmäßigen Angebots (Malgruppe) entstanden waren.

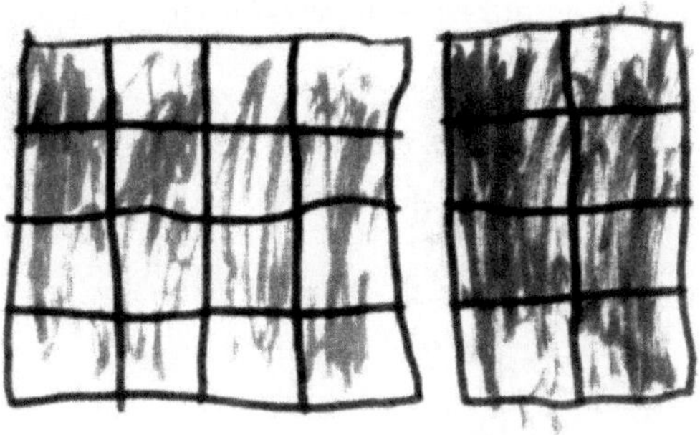

***Bild 18:** Herr C. – o. T. (Filzstifte, Marker) DIN A4*

Das Bild 18 zeigt ein sehr charakteristisches, frei gemaltes Bild von Herrn C. Jedes Mal, wenn er Zeichenblätter, Filzstifte oder auch Wasserfarben erhielt, entstanden Serien von Bildern, die er immer nach ein und demselben Prinzip malte: Zunächst zeichnete er mit zumeist schwarzen Farben zwei große Rechtecke, die er dann mit senkrechten und waagerechten Linien zu gleichmäßig angelegten Quadratnetzen ausgestaltete. Diese Linien waren frei aus der Hand gezeichnet und er arbeitete hier mit Sorgfalt und äußerst exakt. Das Ausmalen bzw. Ausschraffieren erfolgte demgegenüber von Bild zu Bild immer oberflächlicher und schneller; nach etwa fünf Bildern wurde das Ausmalen quasi nur noch mit wenigen, flüchtig gemalten Querstrichen angedeutet. Dabei war keine Unlust zu malen zu beobachten, sondern eher ein ansteigender Drang, ein Bild nach dem anderen (quasi seriell) zu gestalten. Zumeist bevorzugte er dabei die Farben rot oder gelb.

Diese Tendenz zu einer überhastet anmutenden Serienproduktion von Bildern mit Formwiederholungen sowie das dominierende Stilmittel der Geometrisierung durch das Zeichnen von Linien zu Quadratschemata können ein gewisses Maß an zwanghaftem Automatismus vermuten lassen. Auf jeden Fall ist anzunehmen, dass das bevorzugte geometrisierte Gestaltungsmittel eine Rhythmisierung bzw. rhythmisch-psychomotorische Entladung ermöglicht, die *„als eine sehr alte, primäre Eigentendenz des seelischen Apparats“* (Navratil 1974, 49, 56) einem psychischen Ordnungsprinzip sowie einem für autistische Personen bedeutsamen Streben nach Gleicherhaltung der Umwelt dient.

Denkbar ist, dass durch die geometrisierten Formwiederholungen Bedürfnisse kontrolliert, Gefühle gehemmt oder verdrängt sowie Ängste oder auch Aggressionen beherrscht werden sollen (ebd.; auch Navratil 1965, 77 ff.). Andererseits erinnert uns seine Darstellungsweise an ein Gitter(fenster) eines Gefängnisses. Führt er uns hiermit die isolierenden, krankmachenden Bedingungen einer Anstalt vor Augen? Immerhin war ihm Anfang der 1980er Jahre der Weg nach draußen noch *„verschlossen“* gewesen. Leider kann uns darüber Herr C. nichts berichten, sodass wir über den Mitteilungscharakter seiner Bilder nur spekulieren können.

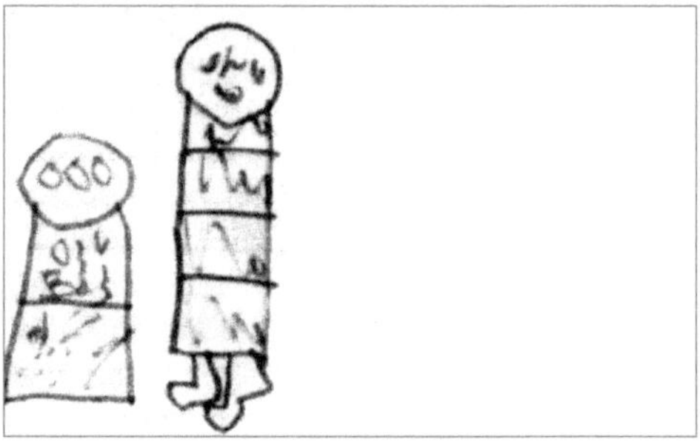

Bild 19: Herr C. – o. T. (Filzstifte, Marker) DIN A4

Neben der Geometrisierung wurde in der Bildnerei von Herrn C. häufig auch eine *„Schließungstendenz“* beobachtet. Das Bild 19 zeigt zwei für ihn typische Figuren, die nach einer einfachen Strichmännchenvorlage gemalt wurden, dem zeichnerischen Entwicklungsalter zwischen vier bis fünf Jahren entsprechen und wiederum eine gewisse Gleicherhaltung durch Geometrisierung (sog. Leiter- oder Kastenschema) zu erkennen geben. Diese Menschdarstellungen sind als eine Art armlose *„Kopf-Körper-Füßler“* im Rahmen von Kinderzeichnungen eher seltener zu beobachten, es sein denn, es handle sich um frühe Frauenschemata mit Röcken. Ob dies von Herrn C. beabsichtigt war, wissen wir nicht. Möglicherweise war Herr C., der bis ins Erwachsenenalter hinein keine schulische Bildung erfahren hatte, aufgrund fehlender Kenntnisse und Übung oder auch kognitiv mit dem (Ab-) Zeichnen von Männchen einfach überfordert gewesen. Bemerkenswert ist, dass er manche Merkmale wie Hals, Arme oder Finger weggelassen sowie Merkmale wie Auge, Nase und Mund auf Körper-Kastenschema übertragen, zusammen mit Knöpfen verschoben, deformiert oder vervielfacht hat (Physiognomisierungstendenz?). Zudem wurden nicht selten die Kastenschemata wiederum wie im Bild 18 ansatzweise farbig ausgemalt.

Die Tendenz, Formen zu schließen, kann als ein Zeichen des *„Umschlossenseins"* (Mühle 1971, 34) wie aber auch des Wunsches nach guter Fürsorge und Geborgenheit diskutiert werden. Auch von hier aus ist der Schritt nicht weit, Zusammenhänge zwischen Bildnerei und Lebenssituation zu vermuten. Wenn es stimmen sollte, dass uns Herr C. mit seinen Bildern sein Erleben, seine persönlichen Erfahrungen, Wahrnehmungen und Sichtweisen über sein Leben in der Anstalt kundtun möchte, so wäre diese Form der Botschaft Ausdruck einer Stärke und Ressource, die ansonsten jenseits des Bildnerischen unentdeckt und ungenutzt bliebe.

Alles in allem zeigt die Bildnerei von Herrn C. auf, dass – verglichen mit der Savant-Malerei – bei autistischen Menschen auch Zeichenereignisse auftreten können, die zwar unkonventionell oder ungewöhnlich sind, aber aufgrund einfacher Stilmittel und schematisierter Objektdarstellungen nicht zu einem Kunstwerk hochstilisiert werden sollten. Die Bildnerei von Herrn C. lässt nämlich keine künstlerische Qualität oder Gestaltungsabsicht erkennen, die auf eine zeichnerische Begabung zurückgeführt werden könnte. Was uns die Bilder von Herrn C. vor Augen führen, ist aber ein Egozentrismus (Richter 1987, 124) im Sinne einer selbstbestimmten, selbsterarbeiteten und eigenwilligen Darstellungsstrategie und bildnerischen Problemlösung, wobei zu diskutieren wäre, inwieweit die Bildwerke Botschaften aus seiner damaligen *„Gefangenschaft"* (Anstaltsleben) sind und/oder von dem Streben nach Gleicherhaltung der Umwelt mitbestimmt werden. Wir hätten es hier im ersten Fall mit einer bemerkenswerten Stärke zu tun, und im zweiten Fall ließe sich eine Verbindung zum Autismus herstellen.

Der Enzyklopädist – Gregory L. Blackstock

Gregory L. Blackstock (geb. 1946) wird ein Autismus mit Savant-Fähigkeiten (Treffert 2006; 2010, 173) nachgesagt. Seiner Biografie ist zu entnehmen, dass er mehrere Jahrzehnte als Tellerwäscher tätig war und völlig selbstständig ohne Assistenz in einer eigenen Wohnung lebte, seine Finanzen eigenständig-verantwortlich regelte und nur über einen kirchlichen Freundeskreis (circle of friends) Unterstützung erfuhr. Seit einigen Jahren lebt er zurückgezogen in Seattle und weiß die Aufmerksamkeit, die seiner Bildnerei durch Ausstellungen und Schriften gezollt wird, zu schätzen.

Gregory Blackstock hat nie eine künstlerische Ausbildung erfahren und hat sich als self-taught artist *„unberührt vom gesellschaftlichen mainstream“* (Light-Pina 2006, 18) ein unkonventionelles bildnerisches Ausdruckssystem erarbeitet, das in vielerlei Hinsicht fasziniert und im Rahmen der Außenseiter-Kunst hohe Wertschätzung erfährt. Seine mit Buntstiften, Marker oder Kreide gemalten Bilder bestehen überwiegend aus katalogartig, enzyklopädisch oder lexikalisch zusammengestellten Serien an unterschiedlichsten Motiven wie Insekten, Vögel, Fische, Spinnen, Hunde, Pflanzen, Früchte, Blätter, Wetter, Knoten, Werkzeuge, Sägen, Messer, Autos, Flugzeuge, Häuser, Dächer, Tempel, Musikinstrumente, Wappen, Masken, Clowns, amerikanische Präsidenten, Hüte, Schuhe u. v. m.

Üblicherweise wird Savants nachgesagt, dass sie sich aus der Außenwelt eher zurückziehen und sozial abkapseln, in ihrer eigenen Welt leben und kaum mit anderen kommunizieren; anders hingegen Gregory Blackstock, der mehrere Jahre als Straßenmusiker mit einem Akkordeon übers Land gezogen ist, Leute auf der Straße, an Sportstadien, auf Jahrmärkten, in Nationalparks, Freizeit- oder Vergnügungszentren angesprochen und den sozialen Kontakt gesucht hat. Zudem wird berichtet, dass er gerne laut redet und erstaunliche Soundeffekte erzeugen kann, laute Musik, den Lärm in Stadien oder Vergnügungsparks sowie Geräusche von Motorbooten, Flugzeugen oder Zügen liebt und sich über die Jahre hinweg ein beachtliches Repertoire an Wörtern aus 12 Sprachen autodidaktisch durch Zuhören (Radio) angeeignet hat.

Im Unterschied zu vielen anderen Outsidern malt Gregory Blackstock nicht einem *„göttlichen Ruf“* (Light-Pina 2006, 19) folgend oder *„aus dem Bauch heraus“* (Dubuffet), sondern er benutzt sein unkonventionelles, selbsterarbeitetes Ausdruckssystem, um für sich auf empirische Weise persönliche Dinge zu erschließen. Seine Bildnerei ist gegenständlich-empirisch, solide und direkt, nicht hermetisch abgeriegelt, rätselhaft oder manieristisch – kurzum, sie lässt sich keiner bekannten Stilart, weder der traditionellen Kunst noch der modernen zuordnen. Seine Art, sich Welt durch die detailgetreue Erfassung von Dingen anzueignen, dürfte ihm – so Light-Pina (2006, 19) – *„ein Stück Empowerment“* geben. Wo andere Bildner z. B. in einem Erzähl- oder Landschaftsbild einen Vogel figurativ hervorheben oder uns mit einem ausdrucksstarken Vogelexemplar auf geheimnisvolle Weise in den Bann ziehen, will Blackstock nicht nur einen, sondern immer eine ganze Gattung an Vögeln in ihrer Charakteristik und Einmaligkeit erfassen (vgl. Bild 20).

Dabei führt er uns vor Augen, wie viel verschiedene Dinge einer Sorte (unterschiedliche Sägen, klassische Clowns, Adler, Krähen ...) es auf der Welt gibt. Seine Bildserien bzw. enzyklopädischen Sammlungen reichen von kleinen Bildern mit zwei Motiven (z. B. amerikanische Präsidenten) über 40 Items (z. B. Schuhe) bis hin zu 161 Items (z. B. Wappen), die jeweils mit einer Hauptüberschrift (z. B. Die Sägen; Die klassischen Clowns; Die großen Weltadler) und Untertiteln (z. B. Clown Coco) sowie mit seiner Signatur versehen sind.

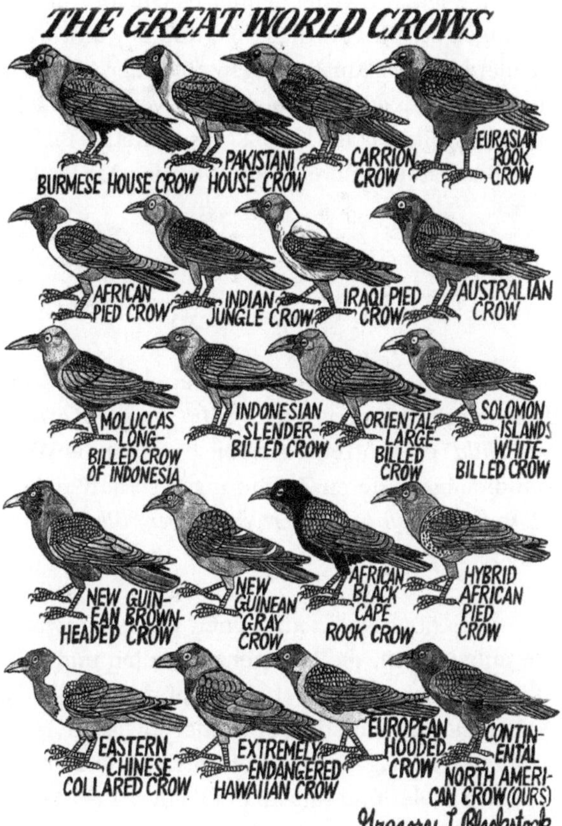

***Bild 20:** Gregory Blackstock – The Great World Crows 1994, 31 x 22 inches*

Beeindruckend sind seine Detailkenntnisse einer Sache, die er bis ins Winzige hinein prägnant, akribisch genau, klar erkennbar und gegenstandsadäquat aus dem Gedächtnis heraus bildnerisch wiedergibt. Eine solche Gedächtnisleistung wird von D. Treffert (1989, 87 f.; 2006, 9) mit einem *„picture lexicon"* in Verbindung gebracht und als außergewöhnliche Begabung herausgestellt, die, wie schon gesagt, sowohl bei talentierten Savants als auch bei *„Wunderkindern"* nicht ungewöhnlich ist.

Mit seiner enzyklopädischen Bilderwelt führt uns Gregory Blackstock das Besondere im Allgemeinen vor Augen; und er lädt uns ein, Dinge aus der natürlichen oder künstlichen, vom Menschen geschaffenen Welt in ihrem Facettenreichtum so zu sehen, wie wir sie bislang kaum oder nur oberflächig und unreflektiert wahrgenommen haben. Ohne jeden Zweifel gelingt es Gregory Blackstock mit seiner Bilderwelt, uns die Augen zu öffnen, Dinge neu und bewusst wahrzunehmen, uns anzustiften, nachzudenken und Einstellungen zu ändern, uns zu begeistern und unsere ästhetischen Erfahrungen zu bereichern – wenn das nicht ein Vehikel zur allseitigen Persönlichkeitsbildung ist?! Wie L. Bissonnettes Bildwerke sind ebenso die Arbeiten von. G. Blackstock in der Sammlung des Art Brut Museums in Lausanne zu bestaunen.

Die Kinder-Künstlerin — Nadia

1977 wurde von der Psychologin L. Selfe über Nadia, eine autistische Kinder-Künstlerin berichtet. Diese Schrift mit dem Titel *„Nadia: a case of extraordinary drawing ability in an autistic child"* erschütterte zunächst einmal die Welt der Kunsterziehung – waren doch die abgebildeten Zeichnungen so außergewöhnlich, *„dass sie allen bekannten Entwicklungsformen der kindlichen Bildnerei zu widersprechen schienen"* (Richter 1987, 330).

Alsbald wurde die Studie über Nadia aber auch von Neurowissenschaftlern und Autismusforschern aufgegriffen, die nunmehr plötzlich und mit Blick auf J.L.H. Down und A.F. Tredgold sehr verspätet ihre Aufmerksamkeit auf Savants und außergewöhnliche Fähigkeiten autistischer Kinder sowie auf *„das Wesen von Talenten und Sonderbegabungen im allgemeinen richteten"* (Sacks 2000, 273). Bis heute gilt der *„Fall Nadia"* als spektakulär und rätselhaft (Treffert 1989, 82; 2009; 2010, 26 f.).

Nadia, geboren 1967, ist Engländerin und stammt aus einer ukrainischen Immigrantenfamilie. Schwangerschaft der Mutter und Geburt waren normal. Bereits im ersten Lebensjahr wurde Nadia als *„entwicklungsauffällig"* wahrgenommen und in den folgenden Jahren manifestierten sich alle typischen Symptome eines *„frühkindlichen Autismus"* (ebd, 79 f.).

Als Nadia etwa drei Jahre alt war, musste ihre Mutter, die schon zuvor an depressiven Störungen litt, aufgrund von Brustkrebs für drei Monate stationär in einem Krankenhaus behandelt werden. Während dieser Zeit hatte die Mutter das Gefühl, Nadia vor allem emotional zu vernachlässigen. Nadia wurde von ihrer Großmutter versorgt, die sich mit zunehmenden Verhaltensproblemen auseinandersetzen musste. Als die Mutter aus der Klinik entlassen wurde war Nadia *„überglücklich"*, sie wiederzusehen.

Nadias Mutter nahm sich daraufhin *„Zeit, mit ihrem Kind zu spielen, und das war zugleich die Zeit, als Nadia anfing (als Linkshänderin, G. T.) zu zeichnen"* (Selfe 1977, 4; auch Park 1987, 460). Es entstanden eine Fülle an Pferdebildern, die qualitativ so ungewöhnlich waren, dass sie über den Rahmen der üblichen Kinderzeichnungen weit hinausgingen und als Bildwerke von talentierten Erwachsenen diskutiert wurden.

Während nicht-behinderte Kinder in der Regel bestimmte, aufeinander aufbauende Stadien einer zeichnerischen Entwicklung durchlaufen, hatte Nadia offensichtlich die Phasen übersprungen und jenseits des regulären Entwicklungsverlaufs als *„Zeichengenie"* (Ramachandran & Blakeslee) großes Aufsehen erregt.

Die Besonderheiten im bildnerischen Bereich veranlassten L. Selfe (1977, 7 ff.) Nadias Autismus (z. B. mangelnde soziale Empathie, stark verzögerte sprachliche Entwicklung, Echolalie, ritualisiertes Verhalten, Rigidiät und Beharrungstendenz; Nadia zeichnete nur mit einem Kugelschreiber mit Savant-Fähigkeiten (z. B. herausragende Handgeschicklichkeit und motorische Koordination, Zeichnen aus dem Gedächtnis, Wiedergabe von Details) in Verbindung zu bringen.

Wie begabt Nadia war, wird z. B. daran sichtbar, dass sie jenseits ihrer Erfahrung, ihres Wissens und Verständnisses von Dingen *„die Zunge eines Hahns zeichnen konnte, ohne zu wissen, welche Geräusche damit verbunden waren oder ohne einen lebendigen Hahn jemals gesehen zu haben"* (Selfe 1977, 111). Diese außergewöhnliche Leistung gilt als ein Beleg für ihre visuellen Wahrnehmungskompetenzen und ihr herausragendes visuelles Gedächtnis (vgl. O'Connor & Hermelin 1987; Treffert 1989, 87). Über ein ähnliches Beispiel (Jamie) berichtet unter anderem Kellman (1996; 1998).

Ihr IQ, gemessen mit einem üblichen Intelligenztest, lag damals zwischen 60 und 70 (Ramachandran & Blakeslee 2002, 312); und mit 4 ½ Jahren hatte sie gerade einmal einen Wortschatz von zehn Wörtern. Eine Intelligenzmessung mit dem *„Draw-a-Man"*-Test nach Goodenough hatte hingegen einen IQ von 160 ergeben (Selfe 1977, 12; Park 1978, 465) – ein Zeichen für die begrenzte Reichweite von Testinstrumenten und ein Beleg für die bekannte Aussage, dass Intelligenz das ist, was ein Test misst. Davon abgesehen führen uns die Unterschiede in der IQ-Messung zu verschiedenen Formen der Intelligenz (Gardner 2003), zu Irregularitäten in der Entwicklung und Leistungsinseln, wie sie für viele Autist*innen und vor allem für Savants charakteristisch sind.

Bemerkenswert ist, dass niemand in Nadias Familie ein solches zeichnerisches Talent besaß. Zudem hatte Nadia nur selten Pferde gesehen, und ihre Zeichnungen waren in der Regel durch Bilder inspiriert, aber jeweils ohne Vorlage oder Modell aus dem Gedächtnis entstanden.

Das Bild 21 zeigt die wohl bekannteste und am häufigsten zitierte Zeichnung *„Pferd und Reiter"*, die im Alter von fünf, sechs Jahren entstanden war (Selfe 1977, 33). Zu diesem Motiv gibt es noch zahlreiche andere Bildvarianten, die Nadia im Alter zwischen fünf und acht Jahren zeichnete (ebd., 32 ff.). Was diese Zeichnung für ein etwa sechsjähriges Kind so ungewöhnlich erscheinen lässt, sind Merkmale wie ein Gespür für Plastizität und Perspektive bzw. die räumliche Darstellungsweise, der künstlerische Qualität attestiert werden kann.

Ferner tritt eine künstlerische Ausdrucksfähigkeit zu Tage, die quasi professionell anmutet, wenn wir die formale Dynamik, Strichakkorde und Linienführungen betrachten. Einmal werden die Körperfigurationen leicht angedeutet oder mit gebrochenen Linien sicher erfasst (z. B. Körper des Pferdes, Steigbügel), an anderen Stellen werden sie deutlich markiert oder mit einem Linienbündel hervorgehoben und schraffiert (z. B. Bein des Reiters, Pferdeschwanz). Zudem treten stellenweise leichte plastische, manieristisch anmutende Deformationen oder perspektivische Verkürzungen auf (z. B. Körper des Pferdes, Beinstellungen), die künstlerisch aufgehoben werden, indem manche Details (z. B. Beingelenke, Trompete und umfassende Finger des Reiters, Gesicht und Pferdekopf) mit signifikanten Linien und

Konturen transparent wiedergegeben werden. Diese genialen Zeichnungen erinnern an Werke von Michelangelo oder Leonardo (dazu ein Bildvergleich in Ramachandran und Blakeslee 2002, 312), die gleichfalls durch Genauigkeit, Detailreichtum oder Plastizität imponieren.

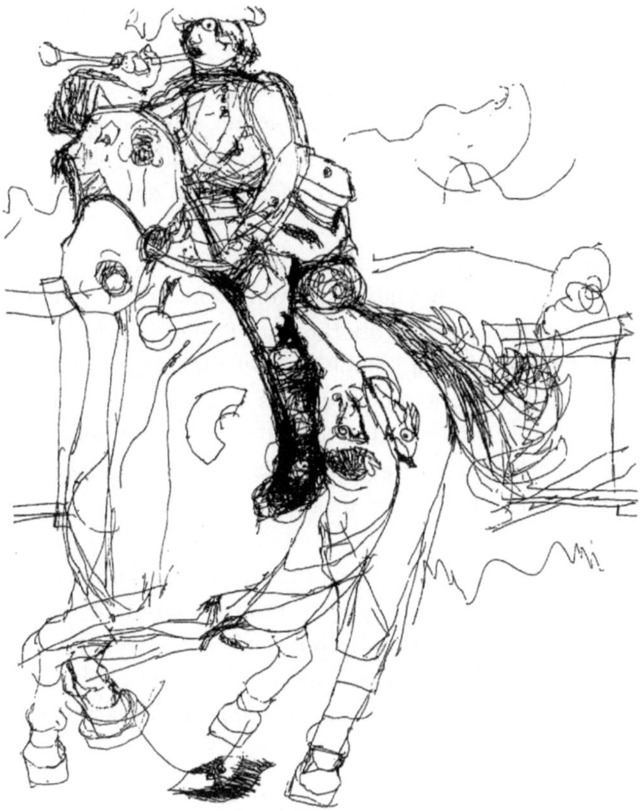

***Bild 21:** Nadia – Pferd und Reiter*

Im Unterschied zu den Bildern von Gottfried Mind handelt es sich bei diesen Kunstwerken wie auch bei den Arbeiten von Nadia aber nicht um Kopien eines empirischen Gegenstandes oder um einen „photografischen Realismus“:

> *„Interpretation und Reproduktion sind miteinander eng verwoben. Nadia hat nicht nur Stimuli registriert, sie hat sie reproduziert und zugleich interpretiert, indem sie einige Informationen ausließ und sich auf bestimmte Bereiche konzentrierte“* (Selfe 1977, 111).

Mit Blick auf die Argumentation von O. Sacks (2000, 335 ff.) wäre dies ein Ausdruck von Kreativität. Berichten zufolge (Selfe 1977, 6; Park 1978, 464) sei Nadia mit einer schnellen, sicheren und kontrollierten Handführung in der Lage gewesen, in zwei Minuten einen Pferdekopf zu zeichnen, wobei sie mit ihrem Gesicht zumeist *„sehr dicht am Papier gewesen sei"* (Treffert 1989, 80); bei den Verrichtungen des alltäglichen Lebens hätte sie sich hingegen anders verhalten und viel Zeit beansprucht.

Pferd und Reiter sind auf dem Bild nach links ausgerichtet, Nadia experimentierte aber ebenso mit anderen Blickwinkeln und Perspektiven. So stoßen wir auf Bilder, die mit den gleichen künstlerischen Stilmitteln das gleiche Pferd und den gleichen trompetenden Reiter rechtsgerichtet oder auch frontal zeigen (Selfe 1977, 32 ff.).

Nadias Savant-Fähigkeiten treten ebenso dort zu Tage, wo sie über Pferdebilder hinaus auch andere Tiere (z.B. Hähne, Löwen, Pelikane, Hunde, Giraffen) oder Dinge (verschiedene Schuhsorten, überkreuzte Beine, unterschiedliche Fußstellungen) zeichnete (ebd., 43 ff., 88 ff.). Dabei dienten ihr Darstellungen aus Kinderbüchern als Inspirationsquelle und nicht etwa als Kopiervorlage – wohl bemerkt, sie zeichnete stets aus dem Gedächtnis heraus. In dem Zusammenhang sei erwähnt, dass sie auch keine Farben benutzte (ebd. 101), wie sie üblicherweise in Zeichnungen von Kindern im (vor)schulischen Alter zu Tage treten.

Bis heute ist die Frage schwer zu beantworten, warum Nadia etwa im Alter von zehn Jahren jegliches Interesse verlor, weiterhin spontan zu zeichnen und ihre zeichnerische Genialität zu demonstrieren (ebd., 129). Dieser Umbruch bahnte sich im Alter von sieben Jahren an, als Nadia in eine Schule für autistische Kinder aufgenommen wurde, wo sie eine spezielle Sprachförderung erhielt (Treffert 1989, 81).

Dass es Zusammenhänge zwischen der Förderung kognitiver (sprachlicher) Kompetenzen oder lebenspraktischer Fertigkeiten und einem Nachlassen von Savant-Fähigkeiten bzw. dem Verlust spezieller Sonderbegabungen geben kann, geht gleichfalls aus anderen Berichten hervor (dazu A. Snyder in *„Expedition ins Gehirn"* 2006). Solche Verhaltensänderungen werden mit Neubildungen neuronaler Netzwerke (vor allem in der linken Hemisphäre) in Verbindung gebracht. Dem Anschein nach bestand auch bei Stephen Wiltshire die Gefahr, dass er, *„wenn er sprechen lernte, seine erstaunlichen visuellen Fähigkeiten verlieren würde"* (Sacks 2000, 282).

Darüber hinaus wird ein weiterer *„Zusammenhang zwischen dem Tod einer wichtigen Bezugsperson im Leben eines Savants und dem Verlust von Savant-Fähigkeiten"* (Treffert 1989, 82) nicht ausgeschlossen. D. Treffert nennt hierzu ein Beispiel und verweist auf die Tatsache, dass Nadias Mutter zur gleichen Zeit gestorben sei, als die Sprachförderung einsetzte. Da Nadia sehr an ihrer Mutter hing, könnte der Tod eine (womöglich atypische) depressive Störung bewirkt haben. Vielleicht spielen beide Aspekte, wenn sie zu neuen neuronalen Bahnungen führen, eine Rolle – eine Frage, die bis heute nicht geklärt werden konnte.

Ferner wird von D. Treffert (1989, 269) noch ein dritter Aspekt in Erwägung gezogen, der sich auf die Form der pädagogischen Unterweisung bezieht. So habe Nadia womöglich ihre Savant-Fähigkeiten *„nicht wegen, sondern trotz"* einer sonderpädagogischen (Sprach-)Förderung verloren. Denn allem Anschein nach waren die Interventionen wenig einfühlsam und in keiner Weise subjektzentriert und kooperativ: Nadia sei ein *„tragisches Beispiel"* dafür, dass *„anstelle mit Savants ... an ihnen gearbeitet worden sei"* (267). Missachtet wurde offensichtlich eine „pädagogische Achtsamkeit" (mindfulness) (vgl. dazu Singh et al. 2006), indem statt einer *mitfühlenden, empathisch-verstehenden, „innerlichen Teilhabe"* (sharing the savant spirit) eine *„Formung"* (shaping) nach geforderten Normen praktiziert wurde (Treffert 1989, 270).

Davon abgesehen greift D. Treffert (1989, 263 ff.) die schon um 1930 diskutierte Frage auf (vgl. Phillips 1930, 255), ob es überhaupt legitim sei, eine heil- oder sonderpädagogische Förderung anzusetzen, wenn dies womöglich zu dem Verlust von besonderen Begabungen oder Stärken intellektuell behinderter Menschen führe. Manche Autoren sprechen hier von einer *„verantwortungslosen Zerstörung"* der Person (Dennis zit. n. Treffert 1989, 81); und A. Phillips war es, der aufgrund eigener Erfahrungen mit Savants als Sonderpädagoge zu dem Schluss kam, dass es keine überzeugende Alternative zur Entwicklung und Unterstützung eines *„persönlichen Talents"* eines intellektuell behinderten Menschen gebe (ebd.). *„Das Geheimnis"* einer solchen Entwicklungsförderung liegt wohl in der empathisch-verstehenden, *„innerlichen Teilhabe"* (Treffert 1989, 267), wie es die Geschichte von Richard Wawro (dazu später) belegt oder auch A. Morishima und L. Brown (1977) am Beispiel des *„Insekten-Malers"* Yamamura, einem talentierten Savant aus Japan, aufgezeigt haben.

Auf der anderen Seite gibt es Stimmen, die für eine heil- oder sonderpädagogische Förderung jenseits spezieller Begabungen plädieren und auf keine entsprechende Bemühung verzichten wollen, selbst wenn der Preis dafür hoch und der Erfolg minimal sein könnte. Diese Position steht der Ansicht von O. Sacks (1995; 2000) diametral gegenüber, Savant-Fähigkeiten nicht zu ignorieren oder gar zu eliminieren, sondern so zu unterstützen, dass sie für die betreffende Person *„innerpsychisch"* (identitätsstiftend) und zugleich in sozialer Hinsicht (kommunikations- und inklusionsstiftend) und im Hinblick auf gesellschaftliche Teilhabe bedeutsam sein können. Zugleich kann dabei ein Nutzen für die Gemeinschaft mit in den Blick genommen werden.

Andererseits sollte eine *„breite Entwicklungsförderung"* (unter Einbeziehung des Umfeldes) nicht gänzlich außer Betracht bleiben (vgl. Morishima & Brown 1977). Während hierzu A. Phillips (1930, 255) empfahl, zuerst einmal das persönliche Talent zu unterstützen und erst an zweiter Stelle andere Förderungen (formal education) anzubieten, hält es D. Treffert (2009; 2010, 240 ff.) für sinnvoll, beide Wege miteinander zu verschränken – zumal durch eine Stärkenorientierung (training the talent) günstige Voraussetzungen (Selbstvertrauen, Motivation, Lernbereitschaft) für allgemeine Entwicklungsfortschritte geschaffen würden (dazu auch ebd. 1989, 263 ff.). Dass dieser Weg nicht nur für Savants, sondern ebenso für autistische Personen mit speziellen Fertigkeiten (splinter skills) hilfreich sein kann, ist einer Forschungsarbeit von T. Clark (2016) zu entnehmen, der sich auf Erfahrungen mit einem entsprechenden Curriculum bezieht, das sich der Stärken-Perspektive durch eine *„funktionale Nutzung"* der häufig nicht-funktional intendierten Savant-Fähigkeiten verschrieben hat.

Wenngleich Nadias Zeichenkünste versandeten, bleibt festzuhalten, dass sie als Kinder-Künstlerin eine beachtliche Zahl an außergewöhnlichen Bildwerken geschaffen hat, die *„in jeder Nobelgalerie hätten hängen können"* (Ramachandran & Blakeslee 2002, 312).

„With eyes wide open" – Richard Wawro

Richard Wawro (www.wawro.net), auch als *„moderner Gottfried Mind"* bezeichnet (Treffert 1989, 88), wurde 1952 in Schottland geboren und verstarb dort im Jahre 2006 im Alter von 53 Jahren an Krebs. Richard Wawro war stark sehbehindert und litt unter Diabetes. Als Kind musste er mehrmals wegen eines grauen Stars an beiden Augen operiert werden. Als er drei Jahre alt war, wurde seinen Eltern mitgeteilt, dass er schwer geistig behindert sei und einen IQ von 30 hätte. Zudem zeigte er typische autistische Verhaltensweisen wie z.B. ein Herumdrehen während des Laufens, ein Kreiseln von Gegenständen oder ein stundenlanges Spielen nur eines einzelnen Tones am Klavier. Außerdem kapselte er sich von anderen Personen ab, und er akzeptierte auch keine Veränderungen der üblichen Ordnung. Weitere Verhaltensauffälligkeiten waren den Berichten zufolge Hyperaktivität, ein häufiges Kreischen und Schreien sowie Wutausbrüche, die sich nicht selten mit mutistischen Phasen abwechselten (Treffert 1989, 88). Bis zum elften Lebensjahr konnte er sich kaum sprachlich zweckmäßig verständigen.

Im Alter von drei Jahren begann er mit dem Zeichnen, das in den nachfolgenden Jahren zu seinem wesentlichen Mittel der Kommunikation avancierte. Nachbarn hatten ihm Kreide und eine kleine Tafel geschenkt, welcher er sofort mit zahlreichen Bildern überzog. Mit sechs Jahren besuchte er ein Förderzentrum für psychisch behinderte Kinder in der Nähe seines Elternhauses in Edinburgh. Wie schwierig es war, Kontakt zu ihm aufzubauen und ihn sinnvoll zu beschäftigen, ist einem Bericht einer Sonderpädagogin zu entnehmen, die ihn damals förderte (siehe M. Leishman unter www.wawro.net). Zunächst waren es wohl Mobiles, Sonnenlichtstrahlen, flackernde und glitzernde Lichtspiele, die ihn faszinierten und eine Kommunikationsbrücke darstellten, dann waren es einige Musikstücke, die ihn ansprachen und die er gerne trommelnd begleitete, bevor schließlich sein Interesse für das Malen mit Wachsmalstiften sichtbar wurde und er sein malerisches Talent unter Beweis stellte, das von nun an hohe Bewunderung und Beachtung erfuhr.

Als er zwölf Jahre alt war, wurden seine Bilder der Künstlerin Marian Bohusz-Szyszko von der Polish School of Art in London gezeigt. M. Bohusz-Szyszko (zit. n. Treffert 1989, 89) beschrieb seine Werke als eine *„unglaubliche künstlerische Erscheinung mit einer Präzision eines Mechanikers und der Fantasie eines Poeten.“*

Richard Wawro verwendete zum Zeichnen ausschließlich Wachsmalstifte, insbesondere Swiss Oil Crayons, welche eine hervorragende Farbtiefe und Leuchtkraft besitzen. Seine Bilder (häufig Motive aus seinem alltäglichen Leben) zeichnete er meistens auf Karten mit einer Größe von 13 cm x 18 cm oder, vor allem bei Landschaftsmalereien, von 40 cm x 60 cm. Wenngleich er mit ungespitzten Wachsmalern arbeitete, konnte er dennoch eine große Präzision und Feinheit erreichen. Für manche Effekte, wie etwa satte Farben, große Farbtiefen oder feine Schattierungen, übermalte er die Stellen mehrfach mit seinen Stiften. Einen Feinschliff verlieh er seinen Bildern, indem er sie mit einem weißen Tuch überpolierte, wodurch sie einen Glanz bekamen, welcher den Eindruck vermittelt, als seien sie mit Lack besprüht. Aufgrund seiner starken Sehbehinderung konnte er seine Bilder nur malen, indem er extrem nah an sie heranging. Dabei beherrschte er schon vor seiner Schulzeit die Kunst, perspektivisch zu malen (siehe Richard Wawro, Artist, www.wawro.net). Abhängig von der Größe und dem nötigen Aufwand lag die Herstellungszeit eines Bildes zwischen wenigen Momenten und einigen Tagen (Treffert 1989, 89). Bemerkenswert ist, dass Richard Wawro sich bei der Auswahl seiner Farben zumeist von seinen Gefühlen leiten ließ, sodass seine intensive Farbgebung zugleich bestimmte persönliche Stimmungen widerspiegelt (Hermelin et al. 1999).

Richard Wawro liebte offensichtlich seine Kunst und lebte für sie. Er schien wie von ihr besessen und arbeitete äußerst intensiv. Er war stolz auf sein Können und ließ andere gern daran teilhaben. Besondere Wertschätzung seiner Bilder erfuhr er von seinem Vater (erst Offizier, später Ingenieur), dem er seine Arbeiten stets zeigte und der mit ihm zusammen jedes Mal einen kleinen Freudentanz veranstaltete. Dieses Ritual wurde viele Jahre redlich gepflegt. Ebenso bestand zu seiner Mutter (eine Grundschullehrerin), die leider schon 1979 verstarb, ein liebevolles Verhältnis.

Ähnlich wie die meisten anderen Savant-Maler*innen hatte auch Richard Wawro ein phänomenales Erinnerungsvermögen (vgl. Treffert 2010, 37). So konnte er sich daran erinnern, wo und wann er jedes einzelne Bild gemalt hatte. Ebenso wie Laan Irodjojo, Nadia oder Stephen Wiltshire benutzte er für seine Bilder keine Vorlagen, sondern malte jedes Bild aus dem Gedächtnis, so wie er es einmal im Fernsehen, in einem Buch oder Buchladen sowie durch ein Fernglas, welches er gerne benutzte, um sein Sehvermögen zu verbessern, gesehen hatte. Auch wenn das Gesehene (z. B. Meeresfelsen, Leuchttürme, Landschaften, Häuser, Autofähre, Segelboote, Reiter, Trucks) in vielen seiner Bilder perfekt, quasi wie gedruckt, zu erkennen ist, handelt es sich nicht um einfache Kopien oder Fotografien, sondern eher – ähnlich wie bei Jessica Park – um *„fotofantastische Bildwerke“*, deren Reiz darin liegt, dass eigene Motiv-Interpretationen (dazu auch Kellman 1996, 84) und Improvisationen ein surreales Bilderleben erzeugen.

Das Bild *„Ferry in Tokyo Harbor“* (vgl. Bild 22) ist recht typisch für Wawros Malerei. Auf den ersten Blick kommen angesichts der Präzision in Form und Farbe, mit der das Motiv bzw. die verschiedenen Figurationen wie Autofähre, Wasser, Wellen, Wasserschaum, Segelboote mit Schatten, Motorjacht, Berge in der Ferne oder Himmel (von einem klaren Blau in ein bläulichschimmerndes, getöntes Weiß übergehend) gemalt wurden, Assoziationen zu einem *„fotographischen Realismus“* auf. Bei genauerer Betrachtung bemerken wir aber dann alsbald Wawros Liebe fürs

Detail, ein Spiel mit Licht und Schatten, dass das gesamte Bild fühlbar durchdringt und eine persönliche Auswahl, Anordnung und Sicht der Dinge, die sich auf die dichte Platzierung der Boote sowie auf die weithin offene Heckklappe der Autofähre bezieht, um damit zugleich Autos sichtbar werden zu lassen. Richard Wawro *„schien vor allem vom Faktor Licht – seiner Quelle und seiner Streuung – besonders fasziniert zu sein, wobei die für die Darstellung von Licht und Schatten verwendeten Farbtöne wahrlich meisterhaft sind"* (Treffert 1989, 90). In ähnlicher Bahn bewegt sich die Würdigung seiner *„Erinnerungsbilder"* durch B. Hermelin (2002, 197 ff.), die zum Teil *„eine poetische, romantische Stimmung (ausstrahlen, G. T.), die auf dem Foto nicht zu finden ist"* (198) und mit einem *„malerischen Stil"* brillieren, der über Details hinweg *„auf markante Linien und Konturen"* verzichtet und durch ein *„Ineinanderfließen von Licht und Farbe"* gar *„lyrische Effekte"* zu erzeugen vermag.

Mit 17 Jahren stellte Richard Wawro in der Demarco Gallery in Edinburgh erstmals seine Werke öffentlich aus. Mittlerweile ist er durch weit über 100 Ausstellungen in der ganzen Welt bekannt; weit mehr als 1.000 seiner über 2.500 Werke sind inzwischen verkauft worden. Prominente Käufer seiner Bilder waren unter anderem Margaret Thatcher und Papst Johannes Paul II. Maßgeblich beigetragen zu Wawros Bekanntheitsgrad und Wertschätzung als Künstler hat wohl ein von Laurence Becker produzierter und preisgekrönter Dokumentarfilm mit dem Titel *„With eyes wide open"*, der 1983 in Austin (Texas) veröffentlicht wurde. Dieser Film räumt mit nihilistischen Vorurteilen gegenüber Menschen mit schweren intellektuellen Behinderungen auf und führt uns vor Augen, dass behinderte Personen, Autist*innen oder Savants dazu ermutigt werden sollten, aus dem Schatten ihrer selbst hervorzutreten, ihren Talenten nachzugehen und diese zu nutzen. Bemerkenswert ist, dass sich zeitgleich zu Richard Wawros Weiterentwicklung seiner künstlerischen Stärken auch seine sprachlichen und sozialen Fähigkeiten verbesserten. So lernte er z. B. seinen Namen zu schreiben – und dies ohne Einbuße seiner bildnerischen Kompetenzen, wie es bei Nadia der Fall gewesen war. D. Treffert (1989, 90 f.) zufolge sei diese positive Entwicklung bei Richard Wawro wohl das Verdienst einer von Beginn an einfühlsam-teilhabenden Erziehung gewesen, insbesondere vonseiten seiner Eltern, die ihn jederzeit bedingungslos akzeptiert hätten. Ihre Stärke sei es gewesen, über den Horizont einer *„grauenvollen Prognose"* zu blicken und sich auf das zu konzentrieren, was ihr Sohn gut konnte anstelle immer nur das Negative zu sehen. L. Beckers Beschreibung der Eltern fasst diesen Punkt am besten zusammen:

> *„Richards polnischer Vater war ein großartiger Geschichtenerzähler und ein liebenswürdiger Spaßvogel. Seine Mutter mit ihrer typisch schottischen Art, die*

Dinge auch mal mit einem Augenzwinkern zu betrachten, strahlte die Ruhe, Sensibilität und Vernunft aus, die diesen warmherzigen Leuten gegeben war. Richards Eltern waren es, die ihn in einer liebevollen und schützenden Umgebung aufwachsen ließen und auch weiterhin dafür sorgten, dass alles, was nötig war, für ihren Sohn getan wurde. Sie sorgten (...) dafür, dass seine bewundernswerten Stärken, seine wundervolle Ausdruckskraft [spirit] (...) bewahrt wurden."

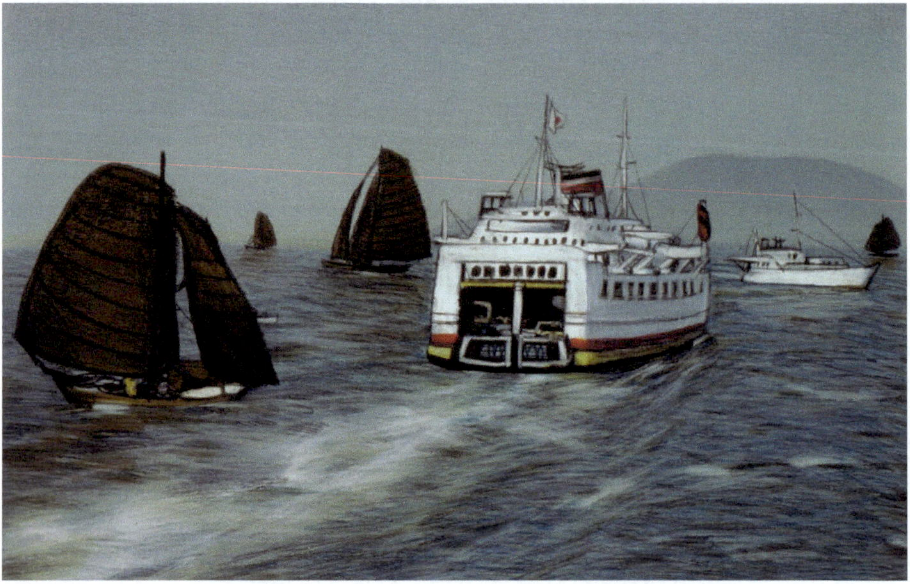

Bild 22: *Richard Wawro – Ferry in Tokyo Harbor*

,The heal world' of Susan Brown

In den beiden folgenden Abschnitten möchte ich auf außergewöhnliche Arbeiten von zwei künstlerisch talentierten Persönlichkeiten eingehen, zunächst von Susan Brown, dann von Barry Kahn, die das New Yorker Pure Vision Arts Studio besuchen. Diese Einrichtung unter der Trägerschaft des New Yorker Shield Institute hat sich wie das Creative Growth Art Center in Kalifornien oder GRACE Art Hardwick Vermont auf die künstlerische Förderung und Unterstützung autistischer und intellektuell behinderter Personen spezialisiert und stößt mit ihrer Präsentation außergewöhnlicher Bildnereien von Außenseiter-Künstler*innen auf wachsendes Interesse innerhalb und außerhalb der USA.

Neben der Zusammenarbeit mit Persönlichkeiten wie der autistischen Wissenschaftlerin Temple Grandin, die dem Pure Vision Arts Studio einige Drucke ihrer Konzeptaufzeichnungen über Tierhaltungs-, Ranch-, Weide- oder Fütterungsanlagen, wie sie in der Viehwirtschaft benötigt werden (Sacks 2000, 355), überlassen hat, oder Jessica Park, die in ihrem eigenen Atelier (home studio) arbeitet und über die Pure Vision Arts Gallery vermittelt wird, gibt es mehrere prominente autistische Künstler*innen, die neben ihrer Ausbildungszeit (Schule) oder ihrem Job einmal wöchentlich das New Yorker Pure Vision Arts Studio aufsuchen, um ihren originellen, bildnerischen Begabungen und künstlerischen Interessen nachgehen zu können. Dazu zählt z.B. Susan Brown, die uns *„neue Wege des Sehens"* (Rivers 2007, 3) lehrt.

Susan Brown ist 1957 auf Long Island (New York) geboren und wohnt derzeit in Sayville, New York zusammen mit ihrer Mutter. Erst im jungen Erwachsenenalter wurde bei ihr der sogenannte Asperger-Autismus diagnostiziert. Susan Brown hat eine allgemeine Schule besucht, war jedoch während ihrer Kindheit und Jugend auf spezielle Unterstützung (assistance; special education) angewiesen. Momentan arbeitet sie zeitweise im Montagebereich einer Fabrik. Seit 2002 besucht sie regelmäßig einmal wöchentlich das Pure Vision Arts Atelier für vier Stunden.

Es wird berichtet, dass sie mit fünf Jahren angefangen hatte zu malen und sich zu diesem Zeitpunkt noch nicht sprachlich äußern konnte. Zu ihren bildnerisch-kreativen Tätigkeiten und ihrer (heutigen) originellen Darstellungsweise, die sie sich selbst angeeignet habe (self-taught artist), ist sie sowohl von ihrer Mutter, die selbst gerne zeichnete, als auch von ihrer Tante, einer Bildhauerin, angeregt und ermutigt worden. Ihre ersten Zeichnungen waren Spiralen, Frauen und Autos.

Mit ihren charakteristischen *„Gitterbildern"* (vgl. Bild 23 u. 24), die neben farbenfreudigen und lebendigen „Ausflugs- oder Erlebnisbildern" bis heute ihr Markenzeichen sind, begann sie in den 1980er Jahren, als sie für etwa 15 Jahre als Tellerwäscherin in einem Restaurant der Gastronomie-Kette Friendly's tätig war. Dort ergab sich für sie die Möglichkeit an Kartons und Pappe zu kommen, die sie als Malfläche benutzte; und noch heute malt sie gerne mit Kreide und Markern auf Pappe oder härterem Papier.

Wie viele andere autistische Künstler*innen oder Savant-Maler zeichnet sich auch Susan Brown durch ein erstaunliches Gedächtnis aus, indem sie sich Bilder, Ereignisse, Erlebnisse, reale Erfahrungen aus dem alltäglichen Leben einprägt und diese zum Teil erst nach Monaten bildnerisch aufgreift. Das gilt z.B. für das Bild *„Mixed Grid“* (Bild 23), welches eine Fülle ihrer Lieblingsthemen (z.B. Porträts ihrer Mutter, Kleider oder Blusen ihrer Mutter, Autos, Leuchttürme, Strandszenen, Urlaubsausflüge, Landschaften) enthält.

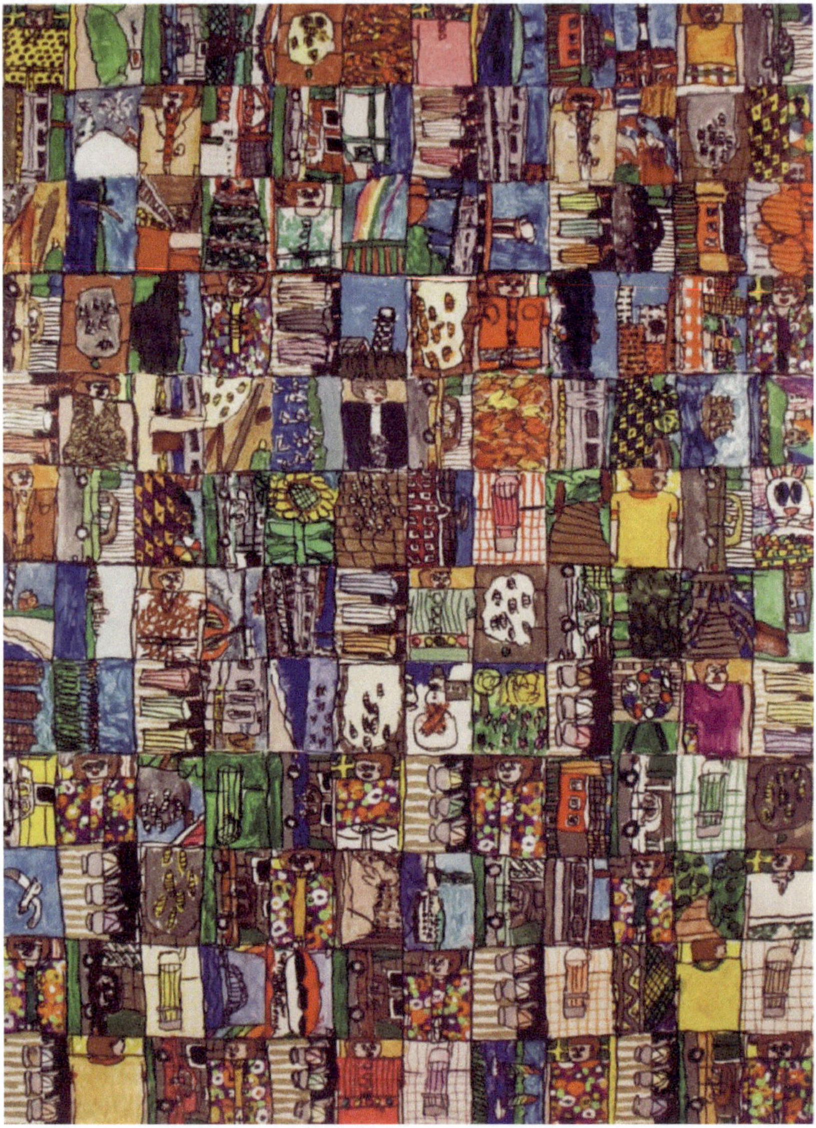

***Bild 23:** Susan Brown – Mixed Grid*

Weitere Lieblingsmotive, die sowohl einzelne Bilder ausmachen, welche gegenüber den Gitterbildern aber seltener gemalt werden, oder aber in den Gitterfeldern verarbeitet werden, sind Fähren, Bahnhöfe, U-Bahn, Züge und Stadtszenen. *„Mixed Grid"* imponiert als Erzähl- oder Erlebnisbild mit einer Farbigkeit, die Lebendigkeit, ja Lebensfreude ausstrahlt und lässt unschwer erkennen, dass sich hier Susan Brown ganz im Unterschied zum nachfolgenden Bild *„Mutter"* (Bild 24) Mühe gegeben hat, die Motive mit ihren Figurationen akribisch, bis ins Detail gehend zu zeichnen und liebevoll auszugestalten.

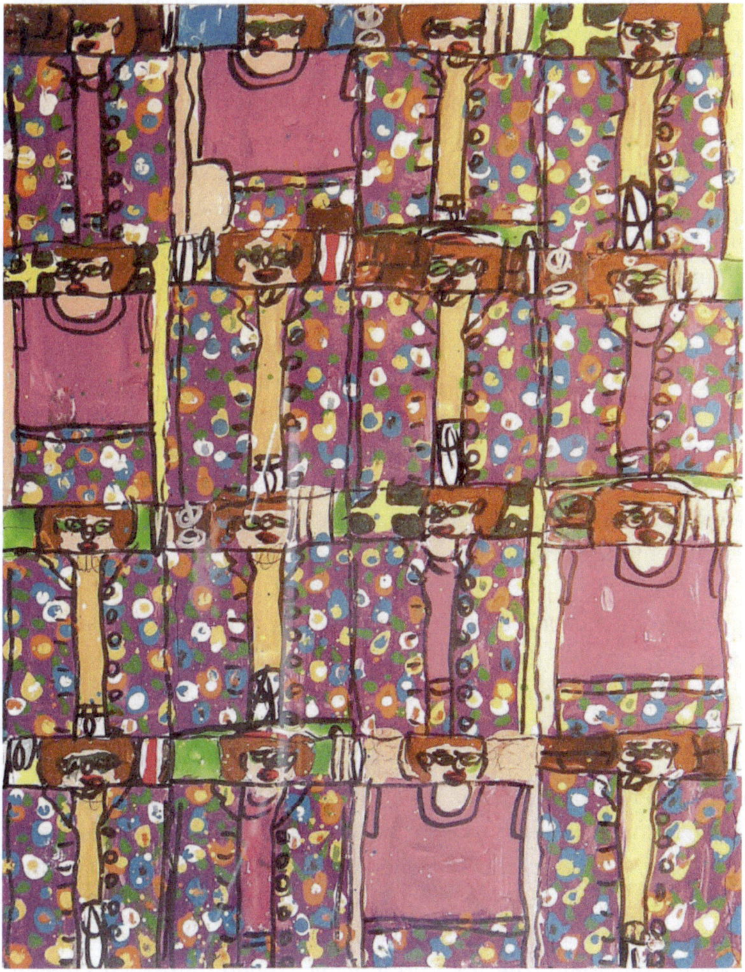

***Bild 24:** Susan Brown – Mother*

Einige Motive werden mehrfach wiederholt, zum Teil mit gleicher Farbgebung, zum Teil auch farblich und formal leicht modifiziert. Interessant ist, dass die Rasterkomposition von zwei Seiten aus bearbeitet wurde, einerseits von der Grundlinie aus (horizontal) mit den Bildern ihrer Mutter und den zugeordneten Röcken sowie mit den Motiven Leuchtturm, Blumen und Bäume, andererseits linksseitig von der Senkrechten aus mit Motiven wie Strandurlaub, Auto, Zug, am Meer, Wasser, Fische, Schildkröte oder Meerestiere, Vogel.

Hierzu hatte Susan Brown das Bild nicht etwa gedreht, sondern einen veränderten Eckplatz eingenommen, sodass sie von einer zweiten Grundlinie aus arbeiten konnte. Wenngleich die Bildmotive und Figurationen flächig, zum Teil aus der Vogelperspektive angelegt sind und vereinzelt *„umgeklappt"* wurden, wie es für die Bildnerei von Kindern im Grundschulalter typisch ist, geht Susan Browns Bildwerk über eine bloße (nette) Kinderzeichnung weit hinaus, indem eine einmalige, ja außergewöhnliche Bildanlage präsentiert wird, deren Motivvielfalt und Darstellungsweise uns immer wieder fesselt, zu neuen Entdeckungen und Überraschungen führt und fasziniert.

Das zweite Bild *„Mutter"* stammt vom August 2008 und gilt als eines der typischsten Bilder von Susan Brown. Was die Gitterstruktur betrifft, so haben wir es hier mit vier waagerecht angelegten Feldern und acht senkrechten Feldern zu tun, die so entworfen sind, dass ein größeres Raster einem kleineren folgt. In den kleinen Feldern erscheint jeweils frontal der Kopf der Mutter, zumeist mit einer braunen, leicht gewellten Haartracht, mit schwarzem Marker gemalten Augen, Nase, Ohren und einem leuchtenden Mund, der rot ausgemalt wurde.

Insgesamt wirkt die figurale Gestaltung gegenüber dem Bild *„Mixed Grid"* weitaus oberflächlicher, eher auf die Schnelle angefertigt. Das gilt zum Teil auch für die Ausgestaltungen der darunter liegenden Felder, welche zwei verschiedene Kleidungsstücke der Mutter enthalten: ein violettes Shirt mit einem bunt getupften Rock und eine bunt getupfte Jacke mit einem gelben oder violetten Pullover (oder einer entsprechenden Bluse). Bemerkenswert ist, dass uns Susan Brown diesbezüglich sagen kann, wann und wo ihre Mutter die Kleider, Shirts oder Jacken getragen hat. Die Shirts weisen klare Markerkonturen (Ärmelansatz, Halsausschnitt) auf, und bei den Jacken sticht ein immer wiederkehrendes Gestaltungsprinzip hervor: links von der Betrachterperspektive aus sind kurze, schwarze Markerstriche untereinander aufgereiht, die für Knopflöcher stehen, und rechts davon stellen schwarze Kreise die entsprechenden Knöpfe dar.

Interessant ist, dass auch die bunten Kleider oder Röcke einen violetten Hintergrund aufweisen, auf dem kleine Farbtupfer, zum Teil mehrfach farbig (blau, weiß, gelb, orange) übereinander aufgetragen wurden. Diese wirken wie ein durch ein Drip-Painting zufällig entstandener Bildteppich, sind aber dennoch wohl platziert und begrenzt durch die Rasterstruktur. Insgesamt strahlen die Farbtupfer eine Lebendigkeit aus und machen das Seherlebnis zu einem ästhetischen Vergnügen.

Die Oberflächlichkeit, die das zweite Bild durchdringt, hat ihren Grund: Susan Brown war vor etwa 14 Jahren zu einer Serienproduktion an Bildern übergegangen, indem sie an einem Nachmittag im Atelier mit enormer Geschwindigkeit vier Bilder zeitgleich anfertigte. Dabei ging sie wie folgt vor: Zunächst belegte sie einen Tisch mit vier etwa gleichgroßen Kartonbögen (ca. 33x42 cm) oder Zeichenblättern. Diese wurden dann zeitgleich bearbeitet, indem sie mit einem schwarzen Marker der Reihe nach auf jede Fläche ihre typische Gitterstruktur frei aus der Hand zeichnete, bevor sie mit dem Ausmalen der Raster begann, zuerst mit den Mutter- und Kleiderfigurationen, dann mit anderen Motiven, die sie anscheinend beliebig auf alle vier Flächen verteilte. Dabei ging sie jeweils um den Tisch herum, sodass von verschiedenen Stand- oder Grundflächen aus gemalt wurde, was die unterschiedlichen Anordnungen und Blickwinkel erklärt.

Susan Brown zählt zu den bekanntesten Künstlerinnen des Pure Vision Arts Studio, welches für sie seit 2003 nationale (New York, Washington) und internationale (Wien, Rotterdam) Ausstellungen über Außenseiter-Kunst organisiert.

‚Demons in the night' – Barry Kahn

Barry Kahn gilt als Autist (Asperger-Syndrom), ist 1979 geboren und lebt zurzeit auf Long Island, New York bei seinen Eltern. Es wird berichtet, dass er seit seinem dritten Lebensjahr zeichnet und seitdem die Malerei zu einer Lieblingsbeschäftigung gemacht habe. Wie Susan Brown hat auch Barry Kahn mit spezieller schulischer Unterstützung eine allgemeine Schule besucht. Ebenso gilt er als self-taught artist, der seine eigenen Ideen rein aus dem Gedächtnis und *„von innen heraus"* bildnerisch umsetzen würde. Seit 2005 besucht er das Pure Vision Arts Studio einmal wöchentlich für zwei Stunden.

Seine Bilder, die zumeist mit Marker gemalt wurden, sind einzigartig und zeigen geometrische (Hintergrunds-)Muster mit schwebenden, deformiert-fragmentierten, menschen ähnlichen Figuren und entstellten Gesichtern, die emotional hoch aufgeladen sind. Kahns surrealistisch-manieristischen Zeichnungen sind geheimnisvoll und werden durch seine aktuellen Träume oder Albträume inspiriert.

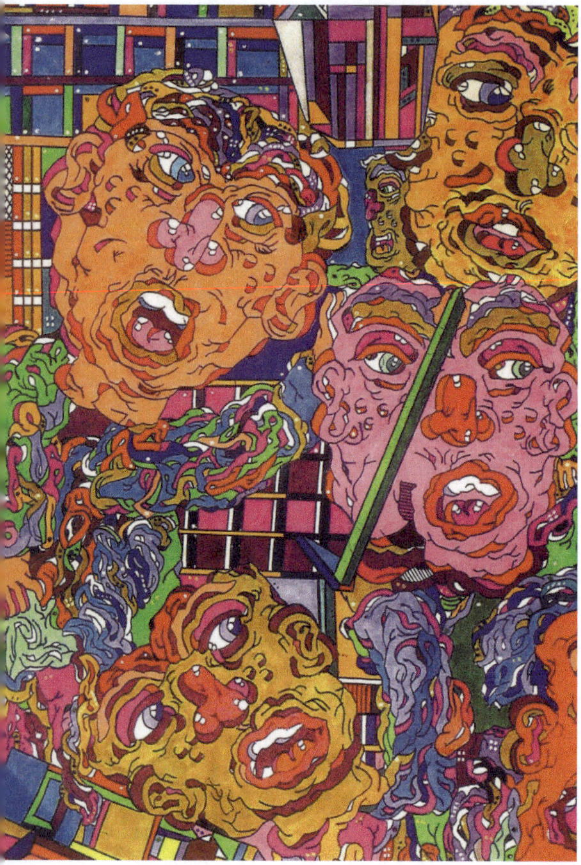

Bild 25: Barry Kahn – Clowns

Im Unterschied zu Laan Irodjojo oder Gregory Blackstock geht es Barry Kahn dabei nicht um eine gegenständliche Wiedergabe der Außenwelt im Sinne einer Empirisierungstendenz (Navratil 1965, 72), sondern um die Darstellung von Träumen, die dem magischen Denken und dem Psychischen näherstehet als dem rationalen Denken. Mit seinen Traumbildern versucht er aus seiner Isolation (autistischen Welt) herauszutreten und uns subjektiv bedeutsames seelisches Material mitzuteilen. Er selbst äußert sich dazu: *„Meine Bilder sind wie Träume, in denen manchmal etwas auftaucht, das keinen Sinn macht. Ich habe Träume über Furcht erregende Clowns, die mich um ein brennendes und rauchendes Gebäude herum jagen, und meine Kunst ist über derlei Dinge"* (Pure Vision Arts Paper 2008).

Leider fehlen uns weitere Informationen über Barry Kahn, sodass wir über die psychischen Hintergründe, Entstehungsgeschichte und Motivation der (Alb)Traumvisualisierungen keine Auskünfte geben können. Betrachten wir seine Bilder (vgl. Bilder 25 und 26), so treten immer wieder zwei Gestaltungsmomente zu Tage, die für die Bildnerei psychotischer oder schizophrener Maler nicht unüblich sind: einerseits besteht die Tendenz zur Geometrisierung, die als eine Art Antwort *„auf das erlebte Übergewicht des Irrationalen"* (Navratil 1965, 69) ein gewisses Maß an psychischem Halt, seelischer Ordnung, Beruhigung oder Befriedigung geben und Kontrolle aufrechterhalten soll.

Verschieden große Quadrate, Rechtecke oder andere geometrische, mosaikähnliche Elemente, z.T. präzise ausschraffiert, mit Doppellinien versehen, mit glitzerndem Silber ausgefugt (vgl. Bild 26) und mit unterschiedlichen Farben leuchtend (z.B. in hellem Orange) oder abgetönt ausgemalt, bilden zumeist den Hintergrund oder das Füllwerk dieser außergewöhnlichen Bilderwelt.

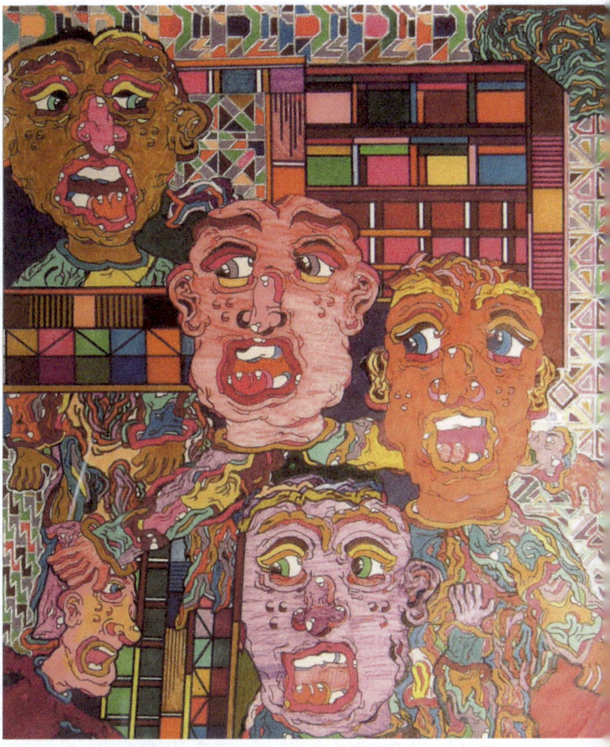

***Bild 26:** Barry Kahn – Clowns*

Andererseits stoßen wir auf eine dynamisch-expressionistische Symbolisierung, die z.B. eine Auseinandersetzung mit Ängsten, eine Angstabwehr oder ein Coping-Muster (Bewältigungsstrategie), Gefahren bzw. drohendes Unheil, Aggressivität wie auch Momente von Verzweiflung oder seelisch Bedrückendem signalisieren und somit für den Gestalter in mehrfacher Hinsicht psychisch bedeutsam sein kann. Hierzu werden von Barry Kahn (schreiende) Clowns geschickt in Szene gesetzt – dies mit übergroßen Köpfen (Affekt-Perspektive), großen, offenen Mündern, zwei oder drei kantigen Zähnen, klar herausgearbeiteten, seitwärts schauenden großen Augen (fehlender Blickkontakt zum Betrachter), farblich abgesetzten Augenbrauen, dicken Nasen und faltigen, teils verzerrten Gesichtern als manieristisch verschrobene Geistergestalten, die bedrohlich, furchterregend wirken, kein festes Verhältnis zum Boden haben, zu schweben scheinen und deren entstellte, kleine Körper durch verwobene, geschlängelte Linien(knäuel) und Unruhe stiftende, diffus wirkende Konturen angedeutet werden. Farblich werden verschieden abgestufte, überwiegend dunklere, aber kräftige Orange-, Violett-, Braun- und Rot-Töne bevorzugt.

Die bildnerische Darstellung von affektiv hoch aufgeladenen Figuren aus (Alb-) Träumen scheint für Autist*innen eher selten, ungewöhnlich zu sein. Sie ist an dieser Stelle ein Beleg dafür, dass autistische Personen Gefühle wie z.B. panische oder chronische Ängste zum Ausdruck bringen können, die nicht selten aus einem Stress, mit anderen sozio-emotional zu kommunizieren, resultieren können (Epp 2008, 28).

Andererseits ist es denkbar, dass Barry Kahn, wie es auch bei anderen autistischen oder psychotischen Personen mitunter beobachtet wird, seine Welt als ausgesprochen gefährlich erlebt und uns Katastrophenfantasien vor Augen führt (Henley 2001, 116 f.). Das aber sind immer nur Mutmaßungen.

Sowohl die Überbetonung von Konturen des geometrisierten Füllwerks als auch ihre Auflösung und ihr diffuses Verschwimmen zu Körperfragmenten lassen sich darüber hinaus als Hinweis *„auf Störungen in der Integration des Ichs und in dem Verhältnis des Individuums zur Außenwelt“* (Navratil 1965, 57) diskutieren. Die Auflösung von Konturen wird von Navratil als ein Merkmal schizophrenen Gestaltens ausgewiesen und verweist als *„Entdinglichung“* (ebd. 1974, 182) auf eine fehlende Begrenztheit zwischen Individuum und Umwelt.

Interessant ist die Frage, ob es sich bei den Bildwerken von Barry Kahn um eine *„psychopathologische Kunst“* handelt, also um Leidensbilder (Richter 1997a), bei denen sowohl ein Realitäts- und Identitätsverlust als auch ein Triebdurchbruch sowie der Versuch, *„das Ich-Gefüge zu rekonstruieren, um die Homöostase im Trieb-haft-Emotionalen wieder herzustellen“* (Navratil 1974, 129), mit im Spiel sind. Denn: *„Wer die Dämonen darstellt, bannt sie und kann sich von ihnen befreien“* (ebd., 102).

Letztendlich sollten wir uns aber nicht in Spekulationen verlieren, sondern die Bilderwelt, z.B. die Ausdruckskraft, die den Bildern Barry Kahns zugrunde liegt, bestaunen und uns daran erfreuen.

Interessant ist, dass es sich bei den vorgestellten Arbeiten um eine Bildserie handelt, die bis vor etwa acht Jahren die Bildnerei von Barry Kahn deutlich dominierte. Danach traten die Clowns gegenüber abstrakten, geometrisierten Bildnereien (ähnlich wie die Hintergründe der Clown-Bilder) sowie dynamisch angelegte, „zersplitterte", kubistisch-futuristisch anmutende Bildwerke kurz in den Hintergrund bevor sie (und das gilt bis heute) in dichten, schmuck- und barockhaft-verschnörkelten, ornamentalen Kompositionen wieder zum Vorschein kommen.

Visionäre Landschaftsmalerei – Stefan Wepil

Im Folgenden möchte ich die Bildnerei von Stefan Wepil aufgreifen, der zu den prominentesten deutschen Künstlern zählt, denen Autismus nachgesagt wird.

Stefan Wepil, geb. 1968 in Essen, lebt heute in Bottrop. Wurde er in seinen ersten vier Lebensjahren als ein hyperaktives Kind wahrgenommen, so wurde 1972 auf dem Hintergrund einer Untersuchung unter Anwendung der Internationalen Rendle Short-Skala (RV Hilfe für das autistische Kind Mühlheim-Duisburg e.V. 2004, 15) Autismus vermutet, der 1975 in der Uniklinik Münster durch H. Kehrer als *„Frühkindlicher Autismus mit guter Intelligenz (HFA)"* bestätigt wurde.

So berichtet seine Mutter, dass er zwar im Alter von fünf Jahren bis auf einzelne wenige Wörter oder Wortkombinationen wie *„Mapa"* (stand für Mama und Papa) noch nicht sprechen, wohl aber vieles verstehen konnte und über einen großen passiven Wortschatz verfügte. Dann aber sei er vor Beginn des schulpflichtigen Alters eines Tages plötzlich auf die Eltern zugekommen und habe ihnen das ABC und Einmaleins aufgesagt, welches er sich selbst ohne fremde Hilfe angeeignet hatte. Mit sieben Jahren habe er Lesen und Schreiben gelernt und sei in der Lage gewesen, Buchstaben und Wörter auf dem Kopf zu lesen (vgl. hierzu auch Kehrer & Morcher 1987); zudem habe er im Alter von acht Jahren – so seine Mutter – in einer bemerkenswerten Schnelligkeit dreistellige Zahlen multiplizieren können.

Wäre es damals nach der Überzeugung von Psychiatern, Psychologen und Sonderpädagogen gegangen, hätte Stefan Wepil eine Schule für Geistigbehinderte besuchen müssen. Zwar war er autistisch, aber nicht geistig behindert. Das wussten seine Eltern, die als Experten in eigener Sache von bislang unentdeckten Potenzialen überzeugt waren, an Stefans Stärken glaubten und ihn zu keinem Zeitpunkt aufgegeben hatten. Vielmehr kämpften sie um ihr Kind, als die Frage der Beschulung anstand. Nach vielen Auseinandersetzungen mit zuständigen Behörden und Gutachtern (Stefan Wepil wurde ein IQ von 120 im abstrakten und logischen Denken attestiert) gelang es ihnen schließlich, dass ihr Sohn zunächst eine allgemeine Grundschule als *„guter Schüler"* und später ein Gymnasium besuchen konnte, wo er u.a. gerne am Kunstunterricht teilgenommen hatte. Da er jedoch wie viele andere autistische Schüler*innen während der Pubertät von seinen Klassenkamerad*innen in starkem Maße gemobbt wurde, worunter er erheblich zu leiden hatte, wechselte er nach der mittleren Reife vom Gymnasium zu einer Berufsfachschule für Elektroniktechnik, die er mit dem Abschluss *„Staatlich geprüfter Elektrotechnischer Assistent" erfolgreich absolvierte.*

Danach folgte das Fachabitur. Anschließend studierte er einige Semester Elektrotechnik, nach dessen Abbruch absolvierte er eine Weiterbildung (speziell für Studienabbrecher) zum Software-Entwickler von Programmen für Windows mit den Programmiersprachen C/C++ und Visual Basic. Bis heute arbeitet er halbtags von 13–17 Uhr im Angestelltenverhältnis als Computersachbearbeiter (zuständig für Textverarbeitung, Datenpflege, Exceltabellen, Schreiben von kleinen Anwendungsprogrammen) in einem Autismus-Therapie-Zentrum, das zu Beginn der 1980er Jahre durch eine Elterninitiative unter Regie seiner Mutter ins Leben gerufen wurde. Neben seiner Arbeit geht Stefan Wepil zahlreichen Hobbys nach, z.B. Schachspielen im Verein, was mit vielen Schachtunieren verbunden ist, Sport, Computer, Wissenschaften verschiedener Art, Politik, Lesen vor allem von Science-Fiction-Romanen und insbesondere der Bildnerei.Im Hinblick auf seine bildnerische Entwicklung erinnern sich seine Eltern, dass er bereits im Alter von zwei Jahren mit Fingerfarben experimentierte und im Alter von 2,6 Jahren ein Fingerfarbenbild mit einem Baumgebilde angefertigt habe, welches dynamisch-organisch, quasi von Innen heraus angelegt war. Stefan – so seine Mutter – habe sich schon damals fürs Malen interessiert, oft auf ihrem Schoß gesessen und mit Handführung beidhändig etwa15 Minuten lang nach Musik (Mozart; Haydn) gemalt. Dabei seien kreisförmige Gebilde entstanden, die in den nachfolgenden Jahren seine Bildnerei mit Filzstiften maßgeblich bestimmten.

> *„Das erste richtige Bild entstand in der Vorschule im Alter von sieben Jahren, als Stefan eine Kreuzung mit Kindern und einer Ampelanlage malte, wobei er auf die Ampellichter einen Menschen mit Fahrrad abbildete. Das war sehr ungewöhnlich, sind doch auf den Ampeln in der Regel nur Männchen abgebildet. Dass Stefan aber Männchen mit Fahrrad gemalt hatte, hing damit zusammen, dass er auf einem Ausflug nach Münster (bekannt als Deutschlands „Fahrradstadt Nummer 1") dort solche Ampeln gesehen hatte"* (zit. n. Aussagen der Eltern).

Des Weiteren entwickelte Stefan Wepil schon als Kind eine Faszination für Wetterkunde, Astronomie und fremde Planeten – alles Themen, die er seit seiner späten Kindheit in vielen seiner Bilder verarbeitet hat. Der nachhaltigste Impuls für seine Bildnerei ging aber wohl von der Schallplattenerzählung *„Alle Jahre wieder saust der Presslufthammer nieder"* aus, welche er sich im Alter von zehn Jahren immer wieder anhörte und die ihn dazu animierte, verschiedenste Bilder über Veränderungen eines Dorfes bzw. einer Stadt zu malen.

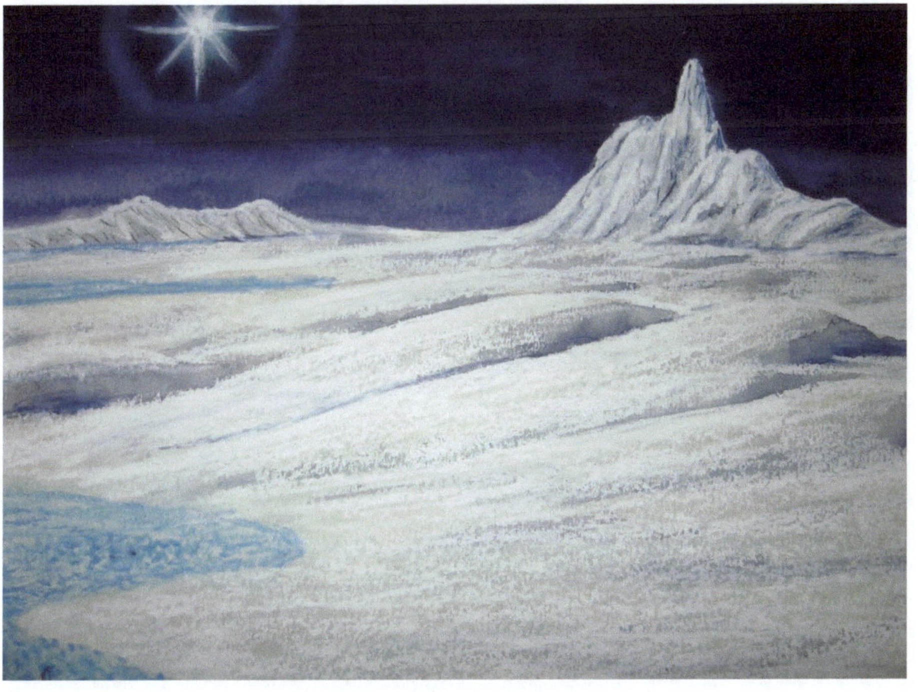

Bild 27: Stefan Wepil – Planet Mirial

Hinzu kamen ein wachsendes Interesse für Literatur über Geologie, Sternen-, Himmels- und Weltkunde sowie eine intensive Beschäftigung mit dem deutschen Meteorologen, Polar- und Geowissenschaftler Alfred Lothar Wegener (1880 bis 1930), dessen Theorie der Kontinentalverschiebung die Bewegung und Aufspaltung von Kontinenten beschreibt und zur Entwicklung der Theorie der Plattentektonik beigetragen hat.

Damit verknüpfte geologische Phänomene wie Faltengebirge, Tiefseerinnen, Erdkrusten oder Vulkane sind seitdem zentrale Motive in der Bildnerei von Stefan Wepil. Des Weiteren spielen Inspirationen durch Science-Fiction-Romane wie Perry Rhodan oder Star Wars in Bezug auf Planeten, zukünftige Erdentwicklung, Erderwärmung und Veränderungen in der Pflanzen- und Tierwelt eine prominente Rolle, die er inzwischen in einer unüberschaubar großen Anzahl an visionären Landschaftsbildern verarbeitet hat. Dafür stehen z. B. die von mir ausgewählten Bildwerke *„Planet Mirial“* (Bild 27) und *„Lumbagoo“* (Bild 28).

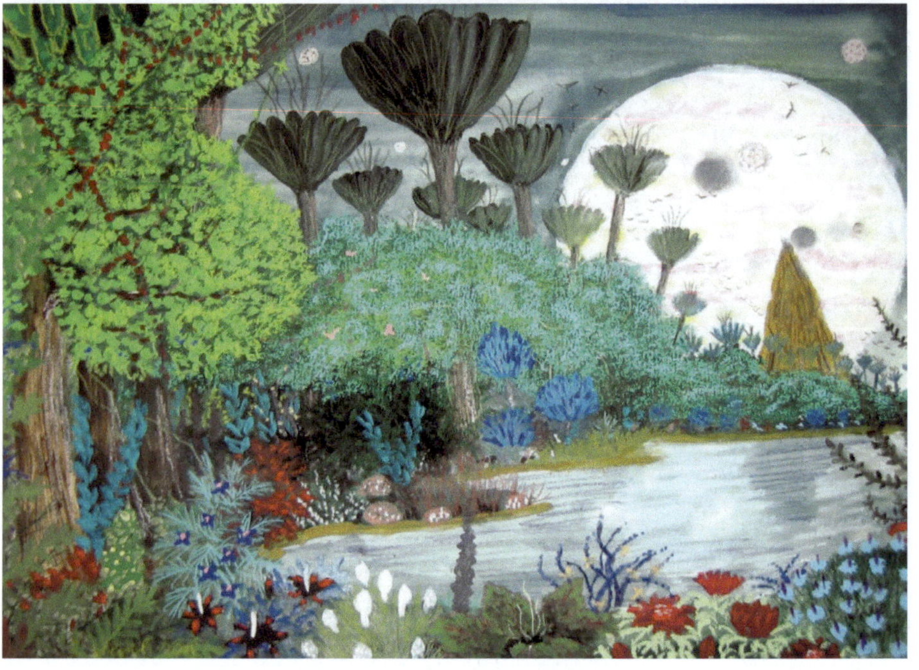

***Bild 28:** Stefan Wepil – Lumbagoo*

Die Inspiration für das Bild *„Planet Mirial“* aus dem Jahre 2008 stammt aus Filmheften über die Star Wars-Serie, in denen Mirial als ein sehr trockener Planet im *„äußeren Rand“* der sieben Hauptregionen der Galaxis beschrieben wird. Während die blauen Flechten auf der linken Seite des Bildes mit Dürer-Stiften gemalt wurden, sind die übrigen Figurationen mit Wasserfarben verschiedenen Typs und Ölkreiden angefertigt worden. Für die Fertigstellung des Bildes (DIN-A3-Format) benötigte Stefan Wepil mehrere Tage.

„Das Malen mit Unterbrechungen sei nötig“, so der Künstler, *„weil die verschiedenen Farben trocknen müssen“*; zudem müsse er mehrfach überlegen, *„wie die Zusammenstellungen sein sollen“*. Während die Planetenlandschaft frei aus der Hand gemalt wurde, sind die im hinteren Bereich des Bildes angelegten Berge mit Bleistift leicht vorgezeichnet worden.

Das Bild *„Planet Mirial“* gilt für den Künstler als eines seiner eindruckvollsten Werke, weshalb er es gerne auf Ausstellungen präsentiert. Eine beeindruckende Stärke des Bildes liegt meines Erachtens darin, dass die lang gezogenen, plattenhaft angelegten Schnee- und Eisfelder mit ihren Tälern zu dem hinteren rechtsseitigen, gletscherartigen Gebirge mit einer hohen Spitze hinweisen, welches eine Unbalance erzeugt, die durch einen quasi halbseitig abgeschnittenen, leuchtenden Stern im oberen linken Quadrat des Bildes in Verbindung mit den linksseitig angelegten leicht blau schraffierten Flechten auf geniale Weise ausbalanciert wird. Diese hervorragend gelungene bildnerische Lösung erzeugt eine geheimnisvolle Wirkung von Wärme und Kühle zugleich, die durch den leichten Blaustich der schneebedeckten Eisflächen bis hin zu einem tiefen Dunkelblau erzeugt wird. Sowohl durch die Schnee- und Eislandschaft als auch den dunkelblauen Himmel wird Unendlichkeit erzeugt, und mit dem abgeschnittenen Stern wohl auf den äußeren Rand der Galaxis verwiesen.

Ebenso eindrucksvoll und auch charakteristisch für die Landschaftsmalerei von Stefan Wepil ist das zweite Bildwerk *„Lumbagoo“* aus dem Jahre 2009. Lumbagoo bezeichnet einen *„Gasplaneten in einem Sonnensystem“*, entnommen aus einem Perry Rhodan Roman, der zu Visionen und Fantasien über die Veränderung der Galaxis, über die Entwicklung zukünftiger Menschheitsgeschichte, über neue Nährstoffe aus der Tiefe des Mondes und über neue Vegetationen animiert, denen Stefan Wepil bildnerischen Ausdruck verleiht. Das Bild *„Lumbagoo“* imponiert mit einer surreal-fantastischen Naturlandschaft, welche durch eine Farbenpracht von zum Teil neuartigen Blumen und Gewächsen besticht. Bemerkenswert ist die mit Liebe untersetze, akribische Sorgfalt und die an eine naive Malerei erinnernde Detailtreue, mit der der Künstler eine Vielfalt an pflanzlichen Lebensformen und insbesondere auch die braunen Baumstämme auf der linken Seite des Bildes, die Blättervielfalt der Bäume und das Grün der Gewächse mit seiner selbst erarbeiteten Mischtechnik visualisiert hat. Ohne Zweifel zieht uns *„der Mond eines Gasriesens“* (Stefan Wepil) im rechtsseitigen, oberen Quadrat des Bildes in den Bann, welcher sich – künstlerisch mit einem leichten, wolkenartigen Schatten angedeutet – mit einem davor platzierten tannenförmigen, braunen Gewächs auf dem den rechten, unteren Teil des Bildes beherrschenden See widerspiegelt. Neben der farbenprächtigen, pflanzlichen Vegetation treten auf dem Planeten *„Lumbagoo"* auch tierische Lebensformen in Erscheinung, wenn wir im Lichte des Gasriesens einen an Schwalben oder Möwen erinnernden Vogelschwarm sowie vor der geheimnisvollen, urwaldähnlichen Grünlandschaft im Zentrum des Bildes, aus der mächtige, pilzartige Gewächse hervortreten, mehrere fliegende Vögel entdecken.

Unbestritten fordert uns der Künstler heraus, genau hinzusehen. Zudem lädt er uns zu einer längeren Entdeckungsreise in die Welt eines paradiesisch anmutenden Planeten ein. Wenn es stimmt, dass uns hier Stefan Wepil einen paradiesischen Zustand vor Augen führt, könnte ihm vorgehalten werden, er täusche mit seiner Idylle eines Planeten eine wirklichkeitsfremde, heile Welt vor. Doch weshalb sollte dies einem Künstler nicht gestattet sein? Die Entdeckungsreise auf dem Planeten *„Lumbagoo"* weckt in uns womöglich die Sehnsucht nach einer erträumten Welt oder nach schönen Zeiten, sie ermöglicht uns zu träumen und zu fantasieren und zumindest für einen Moment einem eher trostlosen Alltag oder einer harten Wirklichkeit zu entkommen. Zugleich bietet der künstlerische Entwurf einer neuen Wirklichkeit seinen Betrachterinnen und Betrachtern die Möglichkeit, durch ein intensives Sehvergnügen neue Lebenskraft zu schöpfen. Ist das nicht legitim?

Wenngleich visionäre, surreale oder fantastische Landschaften in Stefan Wepils Malerei breiten Raum einnehmen, stoßen wir gelegentlich aber auch auf Zeichnungen oder Malereien, die sich auf die empirische Wirklichkeit beziehen. Dabei handelt es sich nicht selten um Bilder, auf denen Motive aus dem vertrauten Lebensraum des Künstlers aufgegriffen wurden, so z.B. das Bild der Zeche *„Prosper II"* (Bild 29), welches der Künstler selbst als *„fotorealistisch"* bezeichnet.

Auch in dem Falle ist Stefan Wepils künstlerische Kompetenz nicht zu übersehen. Während die visionären Landschaftsbilder aus dem Gedächtnis entstehen, nutzt der Künstler bei seinen an der Wirklichkeit orientierten Bildern Vorlagen, beispielsweise das Bild der Zeche auf einer Brötchentüte einer Bäckerei. Gleichfalls hat er anhand von Fotos aus Sammelalben zahlreiche Porträts von Fußballspielern gezeichnet. Zudem verfügt er über ein großes Sortiment an Tier- und Pflanzenbildern, die er aus Büchern abgezeichnet und mit Erläuterungen oder Texten versehen hat. Diese katalogartig angelegte Bild-Text-Sammlung erinnert uns an die Enzyklopädie von Gregory Blackstock.

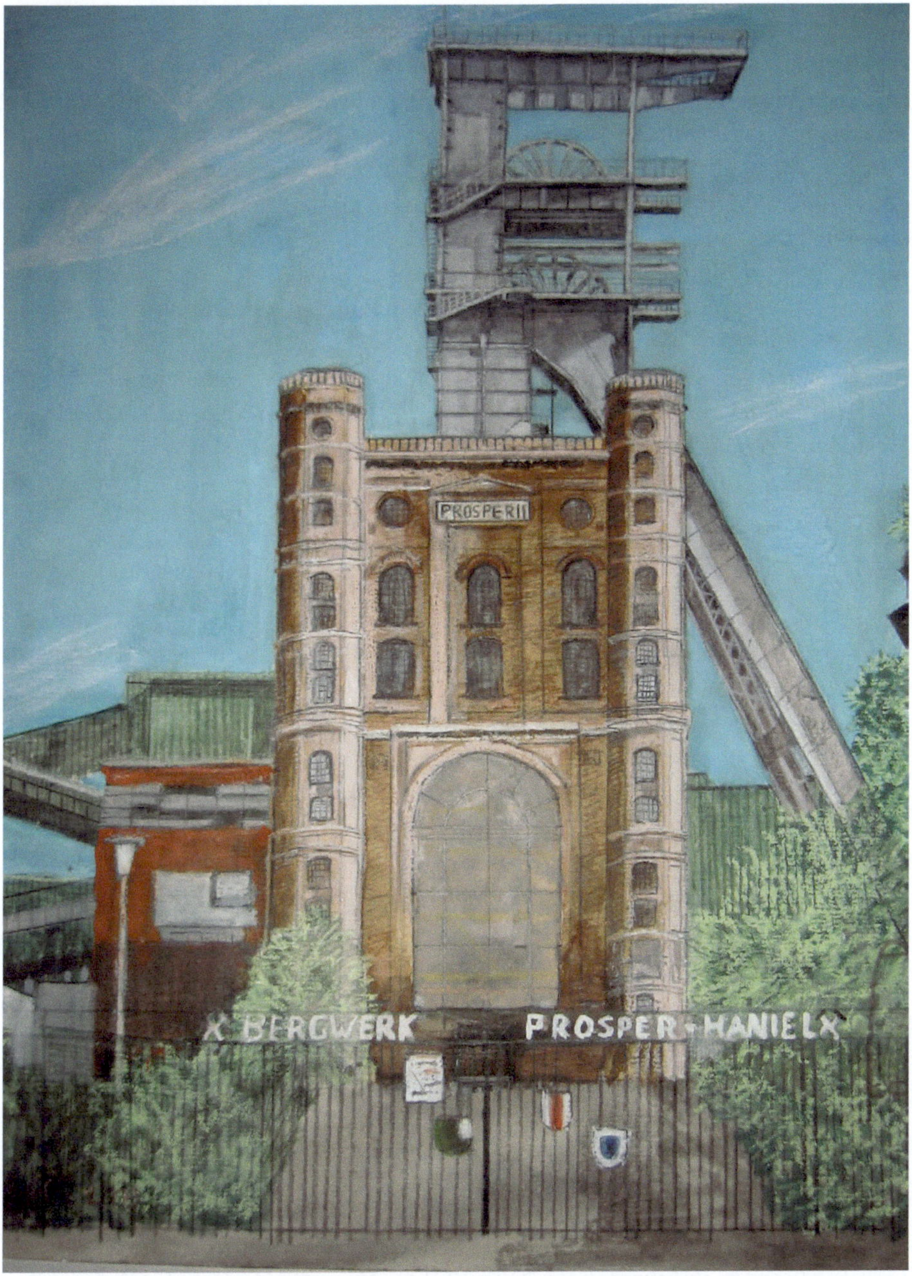

***Bild 29:** Stefan Wepil – Prosper II*

Stefan Wepil hat inzwischen weit über 4.000 Bilder gezeichnet oder gemalt, wobei es sich nicht nur um mehrtätige Arbeiten handelt, sondern ebenso um Zeichnungen, die in kürzester Zeit (z.B. in 10 Minuten das Cover für die Broschüre *„Diagnose Förderung Entwicklung"*, hrsg. v. RV Hilfe für das autistische Kind Mühlheim-Duisburg e.V. 2004) entstanden sind. Seine neueren Arbeiten beziehen sich größtenteils auf visionäre, leuchtfarbenkräftige, akribisch-preziös in der Feinstruktur ausgearbeitete Stadt- oder Naturlandschaften, die u. a. Anfang des Jahres 2020 auf einer Ausstellung im Rahmen der 16. Bundestagung *„Autismus – Stärke oder Störung"* (veranstaltet von autismus Deutschland e. V.) in Lübeck zu bewundern waren.

Abschließend sei erwähnt, dass Stefan Wepil seit 1999 auf zahlreiche Ausstellungen seiner Bilder verweisen kann, die sich auf Galerien oder Museen in Nordrhein-Westfalen, Bremen, Hamburg, Hessen und Belgien beziehen.

Das surrealistisch-symbolhafte Spiel mit dem Selbst – Gee Vero

Gee Vero hat in Leipzig Anglistik/Amerikanistik studiert, ist freischaffende Referentin, Autorin von einigen Fachbüchern über Autismus und Künstlerin. Sie wurde 1971 in der Nähe von Leipzig geboren, lebte nach ihrem Abitur von 1993 bis 2004 in London, wo sie bereits als Künstlerin tätig war. Danach kehrte sie nach Sachsen zurück und wohnt bis heute mit ihrem zweiten Ehemann wiederum in der Nähe von Leipzig. Sie ist Mutter von zwei Töchtern und einem Sohn, der als „frühkindlicher Autist" diagnostiziert wurde, sich sprachlich kaum verständigen kann und als schwerbehindert gilt. Sie selbst erhielt erst im Alter von 37 Jahren die Diagnose „Asperger-Syndrom".

Daraufhin durchlief sie verschiedene Stadien der Neuordnung und Umorientierung: *„Unglaube, Ablehnung, Wut, Angst und Selbstmitleid, aber auch Stolz auf Erreichtes, Freude über die Klarheit und Dankbarkeit für die Chance, noch einmal neu starten zu können"* (Vero 2013, 52); und das betraf insbesondere ihre Motivation, sich mit Autismus näher zu befassen.

Mit diesem Thema zeichnet sie sich heute als „Expertin in eigener Sache" aus. Ein Schwerpunkt bezieht sich auf Autismus als eine *„andere Art der Wahrnehmung, (...) aber lange noch keine falsche"* (Vero 2014a, 11), wobei neben der Detailwahrnehmung vor allem Prozesse der Reizverarbeitung, Hypo- und Hypersensibilitäten sowie das Phänomen der Reizfilterschwäche besondere Beachtung finden. Für Gee Vero (2018a, 38) sind *„alle Reize gleich wichtig"*, was *„zu einer erhöhten bewussten Wahrnehmung"* führt, *„einen erhöhten Energieverbrauch zur Folge hat"* und bei der Suche nach der Frage der Wichtigkeit und Selektion der Informationen Überlastung und Überforderung erzeugt (Overload). Hierzu bedient sie sich der Vorstellung, dass Reize verschiedene Zahnräder im Kopf eines Menschen aktivieren würden (Vero 2014a, 27 ff.; 2020, 46 ff.). Diese seien bei nicht-autistischen Menschen so miteinander verbunden, dass *„ein sinnvolles Abbild der Umgebung"* entstehen kann, welches eine allgemeine (nicht-autistischen Personen leicht zugängliche) Orientierung in der Welt und einen sozialen Austausch ermöglicht. Bei Autist*innen würden sich jedoch die Zahnräder nicht oder nur schlecht miteinander verschalten, sich zu langsam oder zu schnell drehen oder gar ganz stehen bleiben. Daraus ergebe sich *„ein ganz anderes Bild der Welt"* (ebd. 2020, 46).

Wie wir uns dies vorstellen können, wird am Beispiel von sechs Zahnrädern erläutert: am *„Wahrnehmungszahnrad"* (mit dem Ergebnis einer erhöhten Detailwahrnehmung, die als Stärke gesehen werden sollte), am *„Erfahrungs- und Erwartungszahnrad"* (mit dem Ergebnis, dass *„im autistischen Gehirn"* im Unterschied zum Gehirn einer nicht-autistischen Person *„nicht nach Gemeinsamkeiten von Erlebtem oder Gehörtem gesucht (wird, G. T.), sondern nach Unterschieden"* [49]), am *„Emotionalitätszahnrad"* (mit dem Ergebnis einer hyperreaktiven, stressproduzierenden, angsterzeugenden und oft falschen Reizverarbeitung) und an den *„drei K-Zahnrädern"*, die Kognition, Kommunikation und Körperwahrnehmung repräsentieren (mit dem Ergebnis, dass Kognition bei autistischen Menschen nicht selten unterschätzt wird und einer differenzierten Betrachtung bedarf; dass soziale Kommunikation vielen schwer fällt und Leiden erzeugt; dass viele in ihrer Körperwahrnehmung eingeschränkt sind, was zugleich die Entwicklung einer „Ich-Bewusstheit" erschwert).

Die Filterschwäche und die aus dem mangelnden Zusammenspiel und der unzureichenden Synchronisation der Zahnräder hervorgehenden Probleme gilt es zu bewältigen oder zumindest zu kompensieren. Gee Vero (2014a, 162 ff.) nennt hierzu zahlreiche Strategien und Hilfsmittel. Sie persönlich bevorzugt drei *„Hauptkompensationsstrategien"* (Vero 2013, 41):

1. das („überlebenswichtige") *„Stimming"* (als ein *„sich selbst reizen"*, z. B. mental durch ein zweisprachiges Rückwärtszählen im Kopf, was der Beruhigung und geistigen Sammlung dient),

2. das „*Mono-Channeling*" (durch bewusste Reduktion der Reizaufnahme auf einen zumeist visuellen Kanal) und
3. die „*Selbst-Aufspaltung*" (als „*Ich-Masken-Ersatz*" mit der Frage, ob die eigene Handlung „*1. [durch] Selbst, 2. als Selbst und 3. für Selbst*" durchgeführt werden muss). Die Selbst-Aufspaltung soll dazu verhelfen, die eigene „*Selbstwahrnehmung auf einem Level zu halten, auf dem keine Selbstkonfrontation ausgelöst wird*" (dazu unten). Misslingen solche Kompensationsstrategien sind „*Flucht-, Kampf- oder Starre-Reaktionen*" schwer zu vermeiden (Vero 2013, 39; 2014a, 57 ff.; 2020, 55 ff.).

In einigen ihrer Bildwerke (Bilder 30, 32, 34) schimmern sowohl die Probleme der Filterschwäche durch ein vermeintliches Chaos im Gehirn als auch das erschwerte Zusammenspiel der Zahnräder sowie die Möglichkeiten der Reaktionen und Kompensationsformen, z. B. durch symbolische Flucht- und Schutzformen (schützende Hände) durch. Das betrifft insbesondere auch die Auseinandersetzung mit dem Selbst, die immer wieder bildnerisch durch surrealistisch-symbolhafte Manifestationen aufgegriffen wird. Letztlich geht es hierbei um ein fragiles, vulnerables Selbst-Empfinden in der Begegnung (Konfrontation) mit der sozialen Welt, das durch künstlerische Ausdrucksformen zunächst „beruhigt", kompensiert oder gar restituiert, aber durchaus auch durch ästhetische Qualität sublimiert werden soll. Um die Symbolisierung und Sinnzusammenhänge zu verstehen, benötigen wir jedoch Selbstauskünfte der Künstlerin. Ohne ihre Mithilfe sind ihre Bildwerke schwer zugänglich. Das ist bei „*privatistischen Ausdrucksformen*" (Richter 1997a, 187) keineswegs ungewöhnlich. Solche Selbstauskünfte sind bereits in Gee Veros Ausführungen über Autismus angelegt, die die Frage nach dem Selbst fokussieren. Daher lohnt sich der Blick auf ihre Theorie des Selbst.

Nach Gee Vero (2020, 21 ff.) scheint die Entwicklung des Selbst bei vielen Personen aus dem Autismus-Spektrum einen anderen Weg zu nehmen als bei nicht-autistischen Menschen, welche mit vier oder fünf Jahren ein „*Meta-Selbst*" ausbilden. Dieses ermöglicht einer Person, „*sich selbst aus der Dritten-Person-Perspektive wahrzunehmen*" (ebd., 22). Damit hat das Selbst „*nun neben der Eigenwahrnehmung (Ich) eine Andere-Wahrnehmung (Du) (sowie, G. T.) eine für das Leben in einer Gemeinschaft notwendige Fremdwahrnehmung (...), dass in anderen Menschen eine Wahrnehmung, ein Bild von uns entsteht, welches ihr Verhalten gegenüber uns beeinflusst*" (Vero 2014a, 149).

Während eine nicht-autistische Person auf diese Weise zu einem *„sicheren Ich“* gelangt, *„welches schützend vor dem Selbst steht“* (Vero 2020, 22), scheint bei Autist*innen dieser Entwicklungsprozess erheblich erschwert zu sein. So sei Gee Vero *„immer ihr Selbst“* (23). Für sie gibt es *„kein Meta-Selbst“*, kein Ich als *„maskiertes Selbst“* (70) oder keine schützende Maske, wenn sie auf andere Menschen trifft. Mittlerweile sei es ihr gelungen, *„eine Art Patchwork-Ich“* (23) zu basteln, das es ihr ermöglicht, über längere Zeiträume sicher mit anderen Menschen zusammen sein zu können. Jedoch ist das Patchwork-Ich sehr fragil, eine sehr dünne Ich-Maske, sodass die Gefahr keineswegs gebannt erscheint, in eine Situation der *„Selbstkonfrontation“* zu gelangen. Das ist vor allem dann der Fall, wenn es nicht gelingt, die *„Andere-Wahrnehmung“*, die immer eine Selbstwahrnehmung auslöst, zu ertragen und zu regulieren (vgl. ebd. 24, 28).

Im ungünstigsten Fall kommt es hierbei zu einem reaktiven Problemlösungsversuch in Form schwerer Verhaltensauffälligkeiten (z. B. selbstverletzendes Verhalten) als Ausdruck von Verzweiflung. Um dies zu vermeiden, ist es erstrebenswert, *„einen guten Abstand“* zum Selbst zu halten und dieses in eine Balance zu bringen. Dies aber scheint nicht einfach zu sein. *„Was ich nicht gut kann, ist Gefühle bei mir selbst und bei anderen benennen und Gefühle adäquat von meinem Inneren nach außen bringen. Worte sind nicht meine Sprache. Ich denke auch nicht in Bildern, sondern ich fühle. Es fällt mir schwer, das Gefühlte in Worte zu fassen. Meine Sprache ist Malen“* (Vero 2018a, 40).

Diese nichtverbale Sprache braucht sie bis heute, um einerseits (vor allem) zur Ruhe zu kommen und Stress zu kompensieren sowie andererseits Situationen, Erlebnisse, Lebenszukunft, Gefühle und ihr Selbst zu reflektieren. Vor diesem Hintergrund sind ihre Bildwerke *„Selbstporträts. Alle erzählen meine Geschichte, sind ein Stück meiner Seele. Sie sind ehrlich und offen, ohne Maskerade, pures Selbst, weshalb ich mir vor ein paar Jahren den Künstlernamen Bareface (engl. unverhüllt) gegeben habe“* (Vero 2013, 52).

Bild 32 stellt dieses unverhüllte Selbst deutlich heraus, welches aus der Sicht der Künstlerin unvollständig erscheint. Ihr selbst hilft das Malen, sich selbst zu verstehen, Dinge zu verarbeiten und Ordnung zu schaffen. Es hat für sie eine existenzielle Bedeutung und kann als überlebenswichtig eingeschätzt werden. *„Ohne einen Stift (Edding 3000, G. T.) und ein Stück Papier (am besten Aquarellpapier, G. T.) geht es mir nicht gut“* (ebd., 51).

Das erste Bareface-Porträt entstand im Februar 1990 – in einer Zeit, in der sie nur für sich malte, ihre Bilder nach der Fertigstellung zumeist nicht mehr benötigte, zerrissen und als Papiermüll entsorgt hatte. Damals bevorzugte sie immer wieder gleiche Motive, *„hauptsächlich das Bareface-Gesicht“* oder auch nur halbe Gesichter. Ferner war zunächst ihre Arbeitsweise mit einer strikten Regel sehr festgelegt, indem sie mit dem linken Auge beginnend so zeichnete, *„dass sich alle Linien irgendwann zumindest einmal berühren“* mussten (53). Gleichwohl konnte sie sich durch ihr *„repetives Malverhalten“* (54) beruhigen, und es ermöglichte ihr, in einer von ihr als chaotisch wahrgenommenen Welt zu funktionieren. Im Jahr 2010 hatte sie dann ein *„Schlüsselerlebnis“*, als sie die Gelegenheit bekam, sich mit einigen Bildern an der Kasseler Werkschau *„Ich sehe was, was du nicht siehst“* (dazu Kaminski & Elsen 2010) zu beteiligen und dabei zum ersten Mal spürte, dass ihre Kreativität ernst genommen wurde. Seitdem ist sie in ihrer Auswahl der Malmaterialien und im bildnerischen Arbeiten flexibler geworden, und sie weiß ihre eigenen Bilder zu schätzen, weshalb sie *„besonders gelungene Werke auch an die eigenen Wände“* (Vero 2013, 53) hängt.

Ferner waren die Ereignisse im Jahr 2010, insbesondere auch der 2. Weltautismus-Tag am 2. April, wegbereitend für das Kunstprojekt *„The Art of Inclusion“* (Vero 2013; 2014b). Mit diesem bemerkenswerten Projekt ist sie berühmt geworden. Beeinflusst durch ihre seriellen Arbeiten war sie auf die Idee gekommen, mit schwarzen Linien ein halbes Gesicht (zumeist die rechte Gesichtshälfte) auf ein Aquarellblatt zu zeichnen und dieses weltweit an prominente Persönlichkeiten aus Politik, Kunst, Kultur, Sport und Wissenschaft zu verschicken – dies verbunden mit der Bitte, die fehlende Gesichtshälfte zu ergänzen.

Diese Einbeziehung berühmter oder bekannter Personen sollte *„den Blick der Allgemeinheit auf sich ziehen“* (Bentele zit. in Vero 2014b, 6). In der Tat erhielt Gee Vero viele Rücksendungen mit mehr oder weniger originell ergänzten Bildern, z. B. von Udo Lindenberg, Angela Merkel, Joy Flemming, Wolfgang Stumph, Roger Willemsen, Manfred Krug, Bettina Wegner, Sir Ben Kingsley, Achim Reichel, Dieter Hallervorden, Hanna Nebe-Rector, Ulrike Hirsch, Jogi Löw oder Michael Schumacher.

Es folgten daraufhin mehrere Ausstellungen, zudem wurde die breite Öffentlichkeit durch Workshops in das Projekt einbezogen und eingeladen, mit der Initiatorin gemeinsam inklusive Erfahrungen zu erleben; und darum ist es Gee Vero bis heute letztendlich zu tun: „The Art of Inclusion“ soll Menschen zusammenbringen, zwischen unterschiedlichen Sichtweisen vermitteln, Toleranz, Akzeptanz und

Solidarität fördern sowie Verschiedenheit und Zugehörigkeit als gesellschaftliche Realität spürbar werden lassen; und dabei versteht es sich zugleich als Aufforderung an die Gesellschaft, sich der Herausforderung des „Mitmensch-Seins“ mit Autist*innen zu stellen. Derzeit leben wir noch – so die Künstlerin – *„leider in einer Gesellschaft, die vor allem die autistische Andersartigkeit als Abartigkeit wahrnimmt“* (Vero 2018b, 6). *„Der Weg zur Inklusion ist Akzeptanz. Und zwar die Akzeptanz des Anderen in seinem Anderssein, egal wie anders er ist“* (ebd. 8). Hierzu kann „The Art of Inclusion“ quasi *„als Brückenbauer zwischen Menschen unterschiedlicher Wahrnehmungen“* (8) wesentlich beitragen.

Neben diesem Engagement für Inklusion und soziale Teilhabe autistischer Menschen durch gesellschaftliche Akzeptanz ihres „So-Seins“ lädt uns Gee Vero ein, über Kunst und Kreativität nachzudenken – stoßen wir doch bei ihrem Projekt „The Art of Inclusion“ auf Berührungspunkte, die einige Strategien zeitgenössischer Kunst betreffen, auf die ich im Vorwort der vorliegenden Schrift kurz eingegangen bin. Das betrifft vor allem die Gelegenheiten der Partizipation, die Möglichkeiten der Verfremdung, Irritation oder Narration. Insofern handelt es sich bei vielen Bildern dieses Projekts weitaus mehr als um bloße nette Mitmach-Gesten.

> *„Übertragen auf die künstlerische Arbeit Gee Veros heißt das, dass die gemalten, geschriebenen oder collagierten Reaktionen anderer auf die Gesichtshälften Interpretationen sind, die in gewisser Weise auch Selbstporträts der Angeschriebenen sind: Jeder ist ein Künstler. (…) Es sind diese Fragen nach Fremd- und Selbstbildern, nach Wahrnehmungsweisen und Inszenierungen, die das künstlerische Konzept Gee Veros ausmachen und seinen Wert bestimmen“* (Apke zit. in Vero 2014b, 13).

Das Projekt „The Art of Inclusion“ ist freilich nur ein Teil des künstlerischen Schaffens von Gee Vero. Wie schon erwähnt, kam es im Jahr 2010 zu einer Aufbruchstimmung, die ihre Bildnerei erfasst hatte und in vielerlei Hinsicht Spuren hinterlassen hat. So malt sie heutzutage nicht nur mit einem Edding 3000, sondern ebenso mit Acryl- und Aquarellfarben, Feder und Tinte. Damit hat sie einen Weg zu Farben gefunden, und ihre Bilder sind häufig lebensgeschichtliche Mitteilungen – Erzählbilder über Momente, die sie gerade bewegen und die sich schwer in Worte fassen lassen.

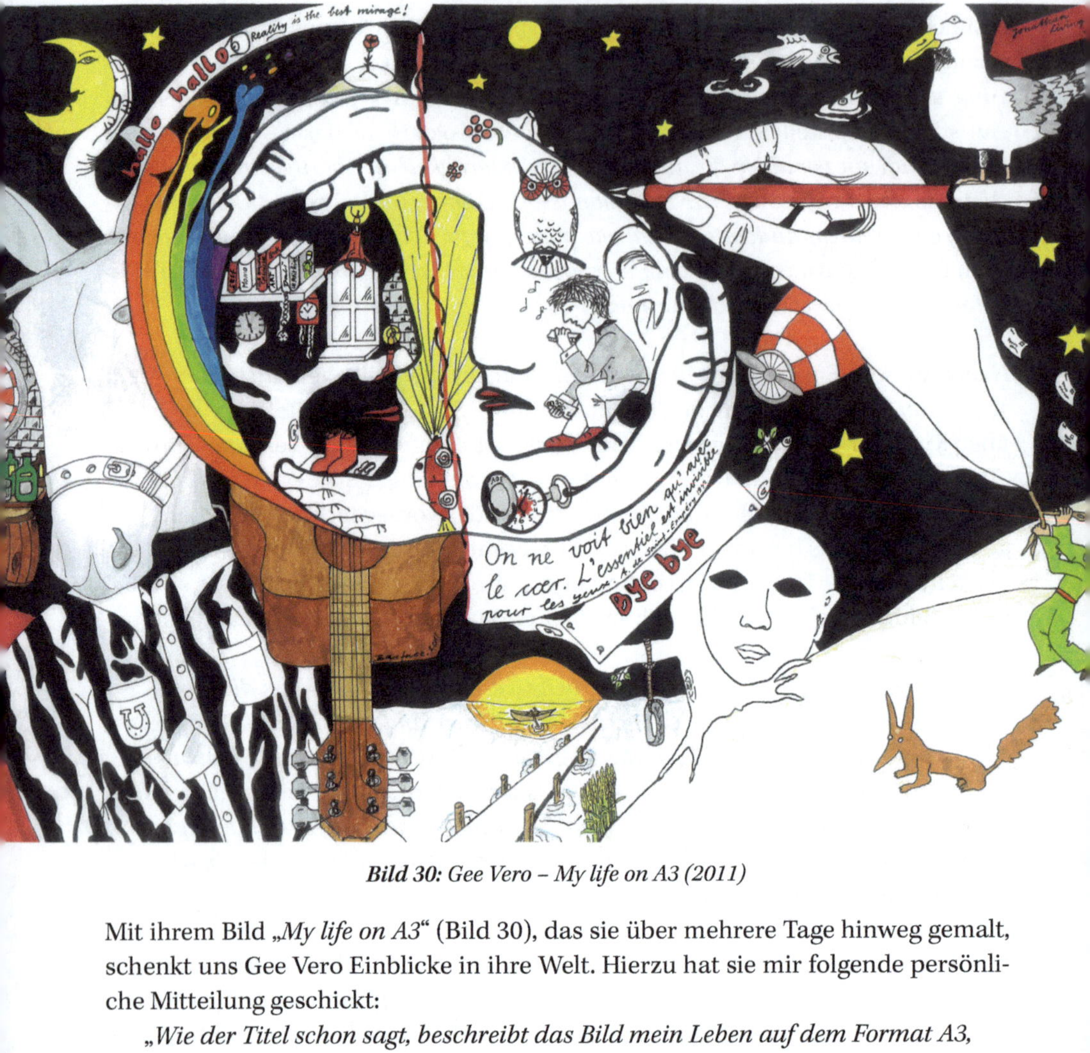
Reality is the best mirage!
hallo hallo
On ne voit bien qu'avec
le cœr. L'essentiel est invisible
pour les yeux.
Bye bye

***Bild 30:** Gee Vero – My life on A3 (2011)*

Mit ihrem Bild „*My life on A3*“ (Bild 30), das sie über mehrere Tage hinweg gemalt, schenkt uns Gee Vero Einblicke in ihre Welt. Hierzu hat sie mir folgende persönliche Mitteilung geschickt:

> *„Wie der Titel schon sagt, beschreibt das Bild mein Leben auf dem Format A3, welches nicht mein bevorzugtes Format beim Malen ist. Begonnen habe ich wie immer mit einem linken Auge, welches irgendwann zum Schwanz der Eule wurde. Dort liegt aber keinesfalls der Anfang, es ist nichts Gewesenes, denn mein Leben mit Autismus ist ein Kreis. Keine gerade Linie. Es ist immer alles da, nicht nacheinander, nie ist etwas vorbei oder kommt erst noch. In diesem Kreis liegt mein gesamtes Erleben, bewusst und unbewusst. Hier sind mein Sein und mein Dasein vereint. In diesem Kreis, als auch in dem Bild, ist alles zu sehen, was ich bin und was ich war und auch wer ich sein kann. Hier liegen*

Glück und Freude ganz eng neben Sorgen und Ängsten. Und doch ist auch noch Raum und Zeit für meine Wünsche und meine Träume. Alles Schwarze ist der Raum und die Zeit, die es für die Hoffnung gibt. Dieser Kreis bin ich, so wie mich niemand anders als mein Selbst sehen und verstehen kann. Über das Bild versuche ich jedoch trotz alle dem eine visuelle Brücke zu bauen, (...) von meinem Anderssein zu dem Sein der mich umgebenden Menschen. Wir haben alle nur den Moment und wenn wir Glück haben, wird aus diesem Moment eine Erinnerung, die wir behalten dürfen. Das nennen nicht-autistische Menschen Vergangenheit. Und die Momente, von denen sie träumen, die fädeln sie schon vorab wie eine Perle auf ihre Lebenskette und nennen das Zukunft. Mein Leben ist ein Kreis und dieses Bild der Versuch davon zu erzählen, in einer Sprache, die mir mehr liegt als Worte" (Vero 26.8.2015).

Nach eigenen Aussagen sei das Bild *„My life on A3"* zu einer sehr schwierigen Zeit entstanden. Wie üblich sei es in einem *„unterbewussten Zustand"* gemalt worden, zu dem es *„keinen Plan, keine Skizzen und keine Vorschau"* (Vero 2013, 59) gibt. Daher ist das Ergebnis offen. *„Ich weiß nie, was am Ende auf dem Blatt zu sehen sein wird"* (ebd., 61).

Letztlich lässt sie sich selbst durch ihre intuitive, spontane, ja „automatische" künstlerische Aktivität überraschen, weiß daher auch nicht, wie so manches, z. B. das personifiziert wirkende Pferd, die Auswahl und Anordnung symbolischer Elemente, eingebaute Wörter, Texte oder Zahlen sowie die Kombination von (unvollendeten) Bildmotiven, das (Wechsel-)Spiel mit prägnanten Figurationen, Linien, klaren Konturen einerseits und Auflösungs- und Verschmelzungstendenzen andererseits, zu einer ästhetischen Komposition zustande gekommen ist. In dem Zusammenhang mutet das Bild wie auch viele andere Werke von Gee Vero surrealistisch an, indem es mit Traumbildern, Imagination oder fantastischen Gemälden aus dem Unbewussten Hand in Hand geht und durch einen *„psychischen Automatismus"* (Breton) befördert wurde. Surrealistische Arbeiten sind zumeist Manifestationen *„ohne jede Vernunft-Kontrolle und außerhalb aller ästhetischen oder ethischen Fragestellungen"* (Breton zit. n. Waldberg 1978, 7, 98). Wenngleich ihnen eine logische Tätigkeit fremd ist, zielen dennoch viele darauf ab, *„zur Lösung der wichtigsten Lebensprobleme"* (ebd., 8, 98) beizutragen. Insofern versteht sich der Surrealismus durchaus politisch; und auch dieser Aspekt schimmert in einigen Bildwerken von Gee Vero durch, wenn es um gesellschaftliche Inklusion durch ihren Brückenbau zur Überwindung der sozialen Barrieren zwischen Autist*innen und Nicht-Autist*innen geht.

Ohne Zweifel sind die von mir präsentierten surrealistischen Bildwerke mit kreativer Gestaltungs- und Ausdruckskraft hoch aufgeladen. Die Kreativität Gee Veros kann als ein allgemein menschliches Vermögen betrachtet werden, wenngleich ihre künstlerische Manifestation mehr als nur eine *„Alltagserscheinung"* (Navratil) ist, nämlich mit stilistischen Momenten der Symbolisierung, Verfremdung von Dingen und Auflösung der Grenze zwischen Selbst und Außenwelt auch Außergewöhnliches und Genialität zum Ausdruck bringt. Surrealisten der ersten Stunde wie A. Breton bringen hierbei gar den Wahnsinn mit ins Spiel, der *„für ein ebenso gültiges, wenn nicht gültigeres Begreifen von Wirklichkeit gehalten (wird, G. T.) als das normaler Menschen"* (Waldberg 1978, 13). Damit wird die schöpferische Kraft (Kreativität) schizophrener Menschen in das Konzept des Surrealismus mit aufgenommen.

Die Frage nach den Zusammenhängen zwischen Kreativität, dem Unbewussten, Kunst und Schizophrenie war aber nicht nur für Künstler*innen der Avantgarde interessant, sondern ebenso Thema im Lager der Psychiatrie. Dort gab es die Suche nach Merkmalen einer *„psychopathologischen Bildnerei"* (vgl. Bader 1975); und L. Navratil (1965, 108) war es, der im Rahmen seiner Untersuchungen zu der Erkenntnis gekommen war, dass *„die Stilelemente schizophrenen Gestaltens"* mit dem künstlerischen Manierismus identisch seien. Zudem war er davon überzeugt, dass die ästhetisch interessanten, eindrucksvollen Bildwerke *„von oligophrenen, dementen und psychotischen, vor allem schizophrenen Kranken"* (Navratil 1975, 103) stammten, bei denen die bildnerische Kreativität *„deutlicher hervortritt als bei den Gesunden"* (ebd., 105).

In dieser Bahn bewegen sich auch die surrealistisch-symbolträchtigen Bilder von Gee Vero, die aber nicht von den Stilelementen psychopathologischen (schizophrenen) Gestaltens bestimmt werden, sondern ihr fühlbarer Hintergrund bilden die künstlerische Begabung und einige Besonderheiten im Rahmen des Autismus. Insofern sollten wir uns davor hüten, Gee Veros Bildnerei in eine psychopathologische Ecke zu rücken oder nach pathologischen Aspekten zu suchen. Die Fokussierung auf eine *„pathologische Perspektive"* verfehlt nämlich *„die Komplexität menschlichen Seins"* (Buck, Kardeman & Goldstein 1985, 81). Freilich kommt bei Gee Vero persönliches Leiden mit ins Spiel, dennoch sind ihre Werke wie z. B. *„My life on A3"* keine „Leidensbilder" (Richter 1997a). Das zeigt sich an der ästhetisch hervortretenden, prachtvollen Resilienz, und ebenso sind die Selbstauskünfte der Künstlerin ein Beleg dafür.

Betrachten wir nunmehr Gee Veros Bildwerk *„In between but nowhere*“ (Bild 31), das mir die Künstlerin zum Geburtstag geschenkt hatte. Das Bild zeigt einen Seiltänzer, der als Weltenwanderer, ewig Reisender und Suchender die Künstlerin darstellt und den Leuchtturm als Orientierung sowie den Baumstamm als Stütze nutzt. *„Das Seil ist der Platz, den mir*“ – so Gee Vero – *„mein Autismus zum Fortbewegen lässt. Es ist die Alternative zum Stillstand. Aber dennoch bin ich immer zwischen den Welten und damit nirgendwo – in between but nowhere. Mein Leben als autistischer Mensch in einer Gesellschaft, die zwar immer mehr von Inklusion spricht, aber nicht zur Akzeptanz autistischer Menschen und ihrer Art zu sein bereit (oder fähig?) ist, gleicht einem Seiltanz und meist ohne Sicherheitsnetz*“ (Vero 2.6.2021). Gleichwohl gibt es in Gee Veros Leben mehrere Personen, die ihr ein Sicherheitsnetz bieten, das durch die beiden Hände symbolisiert wird, die den Seiltänzer auffangen werden, sobald er fallen sollte (was nicht selten geschieht).

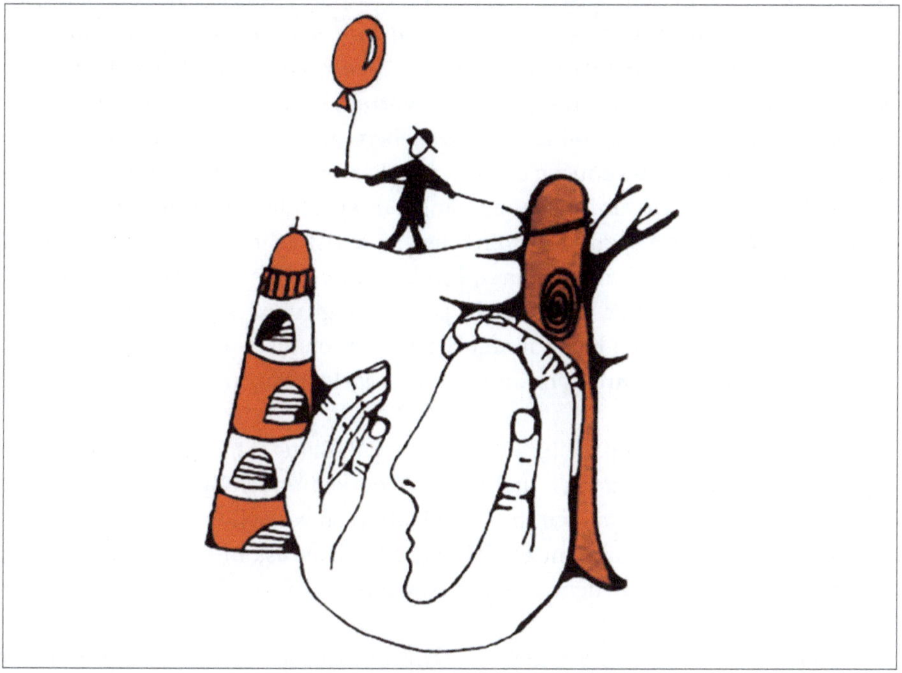

***Bild 31:** Gee Vero – In between but nowhere (2015)*

Gee Vero bedeuten diese ihr Sicherheit gebenden Personen sehr viel, haben sie ihr doch Zuversicht und Stärke verliehen und ihr Leben zum Positiven verändert. *„Das* *soll das Bild erzählen, dieses Stück meines Lebens. Der Übergang vom Dasein zum Leben*" (ebd.).

Die bildnerische Umsetzung dieser Wahrnehmung und Erfahrungen ist ihr nicht leichtgefallen, da das Bild letztlich „*von einer inneren Sehnsucht erzählt, die, und das ist mir jetzt bewusst, nie erfüllt werden wird*" (ebd.). So fällt uns die „Leere" (nicht bemalte weiße Fläche) auf, die hier als kompositionelles Phänomen gelungen erscheint, zugleich aber ein gewisses Maß an Leiden signalisiert, indem die Künstlerin zum Zeitpunkt der Entstehung des Bildes noch nicht weitererzählen konnte, was für sie „*schlecht auszuhalten*" war. Das zeigt sich auch am Gesicht, das hier für das Selbst steht und dessen Ambivalenz zum Ausdruck bringen soll. So fällt es dem Selbst einerseits schwer, angesichts lauernder Gefahren, getäuscht zu werden, mit dem Sehen und Hören zurechtzukommen. Andererseits kann es aber „*fälschungssicher*" fühlen, was Gee Vero (2020, 26) als „*Sensing*" bezeichnet. Dies ist eine „*allen Menschen angeborene Fähigkeit (...), eine Art des Spürens, also des Erfühlens der inneren Zustände eines anderen Menschen*" (ebd.). Vermutlich ist es bei vielen nicht-autistischen Menschen, die vorrangig sprachbezogen denken und sprachlich kommunizieren, im Laufe ihres Lebens zu einer Verkümmerung dieser Fähigkeit gekommen. Bei einigen autistischen Personen, die wahrnehmungsbezogen denken, scheint sie hingegen unabhängig ihrer Intelligenz weiterhin wirksam zu sein. Hier nimmt sie Bezug auf ihren schwerst autistischen Sohn, der mit seinem Sensing kommuniziert, andere spüren lässt, wenn er Hilfe benötigt, aber ebenso merkt, wenn es z. B. seiner Mutter nicht gut geht (vgl. ebd., 27). Mit Hilfe des Sensing können Autist*innen leicht hinter die Maske schauen, die sich nicht-autistische Personen im Zuge ihrer Ich-Entwicklung zugelegt haben.

Werfen wir einen Blick auf weitere Bildwerke (z. B. Bilder 32, 34), so begegnen wir einem Facettenreichtum an z. T. mehrfach wiederkehrenden Symbolen, Bildmotiven und Stilelementen. Um nicht im Rätselhaften zu verweilen oder sich nicht im Spekulativen zu verlieren, lohnt es sich, durch Selbstauskünfte einen Zugang zu G. Veros privatistischen Bedeutungen zu gewinnen.

Beginnen möchte ich mit Sternen und Himmelskörpern (Bilder 30, 34), deren Anziehungskraft und Wertschätzung in die Kindheit der Künstlerin reicht:

> *„Ich wollte immer schon zum Mond fliegen. Ich bin ein Mondkind, er ruft mich. Ich wollte unbedingt Kosmonaut werden. Daraus ist bekanntlich nichts geworden, aber ich hatte das Glück, dass ich als Kind Sigmund Jähn getroffen habe und die Unterhaltung mit ihm war das tollste Gespräch meiner Kind-*

heit. Die Sterne, deren Licht mich noch erreicht, obwohl es sie schon gar nicht mehr gibt. Sie erinnern mich an alles, was mal war und alles was noch sein wird. Als mein Großvater wusste, dass er sterben wird, da hat er mir gesagt, dass er jeden Abend der erste Stern sein wird, den ich sehe und so treffen wir uns jeden Abend. Kurze Zeit nach seinem Tod (1978) las ich den Kleinen Prinzen und wusste, dass mein Großvater die Wahrheit gesagt hatte. ‚Wenn du bei Nacht den Himmel anschaust, wird es dir sein, als lachten alle Sterne, weil ich auf einem von ihnen wohne, weil ich auf einem von ihnen lache. Du allein wirst Sterne haben, die lachen können' (zit. aus „Der kleine Prinz" von Antoine de Saint-Exupéry, Bindlach 2017, 3. Aufl., Loewe-Verlag)" (Vero 2.6.2021).

Ferner ist die Möwe (Bilder 30, 34) ein beliebtes Symbol, das für „*Fliegen, Entkommen, Perspektivwechsel, also von oben auf die Dinge schauen und dadurch dann in der Lage sein, sich selbst, das Selbst, zu verändern und damit werden zu können, was ich sein kann und will*" (Vero 2.6.2021), steht. Außerdem ruft sie Assoziationen hervor wie „*You have the freedom to be yourself, your true self, here and now, and nothing can stand in your way*" aus dem von Gee Vero sehr geschätzten Buch "*Jonathan Livingston Seagull: A Story*" von Richard Bach (deutsch: Die Möve Jonathan, Berlin 2008, Ullstein-Verlag). Die Wertschätzung von Büchern kommt auch bildnerisch zum Vorschein (Bilder 30, 34). „*Bücher sind Türen in andere Welten, also die besten und treuesten Begleiter für einen Weltenwanderer. Die Bücher sind meist: Der Kleine Prinz, Die Möwe Jonathan, Momo, Die unendliche Geschichte und Lexika und Wörterbücher. Bücher sind Wortsammlungen und ich bin ein Sammler*" (Vero 2.6.2021).

Einen wichtigen Stellenwert in der symbolhaften Bildnerei von Gee Vero haben des Weiteren die Augen:

> „*Am Anfang begann jedes meiner Bilder mit dem Auge, meinem linken Auge, dem Auge, dem ich am meisten vertraue. Augen sind wichtig für mich, da sie der einzige Teil der Ich-Menschen sind, den sie nicht mit ihren Masken verdecken können. Über die Augen kann ich das, was ich über Sensing wahrnehme abgleichen und kann dem Menschen so doch noch auf meine Art und Weise begegnen. Leider verstehen die meisten Ich-Menschen diese Art der Kommunikation nicht mehr. Sie haben vergessen, wie man diese Sprache spricht, eine Sprache, die keine Lügen kennt. Die Augen sind ein Tor*" (Vero 2.6.2021).

Bezugnehmend auf L. Navratil (1995, 105) könnte eine Beziehung zwischen Augen und Uhren[5], die mehrfach auf dem Bild *„My life on A3"* (Bilder 30) zu sehen sind, hergestellt werden. Das scheint jedoch nicht für Gee Vero zu gelten, die eine ganz andere Assoziation parat hat, indem sie ihr Leben so wie das Ziffernblatt einer Uhr als einen ewigen Kreis betrachtet. *„Zeit ist immer da"* (Vero 2.3.2021) schreibt sie. Zeitliche Momente berühren ebenso die symbolhaften Stilelemente Baum und Geäst.

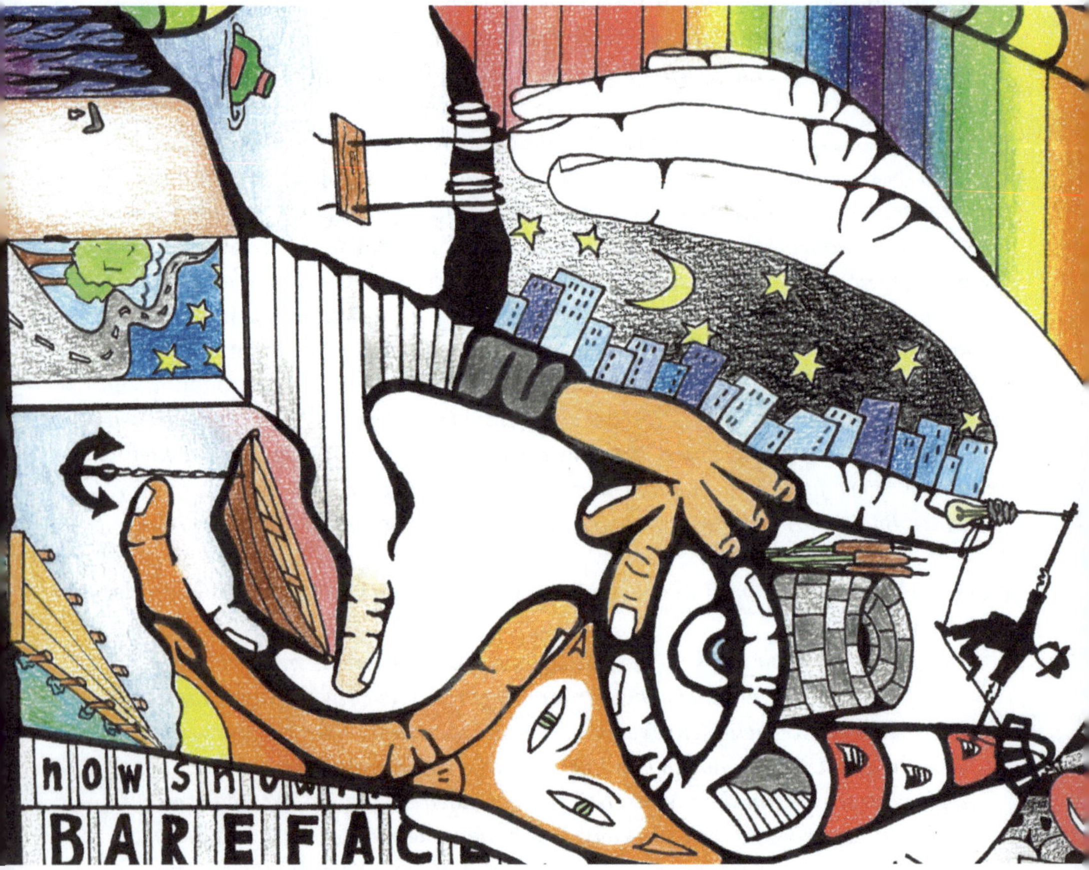

Bild 32: *Gee Vero: All of me yet incomplete (2014)*

5 Navratil (1995, 105) bezieht sich hier auf das engl. „watch", was wohl ursprünglich auch ein „heimliches Beobachten" tangiert.

> *„Ich mag die Bäume besonders im Herbst und Winter am meisten, wenn sie kein Laub tragen, demaskiert sind. Dann sieht man ihr Selbst. Dann sind sie mir vertraut und so male ich sie auch. Ein Baum entsteht aus einem winzigen Samenkorn, das auf fruchtbaren Boden fällt und über viele Jahre einen großen, starken Stamm bildet, mit Wurzeln, die diesem Halt geben und einer Krone, die sich in alle Himmelsrichtungen ausstreckt. Dass aus etwas so Winzigem etwas so Großes entstehen kann, zeigt mir, was möglich ist, lässt mich weitermachen. Jeder Baum schickt mir diese Nachricht. Außerdem haben Bäume mich eine wichtige Strategie gelehrt. Der Baum verbiegt sich, und richtet sich nach dem Sturm wieder auf. Man muss sich verbiegen, wenn man in einem Sturm nicht abbrechen will. Und man verbiegt sich für sich selbst, nicht unbedingt für die anderen“* (ebd.).

Haltgebend ist gleichfalls der Anker. Zudem repräsentiert er *„Sicherheit, Stimming, Beruhigung, aber auch Gewicht, Stillstand, eine Kette. Ich bin ein Gefangener, aber mittlerweile mit Freigang. Ich habe gelernt, mit dem Anker zu leben. Der Anker steht auch für den Tod und das Leben der Menschen an meinem Tisch“* (ebd.). Stimming und einen Anker bietet zudem die Musik, was die Gitarre (Bild 30) symbolisieren soll.

Von hoher ästhetischer (stilistischer) Qualität sind die Regenbogenstreifen (Bild 32) einzuschätzen, denen zugleich Symbolisches anhaftet.

> *„Ein Regenbogen ist ein Spiegelbild der Sonne. Der Spiegel sind die vielen Wassertropfen, die aus weißem Tageslicht all diese Farben entstehen lassen. (Es gibt übrigens auch einen Mondregenbogen.) Weiß wird bunt. Bunt wie das Leben, wie die Menschen. Jeder hat seine eigene Farbe. Sichtbar dann, wenn wir nach dem Weinen wieder lachen. Der Regenbogen steht für all unsere Tränen und all unser Lachen, für das, was uns bunt macht. Das Selbst ist farbig, das ICH täuscht dies nur vor, es ist weiß wie die Sonne. Ein Selbst ist immer auch ein Spiegelbild seines Gegenübers. Ein Selbst kann nur einem anderen Selbst wirklich begegnen“* (Vero 2.6.2021).

Sehr privatistisch ist die symbolische Repräsentation der Boote (Bild 34) einzuschätzen, die bei der Künstlerin nicht wie so oft bei Bildbetrachtungen primär Assoziationen wie Flucht, Drang nach Freiheit, Befreiung vom schwerem (psychisch belastenden) Gepäck, Urlaub oder einfach Sonne, die Kraft des Wassers o. Ä.

genießen wollen, hervorruft, sondern hauptsächlich für ihre Beziehung zu ihrem Großvater steht,

> *„der ein Boot gebaut hat, um mich dort abzuholen, wo ich gewartet habe, auf meiner Insel. Mit dem Boot erreichte er mich und begann mir eine Brücke zu bauen, zu einem Festland, zu dem ich gern wollte. Aber bevor er das schaffen konnte, ist er verstorben und mir blieb nur der Steg, der auch ganz oft in den Bildern vorkommt. Der Steg ist Hoffnung. Um ans Festland zu kommen, musste ich rudern lernen. Und das habe ich und das mache ich bis heute. Zum Segeln braucht es Wind"* (ebd.)

und ihre Familie mit den wichtigsten Menschen in ihrem Leben. Mit dieser Information verlässt Gee Vero letztlich die einfache (primäre) Symbolebene eines Objekts, indem sie Momente einer Verschiebung aufgreift, die eine zweite Symbolebene betreffen, die in der Regel Betrachter*innen ohne lebensgeschichtliche Kenntnisse nicht zugänglich ist und am ehesten tiefenhermeneutisch unter Einbeziehung des Produzenten oder der Produzentin aufbereitet werden kann (dazu Kapitel 3: Pädagogische Kunsttherapie).

Alles in allem sollten wir festhalten, dass symbolisierende Darstellungen bildhafte Manifestationen der (synkretistischen) Vereinigung von unbewussten, vorbewussten und bewussten Inhalten sind. Symbole sind vielschichtig und mehrdeutig, und ihre Darstellung hat eine selbstaktualisierende Funktion, die von der *„Atmosphäre des Rätselhaften"* (Navratil 1965, 98) begleitet wird. Für mich tritt die Symbolisierung im Verein mit dem surrealistischen Stilmittel in der Bildnerei von Gee Vero als ein Spiel zu Tage, das sich in einer künstlerisch-kreativen, außergewöhnlichen Darstellungsweise präsentiert und mit Blick auf die Selbstaussagen den *„Ernstcharakter"* des *„ästhetischen Spiels"* (Schiller) durchschimmern lässt (dazu Theunissen 1997, 108 ff.). Dieser Charakter betrifft (wie im folgenden Abschnitt ausgeführt) insbesondere die Auseinandersetzung mit dem Selbst und der Eigen- und Fremdwahrnehmung der Künstlerin. Wir können an dieser Stelle eine Affinität zur *„dialektischen Ästhetik-Lehre"* (ebd., 105 f.) herstellen, indem wir einige ihrer Aspekte wie die Zeitstruktur (Vergangenheit, Gegenwart, Zukunft), die Dialektik von Individuellem und Allgemeinen (subjektiv Bedeutsames wird mit „konventionellen" Figurationen aufgegriffen), die Perspektive (der in die Zukunft weisende Blick) und die *„psychologische Tiefe"* (Kofler) entdecken, welche letztlich jeder Person die Möglichkeit bietet, *„direkt angesprochen und gefesselt"* zu werden, *„worin das Geheimnis der das Gefühl erfassenden Wirkung der Kunst liegt, ihr unterhaltender Charakter"* (Kofler zit. in ebd., 106).

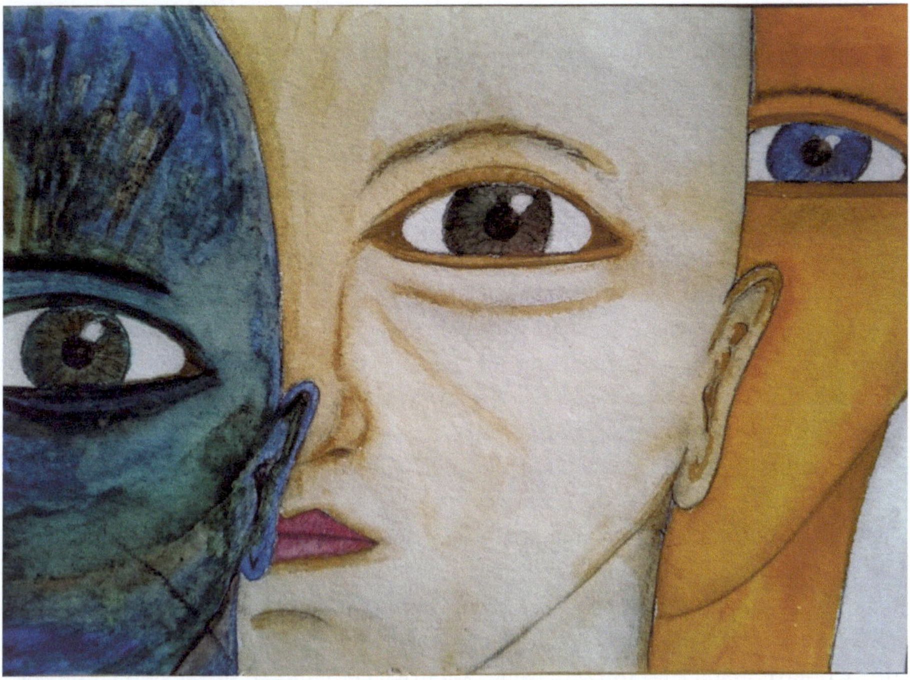

***Bild 33:** Gee Vero – The me in the I of the Self (2020)*

Sehr angezogen und nachdenklich gemacht hat mich auch Gee Veros Bild „*The me in the I of the Self*", in dem sie auf ihr Selbst (Self) „*als Kern oder Zentrum*" Bezug nimmt, dessen Gefährdung und Vulnerabilität durch „*das ICH als Schutz des Selbst mit einem funktionalen Mediator-Ich an seiner Seite*" (Vero 2.6.2021) abgefedert werden soll. So lautet ihr Ziel. Ihrer persönlichen Mitteilung ist zu entnehmen, dass das I das ICH repräsentiert (als „*Patchwork-ICH, Hülle, Maske, Schutz, aber auch Gefängnis der ICH-Menschen*"). Das Me bedeutet „*mich*" und hat die Funktion als „*Mediator zwischen Selbst und ICH und Selbst und Umgebung, Verbindung, Brücke, aber auch Abstandhalter, Austausch, Möglichkeit der Veränderung*" (ebd.). Diese drei Aspekte ihrer Selbstbezüglichkeit manifestieren sich in drei linksseitigen Gesichtshälften als Teile eines Ganzen, die durch wohl überlegte, sorgfältig ausgewählte Farben und klare Konturen (ohne Verschmelzung) voneinander abgegrenzt werden: das Me als „*M(ediator)ich*" in blau zur „*Rettung sowohl des Selbst als auch des ICH*", das I als Ich in Hautfarben als „*die Farbe meiner Körpermaske*" und das Self als Selbst in gelb-gold als Ausdruck der „*Ewigkeit*" (ebd.). Wie schon zuvor erwähnt, offenbart sich für Gee Vero in den Augen das Sensing, darüber hinaus kommen aber auch seelisch-erstarrte Empfindungen, beobachtende, distanziert wirkende Momente sowie die Suche nach Lösungswegen und einer haltgebenden Orientierung zum Ausdruck.

Bleibt zu guter Letzt die Frage nach der persönlichen Bedeutung dieses Bildwerks. Diese führt uns zu Gee Veros Schwierigkeiten, als Autistin ein souveränes (balanciertes) Selbst zu entwickeln, das sich in der „nicht-autistischen Welt" zurechtfinden kann. So sei ihr Selbst *„lange Zeit ohne Schutz durch die Welt der ICH-Menschen geiirt."* Das ICH – so schreibt sie – *„die Maske musste ich mir schaffen, es ist ein Patchwork-Ich geworden, mit dem ich in der Lage bin, der Umgebung zeitweise das widerzuspiegeln, was sie sehen muss, damit sie mich Teil sein lässt. Das M(ediator) Ich war am schwersten zu erstellen, ich schaffe das nur mit Hilfe von vertrauten Menschen von außen, die mir helfen diese Abgleiche zwischen Selbst und Patchwork-Ich und Selbst und Umgebung zu erstellen."*

Ziehen wir ein Fazit, so lässt sich festhalten, dass die eingangs skizzierten, von Gee Vero herausgestellten Besonderheiten von Autismus sowie die (verständnislosen) Reaktionen der nicht-autistischen Welt, das zentrale Vehikel für ihre künstlerischen Aktivitäten sind. Dabei geht es um Bedürfnisse, das eigene Selbst vor einem (drohenden) Chaos zu schützen, weiterzuentwickeln und zu stabilisieren, die eigenen psychischen Befindlichkeiten und Belange mitzuteilen, den eigenen Gefühlen Ausdruck zu verleihen sowie eine Orientierung für ihre Lebenszukunft zu finden. Ebenso ist es ihr um gesellschaftliche Akzeptanz und Inklusion zu tun, weshalb sie mit ihren Bildwerken gleichfalls wie mit ihrem viel beachteten Projekt „The Art of Inclusion" zwischen der „autistischen Welt" und der „nicht-autistischen Welt" Brücken der Verständigung und sozialen Kommunikation aufbauen möchte. Hierbei versteht sie sich *„als eine Art Übersetzerin zwischen neurotypischen und autistischen Menschen"* (Vero 2013, 61).

Während ihr Projekt die unmittelbare Teilhabe autistischer und nicht-autistischer Personen ermöglicht, lassen ihre eigenen Bildwerke nur rezipierende Partizipationsmöglichkeiten zu. Eine bloß anteilnehmende Betrachtung aus der Distanz kann den Zugang zur Künstlerin und ihren Botschaften erschweren, vor allem dann, wenn es sich um surrealistisch-symbolhafte Gestaltungen handelt, denen privatistische Bedeutung zukommt.

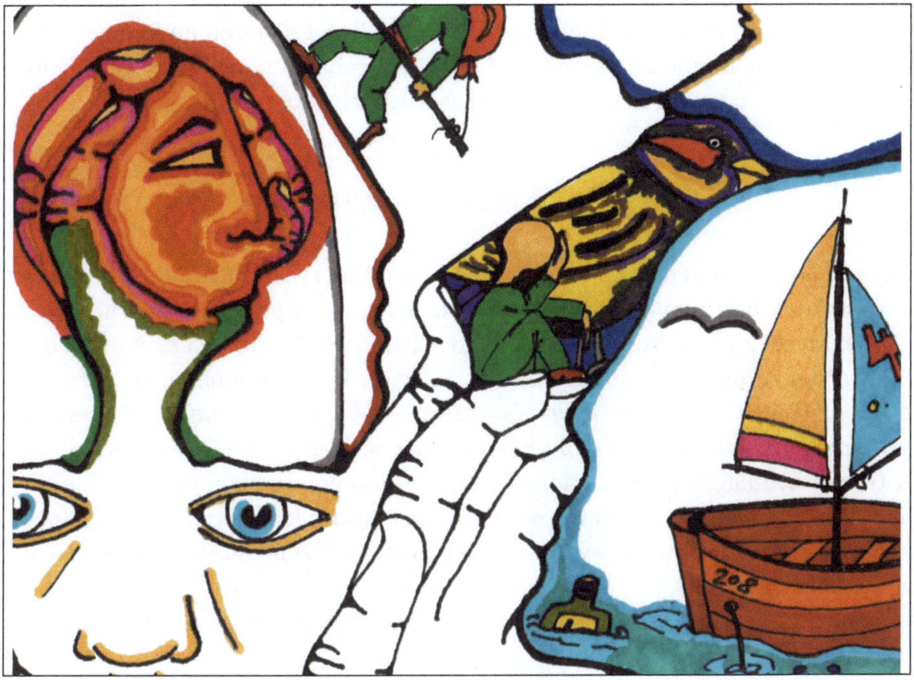

Bild 34: *Gee Vero – The many faces of my self or where the self can be (2021)*

Hilfreich sind daher Informationen der Künstlerin selbst – wohl wissend, dass dadurch nicht alles geklärt oder entschlüsselt werden kann. Denn manches lässt sich nicht in Worte fassen (so Gee Vero), bleibt im Unbewussten, der Künstlerin verschlossen und kann nur tiefenhermeneutisch in Verbindung mit biografischem Wissen erahnt werden (dazu Richter 1997a). In dem Zusammenhang tritt in den surrealistisch-symbolträchtigen Arbeiten Gee Veros eine verschlüsselte Aktualität hervor, die das psychische Befinden repräsentiert und eine Nähe zum Traumerleben sowie zur Fantasie und Intuition aufzeigt. Das ist für surrealistische Künstler*innen, die schon vor etwa 100 Jahren erkannt hatten, *„dass eine Kunst, die sich ans Gefüge der rational erkannten Welt hält, die Wahrheit verfehlt“* (Meyer 1971, 38), nicht ungewöhnlich. Zugleich ist ihre Kunst aber auch zeitlos, indem sie durch Originalität und das Außergewöhnliche fasziniert, welches immer Betrachter*innen in ihren Bann ziehen wird. Hier beweist sich Gee Vero als eine hervorragende Außenseiter-Künstlerin, die sich selbst als *„self-taught artist“* bezeichnet und mit ihrem Interesse und ihrer Begeisterung für künstlerisches Arbeiten viele Menschen anregen und erfreuen kann. Das sollte in keiner Weise unterschätzt werden.

Gleichwohl sind bis heute ihre Bildwerke in der Regel nicht an andere gerichtet, wenngleich sie ab und zu Personen, die sie sehr schätzt, auch Bilder verschenkt. Dafür möchte ich mich an dieser Stelle ausdrücklich bedanken.

Schlussbemerkung

Alles in allem können wir festhalten, dass die Bilderwelt von Autist*innen und Savants keine bestimmte Stilart erkennen lässt, die es uns gestattet von einer *„autistischen Kunst"* zu sprechen. Dafür ist das Spektrum an Stilarten, Zeichnungen oder Bildwerken zu breit und unterschiedlich gelagert. Vielmehr stoßen wir auf *„stilistische Freiheiten,* (...) *die nicht standardisiert werden können, sondern als Ausdruck einzigartiger kreativer Ausrichtungen verstanden werden müssen"* (Buck, Kardeman & Goldsetin 1985, 84). Trotz „individueller Variationen" (Kellman 2001, 17) gibt es allerdings Tendenzen, denen wir dem Anschein nach nicht selten in der Bildnerei von autistischen Personen begegnen. Das betrifft insbesondere Vorlieben für:

- serielle Arbeiten
- Themen wie (fantastische, visionäre) Landschaften, Fantasiewelten, Sciene-Fiction u.Ä.
- Themen, die sich auf vergangene, subjektiv bedeutsame Ereignisse (z.B. Erlittenes, Unverstandenes, aber ebenso Ferien, Familienurlaub, Ausflüge, schöne Erlebnisse) beziehen
- mechanische, technische Dinge (Steckdosen, Himmelskörper, Lichtelemente u.Ä.) als Bildmotive
- fotografische Gestaltungen
- Details und Präzision
- Wiederholung und Reihung von Dingen
- Bild-Text-Kombinationen
- geometrische Formen, Muster oder Strukturen
- Zahlen, Buchstaben, Zeichen, Symbole oder (kleine) Figuren als (serielle) Ordnungselemente

Solche Vorlieben sind auch dem Katalog zur Ausstellung *„Ich sehe was, was du nicht siehst. Eine Werkschau von Künstlerinnen und Künstlern mit Autismus"* (Kaminski & Elsen 2010) sowie einer Studie über *„Autistische Welten"* (Marchart 2017) zu entnehmen. Freilich lässt sich damit das breite Spektrum an bildnerischen Ausdrucksformen autistischer Menschen nicht erfassen, dafür ist ihre Bildnerei zu vielfältig – oder anders gesagt, Werke dieses Personenkreises weisen kaum Ähnlichkeiten auf, die durch einen bestimmten Merkmalskatalog, bildnerischen Gestaltungsprozess oder künstlerischen Stil erfasst werden können.

Die empirische Befundlage lässt keine gesicherte Schlussfolgerung zu, dass die bildnerische Entwicklung bei autistischen Kindern und Jugendlichen weithin ähnlich verläuft wie bei nicht-autistischen Gleichaltrigen, wohl aber steht außer Frage, dass sich Autist*innen eines Repertoires an Gestaltungstechniken bedienen, das üblicherweise in der Kindheit und Jugend aufgebaut wird (vgl. Charman & Baron-Cohen 1993; Kellman 1996; 2001; Marchart 2017).

Bei manchen autistischen Personen haben wir es mit einer sprunghaften, ja plötzlichen Aneignung und Präsentation bestimmter bildnerischer Techniken und Ausdrucksformen zu tun, sodass kein kontinuierlicher Verlauf in der zeichnerischen Entwicklung gegeben ist. Zudem stoßen wir im Unterschied zu Kinderzeichnungen und zur Hobby- oder Sonntagsmalerei nicht-autistischer Personen auch bei Autist*innen, denen keine Savant-Fähigkeiten nachgesagt werden, häufiger auf *„unkonventionelle"* Ausdruckssysteme, die quasi *„alles Gewohnte überbieten"* (Prinzhorn 1922, 292), die nicht an *„übliche"* Darstellungsprinzipien wie in Kinderzeichnungen, in der traditionellen oder auch modernen Kunst erinnern und somit selbsterarbeitete Ausdrucksformen und Motive zur Schau stellen. Dies bestätigt P. Marchart (2017, 57) in ihrer Untersuchung:

> *„Auffällig an den Zeichnungen der ‚Autisten', die während unserer Impuls-Actings entstanden sind, ist die extreme Individualität. Überall zeigt sich die ganz eigene Handschrift, Wesenheit und Spur. (...) Ich habe keine einzige Zeichnung gesehen, die von anderen Zeichnungen kopiert war. Zahlen, Buchstaben und archaische Symbole wurden dagegen sehr häufig verwendet, aber immer sehr eigenartig und nicht im herkömmlichen Sinn verarbeitet."*

Solche Artefakte können jedoch ohne Selbstauskünfte und lebensgeschichtliche Kenntnisse (vor allem bei nicht-sprechenden Personen) kaum erschlossen werden.

Dass Sozialisationseinflüsse, heute vor allem der audio-visuelle, digitale Medienkonsum (Computerspiele etc.), im Hinblick auf die Entwicklung von Fähigkeiten und Fertigkeiten, sich bildnerisch auszudrücken, berücksichtigt werden müssen, gilt für alle Kinder und Jugendlichen. Vor diesem Hintergrund ist es grundsätzlich schwierig, Abweichungen von der üblichen Kinderzeichnung oder bildnerischen Entwicklung bei autistischen oder anderen (auffälligen) Heranwachsenden zu beurteilen (dazu Richter 1987; Theunissen 2004, 15 ff.).

So können z.B. altersunübliche bildnerische Repräsentationen, Irregularitäten, fragmentierte Zeichnungen, Perseverationen, Umformungen, eine geringe Ausdauer beim Zeichnen, flüchtiges Gestalten, schwach ausgeprägte konventionelle oder darstellende Schemata, eine mangelnde bildnerische Symbolik, die Bevorzugung schematischer Gebilde, die Wiederholung von Bildthemen sowie eine strukturelle oder figurale Gleichförmigkeit (mangelnde Variabilität bildnerischer Figurationen oder redundante Schemata) sowohl Ausdruck einer besonderen künstlerischen Begabung, Sonderentwicklung oder einer kognitiv (rational) und ästhetisch bevorzugten Malweise sein als auch auf eine sozialisationsbedingte Entwicklungsverzögerung (z.B. angesichts mangelnder Malgelegenheiten und -übungen) hinweisen. Ebenso denkbar sind hintergründige Hirnschädigungen oder Hirnfunktionsstörungen, die zu Veränderungen in der bildnerischen Ausdrucksweise und Bildstruktur führen können.

Wie dem auch sei, viele Jahrzehnte dominierte die Tendenz, Abweichungen vom üblichen bildnerischen Entwicklungsverlauf bei intellektuell behinderten, psychisch auffälligen und autistischen Kindern und Jugendlichen als pathologisch oder defizitär auszulegen (vgl. Bareis 1992, 29ff.; Bleidick 1966; Emery 2004; Evans & Dubwoski 2001, 46; Fein et al. 1990; John-Winde & Roth-Bojadzhiew 1993, 54ff.; Lewis & Boucher 1991; Osborne 2003; Richter 1987, 122ff., Rösener 1982). Angesichts kleiner Untersuchungsgruppen sowie der häufig vernachlässigten Frage nach den persönlichen (gestalterischen) Vorlieben, den Sozialsationseinflüssen und Lebensbedingungen (soziale Benachteiligung) haben die meisten der Befunde nur eine begrenzte Aussagekraft. Pathologische Besonderheiten in der Bildnerei autistischer Menschen sind die Ausnahme und nicht die Regel (vgl. Buck, Kardeman & Goldstein 1985).

Statt einer Suche nach Defiziten sollten vielmehr Stärken im Zeichnen oder Malen beachtet und gewürdigt werden. Das betrifft z.B. die Neigung (v.a. von Autist*innen mit Savant-Fähigkeiten), beim Abzeichnen eines Objekts oder auch bei Zeichnungen aus dem Gedächtnis mit Teilelementen, Details und Außenlinien zu beginnen (vgl. Mottron & Belleville 1993; 1995; Booth et al. 2003; Mann & Walker 2003, 274) sowie eine ausgeprägte Liebe für realitätsgetreue Details und Figurationen, deren Ausarbeitung viel Zeit beansprucht (vgl. Charman & Baron-Cohen 1993, 179; Drake et al. 2010). Als Erklärung wird hierzu auf eine andere Form der Wahrnehmung und des Denkens autistischer Menschen verwiesen. Demnach sei ihr Wahrnehmungssystem auf die Erfassung und Verarbeitung lokaler Reize (wie z.B. Details) ausgerichtet, dem ein sogenanntes „Bottom-up-Denken“ zugrunde liegt.

Dieses korrespondiert mit einer größeren „Freiheit" auf der lokalen Hirnebene, die bei vielen autistischen Personen durch „Top-down-Prozesse" höherer (präfrontaler) Hirnbereiche weniger beeinflusst werde (vgl. Mottron 2015, 120; Mottron & Belleville 1993, 302 ff.).

Nicht-autistische Menschen seien hingegen sogenannte „Top-down-Denker", indem sie vom Allgemeinen (durch Kategorien- und Begriffsbildung) zum Speziellen (Details, Daten, Eigenschaften einer Sache) kämen. Top-down Prozesse beziehen sich auf Verläufe von „oben nach unten", auf eine Einflussnahme von höheren Hirnarealen auf lokale. Das heißt, dass in dem Fall Erfahrungen und (Vor-)Wissen dabei helfen, Wahrgenommenes einordnen zu können. Bottom-up-Prozesse verlaufen von „unten nach oben" und schließen keineswegs die Bewältigung komplexerer Aufgaben aus, die üblicherweise den „höheren Funktionen" des Gehirns zugeschrieben werden.

Was das bildnerische Arbeiten betrifft, so gelangen „Bottom-up-Denker" über die Visualisierung von Einzelelementen durch die Aktivierung lokaler Prozesse zur Darstellung eines Ganzen. Dies führen uns L. Mottron und sein Team am Beispiel des autistischen Savants E.C. vor Augen, der *„nicht mit einer globalen Form einer Figur beginnt, sondern stattdessen mit einem Detail, dem er unmittelbar Elemente hinzufügt"* (Drake et al. 2020, 763), sodass sich durch immer zusammengefügte Teile allmählich ein ganzes Objekt ergibt.[6] Dabei imponiert er mit einem realitätsgetreuen, präzise ausgeführten, perspektivischen Zeichnen, bei dem er keine Fluchtpunktlinien benötigt (vgl. Mottron & Belleville 1995, 640 ff.). Diese Fähigkeit sei weder auf ein *„eidetisches Gedächtnis"*, noch auf ein *„geistiges Vorstellungsvermögen, Objekte in einem drei-dimensionalen Raum zu konstruieren"* (ebd., 646) zurückzuführen, sondern angesichts seiner außergewöhnlichen detailbezogenen Visualisierungsstrategie Resultat der von Natur aus neuronal angelegten *„erweiterten Wahrnehmungsfähigkeit"* (Mottron 2015).

Jenseits dieses besonderen Phänomens haben nicht wenige Arbeiten autistischer Personen, die sich als Künstler*in betrachten, etwas Außergewöhnliches, Originelles oder Unkonventionelles an sich, welches den Bildwerken besondere Qualität verleiht. Das hat die Galerie Atelier Herenplaats (2008) dazu veranlasst, von einer Kunst zu sprechen, *„that makes you go crazy"*.

---

6 Allem Anschein nach werden auch bei künstlerisch früh begabten nicht-autistischen Kindern lokale Hirnprozesse aktiviert, wenn es um die Anfertigung realitätsgetreuer Figurationen geht (vgl. Drake et al. 2010).

Was diese Kunst so ungewöhnlich macht, scheint aber nicht nur das Umfeld der Behindertenhilfe und Rezipient*innen aus der Allgemeinbevölkerung, sondern ebenso professionelle Künstler*innen in den Bann eines Bestaunens zu ziehen. Bemerkenswert ist, dass sich die moderne bzw. zeitgenössische Kunst nahezu all dieser Stilmittel bedient, sodass die Grenzen zwischen der autodidaktischen Kunst (self-taught art) autistischer, intellektuell behinderter oder psychisch gestörter Menschen und der professionellen Kunst akademisch ausgebildeter Künstler*innen letztlich verschwimmen. Wir dürfen hier durchaus von einer Stärke und Wirkungskraft der Außenseiter-Kunst sprechen, unter der wir die künstlerischen Arbeiten autistischer Personen und Savants fassen. Dies legitimiert sich auch durch die Beobachtung von B. Hermelin (2002, 185), dass wir es zumeist mit autistischen Künstler*innen zu tun haben, die nicht nur autodidaktisch arbeiten, sondern die oftmals *„am aktuellen Geschehen der Kunstwelt kein spontanes Interesse zeigen und es oft gar nicht wahrnehmen. Sie schauen sich die Arbeit anderer Künstler meist nur ungern an, und ihr jeweiliger Stil ist somit in erster Linie als Ausdruck ihrer individuellen Fähigkeiten, Vorlieben und Temperamente zu sehen“*.

Die Tatsache, dass sich autistische Künstler*innen oder Savants in der Regel nicht kunstpädagogisch/künstlerisch manipulieren lassen und selbsterschlossene Gestaltungsprinzipien und Stilarten nutzen, dass sich aber sehr wohl professionelle Künstler*innen von der Außenseiter-Kunst beeinflussen lassen, ist ein Argument dafür, der authentischen Kunst von Autist*innen, Savants oder Menschen intellektuellen oder psychischen Behinderungen mindestens genauso viel Beachtung und Wertschätzung zu zollen wie jener (bildenden) Kunst, die professionell als Produkt einer akademischen Ausbildung hervorgebracht wird.

Schließen wir unsere Ausführungen mit den Worten D. Trefferts (1989, 99), die das Ganze auf den Punkt bringen:

> *„The savants are geniuses among us. They have brightened our world with their skills – through their drawings, their music and their sculptures. But they have taught us something else as well – that great gifts and talent can coexist with disease and defect; that focusing on strengths is more important than resigning to weaknesses; that labels confine but belief propels; and that unconditional love may be a strong remedy for untoward circumstance."*

Kapitel 3

Pädagogische Kunsttherapie und Kunstunterricht im Lichte der Stärken-Perspektive

Zur Aktualität der pädagogischen Kunsttherapie

Vorbemerkung: Die folgenden Ausführungen fokussieren zwar Handlungsmöglichkeiten für Schule und Unterricht. Zugleich sind sie aber auch für die außerschulischen Arbeitsfelder wie Kindertagesstätten, heilpädagogische Horte, Freizeit-, Bildungs- und Begegnungsstätten für Kinder, Jugendliche und Erwachsene, Therapie- oder Förderzentren sowie Kreativ- oder Kunstwerkstätten und offene Ateliers von Bedeutung. Das gilt nicht nur für den vor allem an pädagogische Berufe adressierten Ansatz einer pädagogischen Kunsttherapie, sondern ebenso für die Überlegungen einer subjektzentrierten kunstpädagogischen Praxis oder ästhetischen Erziehung, die von der Philosophie der Stärken fühlbar durchdrungen wird. Dabei ist es uns um die Erschließung, Förderung und Unterstützung „authentischer Ausdrucksformen" von autistischen Personen zu tun. Dies dient dem Empowerment und ist ein Vehikel zur Persönlichkeitsentwicklung.

Der zu Beginn der 1980er Jahre in die sonder- und kunstpädagogische Diskussion eingebrachte Begriff der pädagogischen Kunsttherapie stammt von H.-G. Richter und sollte zwei Tendenzen einer Didaktik vereinen, die damals kontrapunktisch für das Fach Kunst (synonym für Gestalten, Kunsterziehung, Kunstunterricht, Kunstpädagogik, künstlerische Bildung, Visuelle Kommunikation, bildnerische Erziehung, ästhetische Erziehung/Bildung) gegenüberstanden:

1. das Anliegen der *allgemeinen ästhetischen Erziehung*, Schülerinnen und Schüler durch ein *„Lernen mit allen Sinnen"* bzw. eine *„breite"* Gestaltungspraxis und eine reflexive Auseinandersetzung mit der Sache *„Kunst"* (Bildwerke, visuelle Medien, Design-Objekte ...) zu einer *„ästhetischen Ausdrucks-, Kommunikations- und kulturellen Teilhabefähigkeit"* sowie zu einem emanzipatorisch-kritischen *„Sachverstand"* im ästhetischen Bereich zu befähigen (vgl. Richter-Reichenbach 1998);
2. das Anliegen einer *„heilpädagogischen Kunsterziehung"*, den therapeutischen oder *„heilenden"* Charakter von Kunst sowie Ansätze aus dem kinder- und kunsttherapeutischen Bereich für einen Unterricht mit behinderten, verhaltensauffälligen und benachteiligten Schülerinnen und Schülern zu fokussieren (vgl. Richter 1977; [mit Waßermé] 1981; 1999; Theunissen 1980a;b).

Während sich der allgemeine Kunstunterricht den Vorwurf der Vernachlässigung des Subjekts sowie der Ignoranz affektiver Momente (emotionaler Lernziele) im Rahmen der Auseinandersetzung mit Kunst gefallen lassen musste, richtete sich die Kritik an der Heil- oder Sonderpädagogik gegen die Überakzentuierung der therapeutischen Funktion und die Besonderung behinderter, verhaltensauffälliger und benachteiligter Kinder und Jugendlicher auf Kosten der allgemeinen Zielsetzung der ästhetischen Erziehung. Zur Überwindung dieser Schieflage wurde der Begriff der pädagogischen Kunsttherapie (Parallelbezeichnungen: *therapeutisch-ästhetische Erziehung, therapeutischer Kunstunterricht, heilpädagogische Kunsttherapie*) eingeführt, um sowohl dem individuellen (therapeutischen) Unterstützungsbedarf von behinderten, verhaltensauffälligen und benachteiligten Kindern und Jugendlichen als auch der Sache Kunst (dem ästhetischen Stoff) Rechnung tragen zu können. Zugleich sollte dadurch aber nicht nur der Unterricht in Sonderschulen optimiert, sondern es sollte ebenso der Weg für ein *„Gemeinsames Lernen"* behinderter und nichtbehinderter Schülerinnen und Schüler bzw. für einen *„integrativen (Fach)Unterricht"* geebnet werden. Heute würden wir von einem *„inklusiven Unterricht"* sprechen, der sich von einem integrativen vor allem dadurch unterscheidet, dass es anstelle einer Eingliederung um unmittelbare Zugehörigkeit behinderter Kinder und Jugendlicher in einer Regelklasse geht und dass spezielle curriculare Planungen (sonderpädagogische Förderung) nicht einzig und allein die behinderte Person, sondern zugleich die gesamte, heterogene Schülerschaft (Lerngruppe) im Blick haben.

Kam die pädagogische Kunsttherapie zunächst im Sonderschulbereich vorzugsweise bei verhaltensauffälligen Schülerinnen und Schülern zum Einsatz, so profitierten zunehmend auch lern-, körper- oder sinnesbehinderte Kinder und Jugendliche von diesem Ansatz, der sich seit den 1980er Jahren gleichfalls in sozialpädagogischen Arbeitsfeldern und in der außerschulischen Behindertenarbeit mit Kindern, Jugendlichen und Erwachsenen (v. a. in der Geistigbehindertenhilfe) etablieren konnte. Zudem fand er in Konzeptionen des allgemeinen Kunstunterrichts Eingang, wobei nicht immer der therapeutische Charakter des Ästhetischen explizit herausgestellt wurde.

Insgesamt hat dieses Programm bis heute nichts an Aktualität eingebüßt. Im Gegenteil: In Anbetracht internationaler Deklarationen und insbesondere der UN-Konvention über die Rechte behinderter Menschen, die unter dem Stichwort der Inklusion eine *„Schule für alle"* nahelegen, kann das Anliegen der pädagogischen

Kunsttherapie als Modell für eine „inklusive" ästhetische Erziehung und Bildung nicht hoch genug eingeschätzt werden.

Zu den Grundzügen der pädagogischen Kunsttherapie

Leitziel der pädagogischen Kunsttherapie ist es, über ästhetische Aktivitäten identitätsstiftende, kommunikative und soziale Prozesse zu fördern und Kindern, Jugendlichen und Erwachsenen Zugänge zur Selbstverwirklichung sowie zur Teilhabe an Kunst und Kultur zu ermöglichen. In dieser Arbeitsdefinition haben zwei Anliegen Eingang gefunden, einerseits ein kunsttherapeutisches, das vor allem auf die Förderung und Unterstützung seelischer Gesundheit sowie auf die Kompensation von Beeinträchtigungen zielt, und andererseits ein kunstpädagogisches, dem es insbesondere um die Ausbildung einer ästhetischen Kommunikations- und kulturellen Partizipationsfähigkeit zu tun ist. In diesem Sinne geht es um eine Verschaltung von Therapie und Pädagogik (Erziehung, Bildung, Unterricht), wobei für beide Systeme charakteristische und wesentliche Eigenschaften und Funktionen der Sache Kunst als gemeinsamer Bezugspunkt fungieren:

1. Um psychische Gesundheit, ästhetische Ausdrucksformen und ästhetisches Erleben zu befördern, wird gerne auf die *„kathartische Funktion"* von Kunst zurückgegriffen. Hierzu sollen Kindern, Jugendlichen oder Erwachsenen *„geschützte"* Situationen offeriert werden, um durch ein spontanes bildnerisches Gestalten *„expressive"* Produktionen (als Gegenstand des Unterrichts), hedonistische Erfahrungen sowie eine Spannungsabfuhr und *„Befreiung von Bedrückendem"* (psychische Entlastung) zu ermöglichen (dazu auch McNiff 2004, 30 ff.). Das garantiert aber noch keine *„psychische Genesung"*. Vor einer allzu optimistischen Einschätzung der Katharsis für kunsttherapeutische Zwecke sei daher ausdrücklich gewarnt.
2. Sowohl aus therapeutischer als auch pädagogischer Sicht gilt die ästhetische Produktion (Kunst) als ein prädestiniertes Vehikel für Kreativität (vgl. Simanski 2013). Dies kann in vielerlei Hinsicht lern- und entwicklungsfördernd sein, z. B. in Bezug auf Selbstwertgefühl, Selbstvertrauen oder Identität, Offenheit der Umwelt gegenüber, Erschließung und Neuentdeckung von Welt, Problemwahrnehmung, Problemlösungskompetenz, flexibles und divergentes Denken (vgl. hierzu Theunissen & Großwendt 2006). Eine Unterstützung von Kreativität kann im Hinblick auf Persönlichkeitsbildung und gesellschaftliche Zukunft nicht hoch genug eingeschätzt werden.

3. Nicht wenige kunsttherapeutische Ansätze sehen das therapeutische Potenzial der Kunst vor allem in der *Regression* und *Sublimierung*. Der Begriff der Regression bezeichnet ein (vorübergehendes) Zurückgehen auf primitive (frühe) Ausdrucksformen (Kritzelreste), um von hier aus zu einer Reorganisation des Psychischen zu gelangen (vgl. Rubin 1993, 55 ff.; Richter 1977b). Unter Sublimierung wird die Umwandlung psychischer Konflikte in sozial anerkannte künstlerische Leistungen verstanden. Beiden Aspekten kommt ein *„Selbstheilungswert"* zu, der gerade am bildnerischen Tun sehr geschätzt wird: *„Was beim Impuls, Kunst zu schaffen, bemerkenswert ist – unabhängig davon, ob dieser in einem kunsttherapeutischen Zusammenhang entsteht – ist die Tatsache, dass er Möglichkeiten der Selbsttherapie eröffnet"* (Cardinal 2010, 295). Für die Kunstpädagogik kann die Regression im Rahmen einer kreativen, expressiven Gestaltungspraxis (expressive arts) genutzt werden sowie als Wegbereiter für künstlerische Produkte fungieren, die zugleich eine Sublimierung ermöglichen (vgl. McNiff 1992; 2004; Rogers 1993).
4. Dass sich Kunst durch Unbestimmtheit, Freiheit, Regellosigkeit und Subjektivität auszeichnet (vgl. Damus 2000), hat H.-G. Richter (1999) dazu bewegt, die *„Offenheit der ästhetischen Sache"* als ein zentrales Bestimmungsmoment herauszustellen, welches für eine therapeutische und allgemeine ästhetische Erziehung heuristische Funktion hat und Perspektiven eines Unterrichts ohne Ausschluss eröffnet (vgl. auch Osborne 2003, 414 f.). Offenheit besagt, dass ästhetisches Tun weder zwingend vorgeschriebenen (als falsch oder richtig ausweisbaren) Erarbeitungsweisen oder Problemlösungsschritten, noch vorgegebenen Beurteilungs- oder Wertmaßstäben genügen muss. Insofern können alle bekannten künstlerischen oder auch *„'natürlichen' Ausdrucksformen (z.B. der Kinderzeichnung, des Plastizierens, Collagierens usw.) in Anspruch genommen werden"* (Richter 1999, 84). Die Pluralität derlei Möglichkeiten kommt insbesondere Personen mit schweren Beeinträchtigungen sehr entgegen, deren ästhetisches Ausdrucksverhalten und ästhetische Kulturbetätigung häufig *basal* erschlossen werden muss (vgl. Theunissen 1997).
5. Eine weitere Qualität von Kunst, die sowohl kunsttherapeutisch als auch kunstpädagogisch bedeutsam ist, bezieht sich auf den *mehrdeutigen, symbolischen Charakter* von ästhetischen Objekten. Diesen gilt es produktiv und reflexiv (interpretativ) zu nutzen, um einerseits (v.a. in therapeutischer Hinsicht) Kindern, Jugendlichen oder Erwachsenen symbolische Problemlösungen und somit psychische Kompensationen durch ästhetische Aktivitäten zu ermöglichen und andererseits Bildwerke oder andere ästhetische Objekte, deren Gestalter wie auch sich selbst (als Betrachter) besser zu verstehen. So lassen sich zum Beispiel

durch Malerei Dinge, Erlebnisse, Gefühle, Sichtweisen u.a. m. zum Ausdruck bringen, die *„so gar nicht in Sprache"* (Seng zit. nach Marchart 2017, 198) gefasst werden können. Dem Anschein nach ist Kunst für nicht wenige Autist*innen ein Mittel, um anderen Menschen *„eigene Interessen, Sehnsüchte oder Ideen nahezubringen"*, die sich oft schwer kommunizieren lassen. Daher dient Kunst zugleich als ein wichtiges *„Kontaktmittel zur Überwindung verbaler Kommunikationsbarrieren* (Flade 2010, 299)."

6. An dieser Stelle sei angemerkt, dass wir ein Modell einer *„verstehenden Bilddiagnostik"* favorisieren (dazu Richter 1977b; 1997a; 1999; Bröcher 1997; 1999), welches biografische Aspekte (lebensgeschichtliche Hintergründe), bildnerische Kompetenzen (zeichnerisches Entwicklungsniveau), den Prozess der bildnerischen Aktivität (durch Beobachtung des Gestalters und seiner Performance), (Begleit-)Umstände (situative Momente, Bedingungen), die Interessenlage und psychische Befindlichkeit des Gestalters, die Aufgabenstellung und Materialität sowie weitere ästhetische Objekte (Bilder, Zeichnungen) als Vergleichsmaterial zu berücksichtigen weiß und drei Repräsentationsebenen unterscheidet:
   a) Ebene des *„einfachen"* Bildes
   Auf dieser ersten Ebene geht es um die Beschreibung des empirischen Gegenstandes, um die Erfassung des Bezeichneten. Nehmen wir z.B. das Bild eines autistischen Jungen, der einen Autounfall gemalt hat: wir beschreiben zunächst den Autounfall so, wie wir ihn sehen, ein demoliertes Auto mit verbeulter Stoßstange, Kühlerhaube, zersplitterten Scheinwerfer etc.
   b) Ebene der *„narrativen"* Symbolik
   Die zweite Repräsentationsebene erfasst symbolisierte Assoziationen aus dem Bedeutungsumkreis der dargestellten Figurationen bzw. des Motivs, z.B. in Bezug auf den dargestellten Autounfall Ängste: Angst davor, zu verunglücken; Angst davor, jemanden, der geliebt wird, zu verlieren; Angst vor den Folgen eines Unfalls, nicht mehr einen engen Freund besuchen zu können etc. Solche Befürchtungen können auf den Autocrash übertragen werden, beispielsweise dadurch, dass verletzte Bezugspersonen gemalt wurden oder dass sich der Gestalter selbst mit angstbesessener Gestik und Mimik bildnerisch eingebracht hat;
   c) Ebene der Tiefensymbolik
   Auf der dritten Repräsentationsebene geht es um latente Inhalte und Bedeutungen, die dem Gestalter in der Regel selbst unzugänglich, unbekannt sind. Diese Inhalte lassen sich am ehesten tiefenpsychologisch aufdecken. Um bei unserem Beispiel zu bleiben: der Autounfall könnte eine *„vernichtende Mutter"* symbolisieren, weil der Gestalter von seiner Mutter missbraucht und ver-

nachlässigt wurde. Das demolierte Auto könnte hier als ein symbolisches Äquivalent für die Vernichtung der Mutter gesehen werden, und der Autocrash als Metapher für die Befürchtungen des Kindes vor Zerstörung (Henley 2001, 115).

Demnach ist die Symbolizität ein Merkmal, das in Bezug auf ästhetische Objekte über eine Abbildungsbezeichnung hinausgeht, indem es über zwei Ebenen *„Bedeutungen in materialen Trägern"* (Richter 1981, 65) übermittelt und damit Möglichkeiten eröffnet, etwas über sich selbst und andere Personen (z. B. über ihre Beziehungen zur Umwelt) zu erfahren. Während die beiden ersten Ebenen mit (kunst-)pädagogischem und psychologischem Basiswissen weitgehend erschlossen und somit im Rahmen einer pädagogischen Kunsttherapie nutzbar gemacht werden können, unterliegt die dritte Ebene Mechanismen der Verschiebung und Verdichtung, die nur vor dem Hintergrund eines profunden tiefenpsychologischen Bezugssystems (tiefenhermeneutisch) aufbereitet werden sollte.

Wir stoßen hier auf ein wichtiges Unterscheidungsmerkmal zwischen einer pädagogischen Kunsttherapie und einer klinischen, psychologischen oder deutungsorientierten Kunsttherapie, die im Dienst oder als Psychotherapie operiert (dazu auch Rothenberg 1977, 242 ff.). Während wir auf tiefgreifende Deutungen verzichten, orientieren wir uns im Unterschied zur allgemeinen Kunsttherapie stärker an dem Formbestand, der figuralen Strukturierung, dem Gestaltungsinteresse (Vorlieben), dem kreativen Potential und dem Entwicklungsniveau der bildnerischen Ausdrucksformen, was grundlegende Kenntnisse über das zeichnerische Entwicklungsgeschehen bzw. der Bildnerei im Kindes- und Jugendalter erfordert (dazu Richter 1987; Theunissen 2004). Dies ist insofern wichtig, um in den bildnerischen Ausdrucksformen Regressionen, Eigenarten oder Retardierungen zu erkennen, die nicht nur einer mangelnden Übung oder Unbeholfenheit geschuldet, sondern ebenso Zeugnisse spezifischer Erfahrungen (konflikthafter Lebensumstände, seelischer Belastungen, Ängste etc.) sein können.

> *„Die regressiven bildnerischen Ereignisse einer (auch) sprachgestörten Heranwachsenden, die jahrelang den Drangsalen einer alkoholabhängigen Mutter und eines sexuell attackierenden Vaters ausgesetzt war, spiegeln andere Erfahrungen wider als die perservierenden Ausdrucksereignisse eines Heranwachsenden mit Down-Syndrom, der in einer behütenden Familiensituation aufwächst"* (Richter 1991, 37).

Zugleich darf aber auch der Blick für das Außergewöhnliche, für die Wertschätzung individueller Kreativität oder origineller Ausdrucksformen, für künstlerische Stärken oder Begabungen nicht zu kurz kommen. Insofern sind gleichfalls Bemühungen um ein Bildverstehen geboten, *„bei dem in der Bedeutungsentnahme das Abweichende, Andersartige als Qualität erkannt und anerkannt werden muss“* (Wichelhaus 2004, 9).

7. *„Offenheit und Symbolizität ermöglichen spezifische Formen der ästhetischen Erfahrung, in denen (...) primäre und sekundäre Aktivitäten synkretisch miteinander verschmelzen“* (Wichelhaus 2006, 1). Der *„Synkretismus der ästhetischen Erfahrung“* steht hier für die Verbindung emotionaler, unbewusster Prozesse und kognitiver, bewusster Vorgänge. *„Er soll deutlich machen, dass (...) die Lösung eines künstlerischen Problems auf einer individuellen Synthese (Vermengung, Vereinigung, Verbindung) aller psychischen Zustände beruht: Sie hat den Charakter des Möglichen und zeichnet nicht das (vorgegebene) Wirkliche nach“* (Richter 1999, 87 f.).

Für die ästhetische Bildung ist dieser Aspekt insofern bedeutsam, als dass sie bei der Vergabe von Themen oder Malaufgaben beachten muss, dass sich frühe individuelle Erfahrungen (z. B. traumatische Ereignisse) in bestimmten Gestaltungsformen repräsentieren und in einem persönlichen *„künstlerischen Stil“* zum Ausdruck gebracht werden können.

Kunsttherapeutisch ergibt sich die Chance, die bildnerisch objektivierten Erfahrungen einer Bearbeitung zugänglich zu machen, indem unbewusste und bewusste Aktivitäten und Prozesse im ästhetischen Bereich angeregt und unterstützt werden, die eine positive Entwicklung, neue Erfahrungen, Sichtweisen und Möglichkeiten der Kommunikation und Interaktion offerieren (vgl. Rubin 1993, 53 ff.; Richter 1977b). Das kann am ehesten gelingen, wenn individuelle Stärken, Interessen, Bedürfnisse, Fähigkeiten, Fertigkeiten, Talente oder Potenziale fokussiert werden. Damit haben wir zugleich ein Therapieverständnis im Blick, welches nicht an Defiziten, Auffälligkeiten oder Störungen ansetzt, sondern Ressourcen und Potenziale aufgreift und aktiviert.

In dieser Bahn bewegen sich Erfahrungen von A. Croonenbroeck (2020, 30 ff.), der über zwei therapeutische Malstunden berichtet, in denen er der *„nicht nur für Autisten spannenden Frage“* nachgegangen war, ob *„therapeutisches Malen dabei helfen (kann, G. T.), belastende Konflikte aufzulösen und Emotionen klarer zu erkennen?“* Hören wir sein Resümee: Eine Maltherapie, die mit der Bitte beginnt, *„an* *eine belastende Situation zu denken, tief einzuatmen"* und dann mit einem Stift der *„inneren Energie freien Lauf zu lassen"*, spricht *„unbewusste Ebenen an, und macht Zusammenhänge sichtbar, die ich vorher nicht erkennen konnte. Am Ende der Sitzungen fiel es mir erstaunlich leicht, meine Gemütszustände in Worte zu fassen. Natürlich kann Maltherapie genauso wenig wie Verhaltenstherapie klare Problemlösungen liefern oder konkrete Handlungsempfehlungen geben. Doch setzt sie gezielt Impulse und kann Richtungen aufzeigen, die zu Lösungen führen können. Das Malen und die Auseinandersetzung mit auffälligen, wiederkehrenden Mustern war für mich eine Art Dolmetscher, Gefühle und Empfindungen zu verstehen – für mich als Autisten eine neue, ermutigende Erfahrung"* (32).

Da die Ressourcenaktivierung (synonym: Stärken-Perspektive) als ein therapeutischer Wirkfaktor empirisch nachgewiesen wurde (Grawe & Grawe-Gerber 1999), gibt es einen guten Grund, sie zu fokussieren. Das gilt ebenso für die *Beziehungsgestaltung*, der gleichfalls eine hohe Wirksamkeit zukommt (vgl. Grawe 2004), die nicht nur therapeutisch, sondern auch pädagogisch bedeutsam ist. Daher tut die pädagogische Kunsttherapie gut daran, wenn sie die Beziehung zwischen Fachkraft und betroffener Person als *„dialogisches Verhältnis"* (Buber 1969) begreift – wohl wissend, dass vor allem in der Arbeit mit Menschen, die als (schwer) „geistig behindert" gelten, die Fachkraft *„an beiden Enden der erzieherischen Situation steht"* (ebd., 167). Um dieses Verhältnis nicht zu missbrauchen, ist eine *„Selbstkontrolle"* der Fachkräfte unabdingbar.

Ferner liegt dem hier favorisierten Konzept der pädagogischen Kunsttherapie oder therapeutisch-ästhetischen Erziehung ein *„breiter"* Therapiebegriff zugrunde, der sich nicht auf die Behandlung psychischer Störungen, Verhaltensauffälligkeiten, Lern- oder Entwicklungsbeeinträchtigungen beschränkt, sondern eine generelle Aktivierung eines (identitätsbeschädigten oder -gefährdeten) Individuums im Blick hat, welche im Rahmen der allgemeinen ästhetischen Bildung in der Regel zu kurz kommt. Die pädagogische Kunsttherapie knüpft somit

> *„nicht an den, im Sinne der Medizin analysierten Defiziten durch Behinderungen und Beeinträchtigungen an, sondern richtet das Augenmerk auf Ressourcen, auf kreative Möglichkeiten zur selbstständigen Entwicklung und Entfaltung der Persönlichkeit. Ästhetische Handlungsprozesse dienen der Auseinandersetzung mit sich und der erfahrbaren Umwelt, die als veränderbar wahrgenommen wird. Dies kann die konstruktiven Kräfte der Schüler stärken"* (Wichelhaus 2004, 11).

Hierzu gilt es die genannten Qualitäten und Funktionen von Kunst zu nutzen, die das therapeutische Potential der ästhetischen Erziehung bilden – *„ein Potential, das im ‚regulären' Kunstunterricht als Nebeneffekt der produktiven bzw. analytischen Arbeit am ästhetischen Material wirksam wird. Dieser Nebeneffekt kann in den pädagogisch-therapeutischen Aktivitäten zur Hauptsache gemacht werden: Durch Umstrukturierung der Lehr- und Lernformen"* (Richter 1981, 65).

Diese Umstrukturierung, die wir als *Subjektzentrierung* bezeichnen, führt uns zu einer didaktischen Konzeption, die sich dadurch auszeichnet, dass bildnerische Ausdrucksformen und basale ästhetische Prozesse, die in der allgemeinen Kunstpädagogik häufig eine untergeordnete Rolle spielen (z. B. Spiel- und Aktionsformen unter Einbeziehung von Schmieren, Matschen, Sudeln mit Materialien wie Fingerfarben, Wasser, Sand u. Ä.), zunächst einmal in den Mittelpunkt der Unterrichtsarbeit gerückt werden, um *„therapeutische"* Wirkungen zu erzielen und Voraussetzungen für weitere (schulische) Lernprozesse zu schaffen. Didaktisch-methodisch geht es darum, ästhetische Arbeitsformen, von denen therapeutische Impulse erwartet werden, aufzugreifen und unter Berücksichtigung der Ausgangslage so aufzubereiten, dass sie als *„reguläre"* Unterrichtsangebote den Lernvoraussetzungen, Bedürfnissen, Stärken und Ressourcen von Schülerinnen und Schülern zugutekommen können, denen Verhaltensauffälligkeiten, Lernschwierigkeiten oder Entwicklungsstörungen nachgesagt werden. Solche Unterrichtsmodelle sehen spezifische Phasen oder Stufen vor:

„1.Stufe: entlastend, regressiv-psychomotorisch, sensomotorisch, spielerisch
2. Stufe: verarbeitend, aufbauend, trainierend, konstruktiv-realistisch
3. Stufe: gestaltend, künstlerisch orientiert" (Wichelhaus 2006, 4).

Für die *langfristige* Planung wurde von uns ein (idealtypisches) didaktisches Modell für die schulische und außerschulische ästhetische Erziehung entworfen, dem folgende Phasen zugrunde liegen (vgl. Theunissen 1980a; 1980b; 2004, 100 ff.): Am Anfang der (therapeutisch orientierten) ästhetischen Erziehung steht eine *Orientierungsphase,* die dem Kennenlernen und sozialen Miteinander dient, sowie eine angenehme (entspannte) Arbeitsatmosphäre und Motivationsgrundlage schaffen soll. Hierzu sind auf der Basis eines *„offenen Curriculums"* nicht leistungsbezogene, aktionistische, beziehungsstiftende, spiel- oder sozialpädagogisch geprägte Aktivitäten (z. B. Kennenlern-, Kooperations-, Bewegungs-, Improvisations- oder Stegreifspiele, freie Malaktionen, Partner-Malen, Malen nach Musik, Erkundungsausflüge) vorgesehen. Zugleich lassen sich im Rahmen der Orientierungsphase soziale Strukturen erfassen (z. B. durch ein Bild-Soziogramm: Herwald

1977) sowie persönliche Stärken- und Interessenprofile für ästhetische Aktivitäten erstellen.

Der Orientierungsphase folgt eine *Aufbauphase*, die vor allem der Förderung und Unterstützung einfacher (basaler) und interessengeleiteter ästhetischer Aktivitäten, Kommunikations- und Ausdrucksformen sowie positiver (prosozialer) Verhaltensweisen dient. In dieser Phase dominieren basale Angebote (z.B. sensomotorische Tätigkeiten und Materialerkundungen, spielerisch-aktionistische, explorative Handlungen wie Matschen, Schmieren, Rühren, Krabbeln, Kratzen, Einpacken, Auspacken, Betasten, in den Mund stecken, Reißen, Knüllen, Auseinandernehmen, Hineinstecken, Auftürmen, Ausprobieren, Klopfen, Drücken, Werfen, Spritzen ...), die der Beherrschung des Körpers und der Motorik, der Vervollkommnung eigener Bewegungsmöglichkeiten, dem *„Lernen mit allen Sinnen"*, der Sensibilisierung und Differenzierung der Sinne, der Orientierung im Raum und Bewältigung der Raumbeziehungen, einer vielseitigen Materialerkundung, der Informationsgewinnung über Beschaffenheit und Verwendungsmöglichkeiten von Materialien sowie des Begreifens der Dinge und der Aneignung einfacher Fertigkeiten dienen. Um gestörte Sinnesfunktionen zu kompensieren oder vernachlässigte, bislang nicht erfahrene Sinnesmodalitäten zu erleben und aufzubauen, sollte die Beschaffenheit (z.B. Konsistenz, Oberflächenstruktur, Form, Farbe, Gewicht, Größe, Temperatur) verschiedenster Materialien wie Sand, Wasser, Creme, Steine, Holz, Ton, Plastik, Erbsen o.Ä. voll genutzt werden (vgl. Richter 1977b, 58ff.; Lichtenberg 2006). Weitere basal gelagerte Angebote reichen von einem „Fußparcours", Sinnegarten oder „Erlebnisparcours" über ein „basales Theater", Erlebnisräume oder einem Erfahrungsfeld zur Besinnung und sanften Bewegung bis hin zu Vorschlägen, den Wald oder die Natur als ein Wahrnehmungs-, Erfahrungs- und Erlebnisparadies (z.B. durch eine Walderlebnistour, Schatzsuche, *„Lauschwettbewerb"*) zu entdecken und schätzen zu lernen. Wie zuvor haben auch in der Aufbauphase aktionsorientierte Arbeitsformen (z.B. Mal-, Material-, Verkleidungs- oder Schminkaktionen) sowie Improvisations- und Bewegungsspiele nach Musik, Musik-Malen, Collagen, Fingermalen, freies plastisches Gestalten u.Ä. m. ihren Stellenwert (vgl. Theunissen 2004; 2013).

Derlei Aktivitäten wird neben der kreativitätstiftenden Funktion (z.B. etwa Neues ausprobieren) unter anderem eine hedonistische und therapeutisch-kompensatorische Funktion zugeschrieben, und es wird ihnen nachgesagt, dass sie zu Erfolgserlebnissen sowie zum Abbau von Verkrampfungen, Hemmungen, Stress oder auch Ängsten beitragen und physisches und psychisches Wohlbefinden befördern können. Im Einzelfall lassen sich im Rahmen der Aufbauphase auch *„geschlossene*

Lerneinheiten" einflechten, wenn es z.B. um einen systematischen Erwerb von bestimmten Techniken oder Fertigkeiten sowie um das Erarbeiten bestimmter Bildzeichen geht. In dem Falle wird die Ebene eines offenen Curriculums verlassen und eine *„kombinierte Form"* realisiert. An dieser Stelle ist zu erwähnen, dass Schwierigkeiten im Umgang mit herkömmlichen bildnerischen Mitteln gleichfalls durch ein computergestütztes Zeichnen oder Malen kompensiert werden können.

Der Aufbauphase folgt die Festigung des bisher Erlernten und weitere Unterstützung vorhandener Potenziale oder Stärken. Hierzu sollen in der Stabilisierungsphase vor allem gegenstandsbezogene Aktivitäten und projektartige Unternehmungen in den Vordergrund treten (z.B. Bau einer großen Plastik auf dem Schulhofgelände als Gemeinschaftsprojekt; Schwarzlichttheater; Theaterprojekte, die unterschiedlichste Aktivitäten erfordern). Zudem sollen den Heranwachsenden Möglichkeiten eröffnet werden, eigene Erfahrungen, Schwierigkeiten in der Interaktion und Kommunikation, spezifische Wünsche oder Bedürfnisse bildhaft-symbolisch darzustellen, ohne dabei Schuldgefühle erleben zu müssen. Dazu werden Themen mit *„narrativem Charakter"* (z.B. meine Familie, ein Streit in der Klasse; mein schönstes Erlebnis; ein Wunsch; ein Traum; Liebe) empfohlen. Neben der Visualisierung sollten in der Stabilisierungsphase auch Möglichkeiten in den Blick genommen werden, derartige Themen in konflikt- oder problemzentrierten Rollenspielen aufzugreifen, die auf ein Soziales Lernen hinauslaufen und dauerhafte (stabile) Lernergebnisse befördern.

Den Schluss bildet die *Differenzierungsphase*, die zur weiteren Entwicklung (Differenzierung) der individuellen Potenziale und bisher erworbenen Fähigkeiten, Fertigkeiten und Verhaltensweisen führen soll. Die Arbeitsprozesse sind nun weniger subjektzentriert, sondern sie vollziehen sich von einer subjektzentrierten Erarbeitung der ästhetischen Sache bis hin zu sachzentrierten Arbeitsweisen. Damit soll die ästhetische Erziehung in dieser Phase explizit einen sachspezifischen Beitrag leisten, indem die Auseinandersetzung mit ästhetischen Objekten (Kunst, Werbung, Medien ...) durch produzierende und reflexive Prozesse (ästhetisches Denken) verstärkt in den Mittelpunkt tritt.

S. Richter-Reichenbach (1992, 114 f.) hat dieses Modell einer (therapeutisch orientierten) ästhetischen Erziehung, dessen Phasen durch Querverbindungen und Rückkoppelungen reversibel gehalten werden, um eine didaktische Reflexionsebene (z.B. Situations- und Sachanalyse) sowie um den Bereich der Prozessorganisation (z.B. Fragen zu den Sozialformen, Instruktionen, Materialien/Medien; zeitliche Organisation; Lernort) erweitert. Wenngleich wir ursprünglich von einem langfristig angelegten Planungsmodell ausgegangen sind, können sich die Phasen und Planungsaspekte auch auf mittel- oder kurzfristige Maßnahmen (Stundenentwürfe) beziehen.

Für die *kurzfristige Planung* hat zudem Richter (1977b, 73 ff.; 1999, 135) ein Modell skizziert, dass sich nicht an linear verlaufenden Aufgabenfolgen, sondern an sonderpädagogischen Prinzipien wie Komplexitätsreduktion, Instruktionserhöhung oder Individualisierung orientiert und von der Vorstellung ausgeht, nach einem einleitenden Motiv (Thema, Aufgabenstellung) eine Vielzahl von inhaltlichen und formalen Bearbeitungsvarianten zuzulassen (z. B. durch Modifikation der Aufgabenstellung, Nutzung verschiedener Materialien, Einbeziehung unterschiedlicher Realisationstechniken/Verfahren), um vor allem beeinträchtigte oder benachteiligte Schülerinnen und Schüler mit ihren Ressourcen und Potenzialen zu erreichen.

Insgesamt haben wir es im Rahmen der pädagogischen Kunsttherapie mit einer Abfolge an Förderangeboten von subjektzentrierten hin zu sachzentrierten Aktivitäten sowie einem Arrangement von stimulierenden Lernsituationen zu tun, das an der individuellen Ausgangslage anknüpft. Das lässt sich an den Extremen verdeutlichen: Ein grob- und feinmotorisch stark eingeschränktes, mehrfach behindertes Kind bedarf anderer Unterstützungsangebote als ein autistisches Kind mit einem schwach ausgeprägten Wunsch sozial zu kommunizieren. Wie schon einleitend signalisiert: *„Kinder mit Autismus denken oder lernen (in der Regel, G. T.) nicht auf gleiche Weise wie andere Kinder mit besonderen Bedürfnissen"* (Osborne 2003, 422). Die Interessen und Lernbedürfnisse autistischer Menschen sind sehr spezifisch. Dies muss mit den pädagogisch-therapeutischen Möglichkeiten und kunstpädagogischen Zielvorstellungen in Einklang gebracht werden.

Durch diese Programmatik soll ein prominenter Beitrag zur Förderung psychischen Wohlbefindens und zum Aufbau einer Lernbasis geleistet werden, der für ein an der Sache Kunst orientiertes Lernen befördernd und somit wegbereitend für allgemeine fach- oder sachspezifische Zielsetzungen des Lernbereichs Ästhetische Erziehung ist (vgl. Richter 1999, 82).

Folgerichtig steht das therapeutische Moment im Dienst der Kunstpädagogik und nicht umgekehrt. Damit wird aber keine neue ästhetische Erziehung begründet, sondern nur das genutzt, was ihr originär sein sollte: *„(...) der ‚offene' und ‚synkretistische' Umgang mit ästhetischen Inhalten/Materialien/Verfahren"* als Vehikel zur Förderung seelischer Gesundheit und Entwicklung der Persönlichkeit. Davon können und sollten alle Lernenden profitieren, und daher erweist sich unser Programm als ein fachspezifisches Modell für ein *„Gemeinsames Lernen"* in einer *„Schule für Alle"*. Immerhin ermöglicht – so B. Wichelhaus (2004, 13) – *„der Kunstunterricht mit seinen Freiräumen für Gestaltungsangebote, Vorhaben und Projekte (...) integrativen Unterricht in viel stärkerem Maße als manch anderes Fach."*

Künstlerische Bildung

Wurden die bisherigen Ausführungen von einer heil- oder sonderpädagogischen Sicht her begründet, so darf dies freilich nicht als eine Besonderung behinderter Menschen missverstanden werden. Unsere Vorschläge sind nämlich mit Blick auf Inklusion eng mit dem Bemühen verschränkt, dem breiten Feld des Ästhetischen sowie den spezifischen Eigenschaften der Sache Kunst Rechnung zu tragen. Dennoch bleibt zu klären, ob nicht ebenso Konzepte aus der allgemeinen Kunstpädagogik für einen gemeinsamen Unterricht tragfähig sein können. Hierzu soll ein kurzer Blick auf die künstlerische Bildung geworfen werden, die als Modell aus dem Kunstunterricht (der ästhetischen Erziehung) der allgemeinen Schule hervorgegangen ist.

Unter dem Stichwort der künstlerischen Bildung (dazu Buschkühle 2007) wird eine Kunstdidaktik eingefordert, die ihre Ziele, Inhalte und Methoden aus der Kunst heraus begründet und den Unterrichtsprozess als künstlerischen Prozess betrachtet, um künstlerisches Denken zu fördern. Diese Intention verweist auf eine Abkehr von einer Fachdidaktik, die die praktische und reflexive Auseinandersetzung mit Kunst auferlegten, normativen, äußerlich definierten und operationalisierbaren Maßstäben (z. B. Vermittlung von Techniken, Fertigkeiten und Kenntnissen) unterordnet. Eine entscheidende Rolle spielt im Konzept der künstlerischen Bildung der von Josef Beuys postulierte *„erweitere Kunstbegriff"*, der die Grenzen zwischen Kunst und Nichtkunst aufhebt, dabei den Menschen als Künstler oder Künstlerin in den Mittelpunkt stellt und die Selbstgestaltung einer *„Lebenskunst"* im Blick hat. Insofern verabschiedet sich die künstlerische Bildung nicht von dem weiten Feld des Ästhetischen, wohl aber von einer primär auf Wahrnehmungsprozesse, Erfahrungen und Erkenntnisse ausgerichteten ästhetischen Erziehung (Buschkühle 2003, 32 f.). Im Fokus der künstlerischen Bildung steht hingegen die *Gestaltung* – ein Schlüsselbegriff, der dazu zwingt, ein Werk durch *„künstlerische Transformation"* auszuformulieren und der zugleich in prospektivischer Hinsicht bedeutsam ist: soll doch durch künstlerische Tätigkeit Kreativität zur Lebensbewältigung und zur Gestaltung eines sinnerfüllten und selbstverantwortlichen Lebens erzeugt werden.

Damit geht der erweiterte Kunstbegriff sowohl über ein bloßes Gestalten nach Maßgabe eines *„engen"* Kunstverständnisses als auch über eine ästhetische Erziehung hinaus, die sich *„auf die Auseinandersetzung mit allen relevanten ästhetischen Ausdrucksformen unserer Kultur"* beschränkt (Buschkühle 2003, 34). Als Vehikel für eine fächerübergreifende, multimediale, künstlerische Bildung hat er vor allem das Subjekt im Blick, dem sich im Sinne Beuys' eine Perspektive der Lebenskunst eröffnen soll. Für die künstlerische Bildung bedeutet diese Fokussierung, *„dass ihre Themenstellungen nicht nur die Kunst und die Ästhetisierungen der Alltagswelt und der Medien zum Gegenstand machen, sondern sich auf bedeutsame Phänomene, Fragen und Probleme aus der Lebenswelt der SchülerInnen beziehen"* (ebd., 37).

Wie wir uns die künstlerische Bildung in der Unterrichtspraxis vorstellen können, führt uns Buschkühle (2004; 2007) an mehreren Beispielen vor Augen. Grundsätzlich handelt es sich hierbei um *künstlerische Projekte.* Typisch ist ein fortlaufender Werkprozess, ein Verlauf mit immer wiederkehrenden Momenten und Arbeitsschritten, die in eine künstlerische Transformation münden. Ausgangspunkt ist ein *induktiver Einstieg* durch eine geschickt gewählte Aufgabenstellung, die die *„Balance zwischen Herausforderung und Orientierung, zwischen Formulierung eines Rahmens und Ermöglichung individueller Arbeitswege halten"* soll (Buschkühle 2004, 13). Die Ausgangssituation hat *offenen Charakter* und kann als chaotisch erlebt werden, da sich die Schüler*innen mit dem Thema zurechtfinden und selbst ihre Wege der Inhaltsaufbereitung, Formfindung und Gestaltung erschließen müssen.

Dieser erste Schritt, der unter dem Rückgriff auf unterschiedlichste Materialien und Techniken zu verschiedensten bildnerischen Lösungen und autonom realisierten Arbeiten führt, veranlasst zu differenzierten Wahrnehmungen und Beobachtungen, zu einer Reflexion und Diskussion, zu einem Nach- und Hinterfragen. Im Rahmen eines Klassen- oder Gruppengesprächs werden dadurch neue Wahrnehmungen, Sichtweisen, Erkenntnisse und vor allem Fragen ermöglicht, die zu einem weiteren, vertieften Imaginieren und experimentellen Arbeiten unter Mobilisierung der individuellen schöpferischen Potenziale anstiften. Auch hierfür ist ein *„Freiraum für eigene Suchbewegungen"* (Buschkühle) unabdingbar. Die Schüler*innen begeben sich nunmehr auf *„Wanderschaft"*, indem sie themenbezogen Recherchen, Erkundungen und Beobachtungen vornehmen, neue Informationen sammeln, Erfahrungen machen, auswerten und Erkenntnisse gewinnen, die sie experimentell in einem Bedeutungszusammenhang integrieren, miteinander verschalten oder vernetzen. Im Fokus steht jetzt die *„Konstruktion“* und *„Herstellung von Kontextualität“* (vgl. Buschkühle 2003; 2004; 2007a; 2007; 2017) – einem Denken, Experimentieren und Lernen in Bedeutungszusammenhängen. Jedes neue Medium oder Material, jede neue Information oder Beobachtung soll zu einem neuen Experiment provozieren. Dabei werden bisherige Gestaltungen, Vorstellungen, Ideen oder Entwürfe verworfen, überarbeitet oder modifiziert. Jede experimentelle Erarbeitung ist wiederum Gegenstand kritischer Selbstreflexion.

Aufgabe der Lehrkraft ist es, diesen Prozess aufmerksam zu begleiten, die Lernenden zu unterstützen, Ängste vor Unbekanntem zu überwinden sowie zu bestärken und zu ermutigen, falls Frustrationen durch Missgeschicke oder Sackgassen auftreten sollten. Zudem können Anregungen oder Anforderungen im Hinblick auf die Erarbeitung technischer oder gestalterischer Aspekte sowie Impulse für Teilaufgaben gegeben werden (vgl. Buschkühle 1998, 191 f.), um zu weiteren Suchbewegungen, Imaginationen und Konstruktionen herauszufordern. Die Anforderungen an die Lehrkraft sind dabei hoch:

> *„In diesen induktiven und experimentellen Prozessen kann der Kunstpädagoge nicht mehr auf überlieferte und schematisierte Konzepte und Methodenlehren zurückgreifen. Die Beobachtung und Begleitung der individuellen Projekte verlangt vielmehr Achtsamkeit, Kritik und Imagination in Bezug auf die künstlerischen Lernprozesse der Einzelnen und der Gruppe, und sie verlangen eine Beweglichkeit hinsichtlich der relevanten Zusammenhänge des Projekts und der darin sich entwickelnden Arbeiten, um die Schülerinnen und Schüler mit Neuem zu konfrontieren, sie zu Recherchen und Konstruktionen zu veranlassen, die persönliche Gestaltung mit dem Machen von Erfahrungen und dem Erwerb von Wissen verbindet“* (ebd. 2004, 20).

Um dies bewerkstelligen zu können, sollte die Lehrkraft am besten selbst Künstler*innen oder künstlerisch ausgebildet sein. All die genannten künstlerischen Suchbewegungen und Tätigkeiten sind wegbereitend für die *„Transformation in der Werkgestaltung“*. Hier werden Fragestellungen bedeutsam, *„die wesentlich mit formalen und technischen Problemen zu tun haben“* (ebd. 1998, 192) und ein *„Minimum an gestalterischer Kompetenz“* (Regel 2003, 12) voraussetzen. Dieses muss ggf. durch die Einübung von Techniken und Fertigkeiten weiterentwickelt werden, sodass letztlich eine künstlerische Transformation hervortreten kann, die als Ausdruck von Kreativität (vgl. dazu ebd., 5) in zwei Richtungen wirkt: zum einen soll sich der Gegenstand zu einer bildnerisch-werkhaften Komposition verwandeln, in das alle vorausgegangen Aktivitäten oder Experimente als *„konstitutive Konstruktionen“* eingegangen sind; zum anderen soll sich der Werkschaffende selbst während des künstlerischen Tuns verändern, sodass er mit einem gewissen Maß an künstlerisch-kreativer Kompetenz zum *„Lebenskünstler“* avancieren kann, d. h. zu *„einer Existenz, die in der Lage ist, frei, d. h. bewusst und selbstbestimmt über ihre schöpferischen geistigen und körperlichen Fähigkeiten zu verfügen“* (Buschkühle 1998, 194 f.) und mit diesen Ressourcen das Leben verantwortungsbewusst zu führen.

Damit sucht die künstlerische Bildung im Unterschied zur pädagogischen Kunsttherapie oder therapeutisch-ästhetischen Erziehung, der es vorrangig um Chancen einer Selbstverwirklichung durch ästhetische Aktivitäten sowie um Möglichkeiten einer gesellschaftlichen Teilhabe an Kunst und Kultur zu tun ist, explizit die Verbindung von Kunst und Leben auf, indem sie das schöpferische Potenzial als Vehikel für eine *„Lebenskunst“* begreift.

Von diesem sehr anspruchsvollen Programm sollen alle Schülerinnen und Schüler profitieren. Das induktive Vorgehen im Rahmen eines Projekts, die Offenheit, die gemeinsamen Reflexionsgespräche, die Ermöglichung einer selbstbestimmten *„Wanderschaft“* sowie das experimentelle Arbeiten sind methodische Angebote, die einen pädagogischen Handlungsspielraum für das „gemeinsame Lernen” behinderter und nicht-behinderter Schüler*innen bieten wie auch eine *„innere Differenzierung“* gestatten, sodass unterschiedlichen Lernvoraussetzungen, Interessen, Fähigkeiten und Stärken Rechnung getragen werden kann. Damit kommt die künstlerische Bildung zugleich dem atypischen Lern- und Problemlöseverhalten autistischer Schüler*innen sehr entgegen, indem ihnen durch einen herausfordernden Denkanstoß Möglichkeiten geboten werden, eigene Ideen, Vorstellungen und Interessen auf selbstbestimmte und selbsterarbeitete Weise individuell und/oder gemeinsam mit anderen umzusetzen.

Im Unterschied zur pädagogischen Kunsttherapie kann jedoch das sogenannte therapeutische Moment an der Stelle zu kurz kommen, wo wir es einerseits mit schwerst (kognitiv) und mehrfach behinderten Kindern und Jugendlichen zu tun haben, deren Potenziale zunächst nur über einen basalen Zugang erschlossen werden können. Hier benötigen wir ästhetisch leicht zugängliche (z. B. aktionistische) Arbeitsformen, die einer Aufgabenstellung mit Aufforderungscharakter für künstlerisches Denken und Handeln vorausgehen (vgl. Theunissen 1997; 2004; 2013). Andererseits gibt es Schülerinnen und Schüler, die sich aus unterschiedlichen

Gründen (z.B. aufgrund autistischer Merkmale, hoher psychischer Belastungen, traumatischer Erfahrungen) einem Thema entziehen oder der Kooperation (sozialen Interaktion und Kommunikation) verweigern und daher eine spezielle Unterstützung benötigen, die als Wegbereiter für eine künstlerische Bildung betrachtet werden kann. Auch an dieser Stelle gilt es Momente der Überforderung zu vermeiden, psychische Befindlichkeiten sowie (autistische) Besonderheiten zu berücksichtigen. Gleichwohl stehen sich die künstlerische Bildung und die pädagogische Kunsttherapie keineswegs antinomisch gegenüber. Interessant wäre daher der Versuch einer Verknüpfung. Ein solcher Entwurf (einschließlich seiner Evaluation) stets allerdings noch aus.

Wichtig ist nunmehr die Frage, wie die Subjektzentrierung bzw. die Umstrukturierung von der Sache hin zum Individuum bei autistischen Kindern und Jugendlichen didaktisch-methodisch aufbereitet werden kann, ohne dabei einen gemeinsamen Kunstunterricht mit anderen Schülerinnen und Schülern aus dem Blick zu verlieren.

Konsequenzen für den Kunstunterricht mit autistischen Schülerinnen und Schülern

Über Erfahrungen und Möglichkeiten einer ästhetischen Erziehung bei Schülerinnen und Schülern, die dem autistischen Spektrum zugeordnet werden, gibt es wenig Informationen. Anders ist hingegen die Situation im Bereich der Kunsttherapie einzuschätzen. Diesbezüglich stoßen wir auf mehrere Beiträge, die sich explizit auf kunsttherapeutisches Arbeiten mit autistischen Kindern, Jugendlichen und Erwachsenen beziehen (vgl. Bentivegna, Schwartz & Deschner 1983; Betts 2001a;b; 2005; Emery 2004; Epp 2008; Essen 2011; Evans & Dubowski 2001; Henley 2001; Kornreich & Schimmel 1991; Martin 2007; 2008; Osborne 2003; Parker Hairston 1990; Perry-Smith o.J.; Steinberger 1987; Weckesser 2002). Interessant ist die Frage, inwieweit die Erkenntnisse aus der Kunsttherapie für einen Kunstunterricht oder auch für andere Arbeitsfelder (z.B. Tagesstätten, Therapie- oder Förderzentren) genutzt werden können. Nach J. Osborne (2003, 419f.) und S. McNiff (2004, 276f.) scheint es im schulischen Bereich neben Unkenntnis und Missverständnissen noch deutliche Vorbehalte gegenüber einer Implementierung kunsttherapeutischer Interventionen für die ästhetische Erziehung zu geben. Handelt es sich hierbei um die Einbeziehung tiefenpsychologisch ausgerichteter (deutungsorientierter) Ansätze, sind mit Blick auf unsere Eingangsdiskussion die Bedenken einer

Psychotherapeutisierung und Überforderung der kunstpädagogischen Praxis verständlich, geht es hingegen um Arbeitsweisen einer pädagogischen Kunsttherapie, sollten Lehrkräfte das entsprechende Anregungspotenzial nicht scheuen und sich gegenüber den therapeutischen Möglichkeiten öffnen.

Daraus darf freilich keine grundsätzliche Therapiebedürftigkeit autistischer Personen geschlossen werden, wenngleich es Heranwachsende geben kann, bei denen zunächst Voraussetzungen für ein gemeinsames Lernen geschaffen werden müssen. Ferner muss bei manchen eine soziale Abwehr und mangelnde Motivation in Betracht gezogen werden, die am ehesten über einen behutsamen Beziehungsaufbau (z.B. durch Spiegeln oder „parallele Aktivitäten") überwunden werden können. In dem Falle greifen unterrichtsflankierende Maßnahmen (z.B. Einzelarbeit in einem Nebenraum), für die Erfahrungen aus der kunsttherapeutischen Arbeit hilfreich sein können. Die Dauer einer solchen Einzelarbeit lässt sich nicht vorab bestimmen, richtet sie sich doch nach den individuellen Besonderheiten. Diese gilt es zu beachten (v.a. in Bezug auf autistische Merkmale und autistisches Verhalten) und im Rahmen einer (zwei- oder dreiwöchigen) „Erkundungszeit"[7] genauer im Hinblick auf bildnerische Ausdrucksformen, künstlerische Interessen und Stärken zu erschließen.

Üblicherweise benötigen kunsttherapeutische Prozesse einen längeren (z.T. dreijährigen) Zeitraum (vgl. Essen 2011), gleichwohl sollten wir bemüht sein, nach einem erfolgreichen Einstieg möglichst rasch im Zuge der Stabilisierung des pädagogischen Verhältnisses und der ästhetischen Praxis, die flankierende Maßnahme behutsam in den allgemeinen Kunstunterricht zu integrieren und einzubetten.

Einstiegs- und Orientierungsphase

Wird eine Einzelarbeit als notwendig erachtet, sollte ihr ein strapazierfähiger Raum für ästhetische Aktivitäten zur Verfügung gestellt werden. Denn bildnerisch oder werkhaft tätige Kinder und Jugendliche *„brauchen einen Platz, an dem sie auch einmal etwas verschütten können; sie müssen Unordnung anrichten können, ohne sich vor der Missbilligung der Erwachsenen fürchten zu müssen"* (Rubin 1993, 39).

7 Unter einer „Erkundungszeit" fassen wir Beobachtungssituationen und Analysen, die (1) freie (bildnerisch-werkhafte) Aktivitäten mit unterschiedlichen Materialien betreffen, (2) sich auf Tätigkeiten erstrecken, die durch stimulierende Materialien (gezielt) angeregt (provoziert) werden sollen und (3) sich auf einen gemeinsamen (experimentellen) Umgang (Kind - pädagogische Fachkraft) mit ästhetischen Materialien beziehen.

Die Frage der pädagogischen Begegnung richtet sich nach den individuellen Voraussetzungen (v.a. Kommunikations- und Interaktionsbereitschaft, Arbeitsmotivation, Lernniveau) der betreffenden Person. Nach K. Evans und J. Dubowski (2001, 78) können einige autistische Kinder eher auf non-direktive Weise erreicht werden, für andere kann hingegen zunächst ein direktives Arbeiten förderlich sein. Es wäre aber ein Irrtum anzunehmen, dass z.B. *„hyperaktive"* Kinder oder Jugendliche mit kognitiven Beeinträchtigungen nur gelenkter Aktivitäten bedürften. *„Hyperaktive brauchen ebenso wie gehemmte Kinder in vielen Fällen das Experimentieren mit einer freieren, ehrlicheren Form des kreativen Tuns, um sich davon zu überzeugen, dass sie in dieser symbolischen Form in der Tat loslassen, starke Gefühle mit freien Bewegungen zum Ausdruck bringen und dabei jene Impulse unter Kontrolle halten können, die sich weder so destruktiv noch als so desorganisierend wie befürchtet entpuppen. Erst nach einem solchen symbolischen ‚Loslassen' gestattet ihnen die Vertrautheit mit der gefürchteten Erfahrung, frei zu wachsen"* (Rubin 1993, 30). Über ähnliche Erfahrungen berichten G. Wörner (1977) und H. Buß (in Theunissen 2004) im Kunstunterricht mit geistig behinderten und verhaltensauffälligen Kindern und Jugendlichen.

Das folgende Beispiel von K. Evans und J. Dubowski (2001, 78f.) führt uns einen non-direktiven Einstieg in die kunsttherapeutische Arbeit mit autistischen Kindern plastisch vor Augen:

Es geht um Stephen, einen sieben Jahre alten Schüler aus dem Autismus-Spektrum, der sich gänzlich geweigert hatte, am Kunstunterricht teilzunehmen. Stephen betritt den Malraum (Einzelunterricht in einem therapeutischen Setting als Ausgangspunkt), läuft umher, hält einen weiten Abstand von der Kunsttherapeutin, sucht immer wieder die Ecken im Raum auf, wirft nur sekundenhaft kurze Blicke zur Therapeutin, schaut in andere Richtungen, in die Raumecken oder vor sich hin, versteckt sich hinter einem Gardinenvorhang; die Therapeutin nimmt ein großes Blatt Papier, legt es auf den Boden in der Nähe des Vorhangs und schraffiert mit mehreren Kreidestiften ein einfaches abstraktes Farbgebilde; währenddessen wirft Stephen kurze Blicke zur Therapeutin und auf das Papier; ansonsten bleibt er hinter dem Vorhang; nach Beendigung ihres Bildes setzt sich die Therapeutin an ihren Arbeitstisch am anderen Ende des Raumes und wartet geduldig; nach einiger Zeit kommt Stephen aus seinem *„Versteck"* hervor, nähert sich der Therapeutin, indem er sich unter ihrem Tisch begibt, sodass sie ihn nicht sehen kann. Ganz langsam bewegt die Therapeutin ihren rechten Arm unter den Tisch und bietet ihm einen Kreidestift an. Stephen ergreift die Kreide. Daraufhin reicht ihm die Therapeutin ein Blatt Papier, das er ebenfalls annimmt. Die Therapeutin hört, dass Stephen unter dem Tisch malt. Nach einer kurzen Weile streckt Stephen seine Hand mit der Kreide sichtbar aus. Die Kunsttherapeutin spürt, dass dies ein Signal für einen anderen Kreidestift ist. Daher tauscht sie den Stift aus. Ihre Vermutung ist richtig: Stephen nimmt den Stift und malt weiter. Danach kommt es zu einem mehrfachen Stifteaustausch. Erste Interaktionen werden dadurch angebahnt. Stephens Bild, eine Kritzelzeichnung, bleibt dabei zunächst *„Nebensache"*.

Dieses Beispiel demonstriert einen Einstieg über die *„Offenheit"* der ästhetischen Sache. Nach U. v. Essen (2011, 282 f.) kann diesbezüglich dem *„visuellen Denken"* autistischer Menschen eine Art Brückenfunktion zukommen. *„Oft reicht schon eine kleine Kritzelzeichnung, um in der Therapie die Aufmerksamkeit eines Kindes oder Jugendlichen zu erregen."* Eine Alternative zu dem am ästhetischen Material und Prozess orientierten Einstieg wäre das Aufsuchen eines Zugangs zur Person über thematische Impulssetzungen wie z. B.: *„Möchtest du deine Familie malen?" „Zeichne oder male, wie du dich gerade fühlst", „Such dir Dinge in diesem Raum aus, die durch dann malst"* (zit. nach Kornreich & Schimmel 1991, 77, 80). Zudem steht das Bemühen um die Herstellung einer kommunikativen Beziehung, um dialogische Austauschformen im Sinne eines *„attunement"* (Evans & Dubowski 2001, 75, 94 f.), eines wechselseitigen Einstellens aufeinander, im Vordergrund. Solche Formen der Begegnung gelten als wegebnend für alle weiteren Prozesse und Erfahrungen im ästhetischen Bereich (vgl. Essen 2011, 284; Emery 2004, 144; Betts 2001a;b; auch Rothenberg 1977, 222–293; Steinberger 1987, 44). Zudem kommen Momente zum Tragen, die für eine an der Stärken-Perspektive orientierte Empowerment-Praxis (vgl. Theunissen 2013, 40) charakteristisch sind, z. B. die unbedingte Annahme des anderen, das Vertrauen in die Ressourcen des Kindes sowie die Akzeptanz des *„eigenen"* Weges und *„eigenen"* Zeitrhythmus.

Ein solches Vorgehen, das mit dem *„offenen"* Curriculum korrespondiert (dazu Theunissen 2004, 127 f.), mag manchen Lehrkräften oder Erwachsenen ungewöhnlich erscheinen oder gar widerstreben, da gerade in der Arbeit mit autistischen Kindern und Jugendlichen (hoch) strukturierte Unterrichts- und Lernsituationen sowie behaviorale, verhaltenssteuernde Methoden besonders empfohlen werden. Wir sollten solche Angebote jedoch nicht überschätzen. Vor allem eng gestrickte verhaltenssteuernde Interventionen führen *„oftmals nur zu kurzzeitigen Erfolgen"* (Kornreich & Schimmel 1991, 77) und bieten keinen Zugewinn an Lebensqualität, wenn Alltagssituationen, sensorische Besonderheiten, psychosoziale Befindlichkeiten und Belastungen übergangen werden (dazu Theunissen & Sagrauske 2019, 95 ff.). Dennoch möchte ich nicht in Abrede stellen, dass es autistische Schülerinnen und Schüler gibt, die am ehesten über ein strukturiertes Lernen erreicht werden können. In dem Fall sollten die *„Stunden so sorgfältig wie möglich strukturiert werden"* (Steinberger 1987, 42), sodass eine betroffene Person keinen Kontrollverlust erleidet und sich in der entsprechenden Situation „wiederfinden" kann. Ferner können sich Strukturierungshilfen bei bestimmten Auffälligkeiten als hilfreich erweisen:

> *„Manchmal äußert sich die Reizüberflutung eines Kindes mit ASS nicht in Unaufmerksamkeit, sondern in auffälligem Verhalten. Ein Beispiel: Simone ist ein siebenjähriges Mädchen mit Asperger-Syndrom. Sie zeichnet und malt im Zeichenunterricht ungebeten auch auf den Zeichenblättern anderer Kinder. Ihr Verhalten führt zu Protest und Aufregung bei ihren Mitschüler*innen. ‚Arbeite auf deinem Blatt', ist für sie keine ausreichende Hilfestellung. Erst als ihr ein großes, rotes Platzdeckchen auf ihren Teil des Tisches gelegt wird und die Aufforderung heißt: ‚Arbeite nur auf dem Blatt, das auf dem roten Deckchen liegt', ist die Anforderung für sie eindeutig. Die Zeichenblätter der anderen Kinder werden nun von ihr nicht mehr bemalt"* (Schirmer 2010, 92).

Gleichwohl berichten viele kunsttherapeutische Beiträge, die von einem nondirektiven Einstieg bei autistischen Personen ausgehen, über positive Entwicklungen oder Erfahrungen in Bezug auf ein *„freies Malen"* (z. B. Bentivegna, Schwartz & Deschner 1983; Essen 2011; Lesinskiné 2002; Konreich & Schimmel 1991), sodass Einwände gegenüber der *„offenen"* Methodik im ästhetischen Bereich unzulässig sind. Zudem würde es den Erkenntnissen und Empfehlungen der Savant-Forschung (dazu Kapitel 1) und insbesondere der Sache Kunst widersprechen, würde ihr *„offener"* Charakter normorientierten oder *„gelenkten"* Interventionen geopfert. Im Gegenteil: Allzu oft drängt sich der Eindruck auf, dass auch im Kunstunterricht bei autistischen Kindern und Jugendlichen zu viel Wert auf Anpassung gelegt wird, anstatt das zu nutzen, was die ästhetische Erziehung im Unterschied zu allen anderen Fächern bietet: eine Fülle an unterschiedlichen Arbeitsformen, Materialien und Chancen zum besseren Verständnis der Person sowie zur allseitigen Entwicklung ihrer Persönlichkeit (vgl. auch Kellman 1999).

Vor diesem Hintergrund sollten wir das *Gestützte Malen* (Lobisch 1999; Bitschnau 2008) als Angebot für autistische Kinder nicht überbewerten. Vertreter*innen gestützter Vorgehensweisen (zu denen auch die *„Gestützte Kommunikation"* zählt) gehen davon aus, dass autistische Menschen häufig angesichts einer motorischen

Blockade zu Formen einer verbalen oder non-verbalen (bildnerischen) Kommunikation *„angestoßen"* werden müssen. Genauer gesagt: Das Gestützte Malen wird als eine wesentliche Hilfe betrachtet, autistische Schülerinnen und Schüler zum Zeichnen oder Malen zu animieren, wenn Einschränkungen in der Groß- und/oder Feinmotorik entsprechende Bewegungsabläufe blockieren. Hierzu soll ein sogenannter Stützer (Assistent*in) die Person an der Hand, am Handgelenk oder Arm so stützen, dass sie an einem PC mit geeigneter Ausrüstung und Software Bewegungen ausführen und arbeiten kann, um zu bestimmten (hier zeichnerischen oder bildnerischen) Mitteilungen zu gelangen. Es kann aber auch eine physische Stütze zur Pinsel- oder Stifthaltung für ein Malen mit Farben gegeben werden.

In Anlehnung an B. Löbisch (1999) ist V. Bitschnau (2008, 90) davon überzeugt, dass *„Dank der Methode des Stützens (...) Kunsttherapie (...) auch für Menschen zugänglich (werde), welchen es ohne Stütze nicht möglich (sei), Stereotypien im zeichnerischen Ausdruck zu überwinden."* Um Beeinflussungen, vor allem eine Manipulation der bildnerischen Produkte, zu vermeiden, ist es wichtig, dass die stützende Person sich *„innerlich zurücknimmt"* und nur mit leichten physischen Impulsen (Gegendruck der ‚Malhand') operiert (ebd., 115). Nichtsdestotrotz sind die gestützten Vorgehensweisen umstritten, da die Frage, wer die Bewegungen steuert bzw. die Mitteilungen erstellt, häufig sehr schwer zu entscheiden ist.

Gestützte, angeleitete oder antrainierte Bildnereien (z.B. durch vorgeschriebene Malübungen) sind jedenfalls nicht mit authentischen Arbeiten vergleichbar, die aus einer intrinsischen Motivation hervorgehen, häufig zufällig entstehen und keiner pädagogischen oder therapeutischen Beeinflussung unterliegen. Um durch direktive Interventionen subjektiv bedeutsame ästhetische Mitteilungen, insbesondere auch originelle, außergewöhnliche oder kreative Ausdrucksweisen nicht zu unterdrücken, ist es von zentraler Bedeutung, dass ein Höchstmaß an pädagogischer oder therapeutischer Achtsamkeit und Sensibilität gepflegt wird. Dies betonen u.a. auch Buck, Kardeman und Goldstein (1985), die uns anhand authentischer Bildwerke das kreative Potenzial von (talentierten) Personen aus dem Autismus-Spektrum vor Augen führen und eine ästhetische Erziehung nahelegen, die für die Entdeckung, Unterstützung und Entfaltung eines *„einzigartigen, persönlichen Stils"* (ebd., 101) genügend Freiraum gewährt. Wie wertvoll persönliche Themen und Gestaltungen aber nicht nur unter ästhetischen Gesichtspunkten oder Savant-Begabungen sein können, sondern ebenso als Mittel zur Kommunikation und damit zum besseren Verstehen und Wahrnehmen einer Person, führt uns D. Betts (2001a) mit folgendem Beispiel vor Augen:

Tony, 18 Jahre alt, Autist mit stark eingeschränkten sprachlichen Ausdrucksfähigkeiten, malte in den vergangenen drei Jahren im Rahmen einer Kunsttherapie mehr als 30 Bilder von öffentlichen Bussen, die er zumeist mit verschiedenen Nummern versah und oft detailgetreu und liebevoll ausgestaltete. Die Aufbereitung seiner Lebensgeschichte ergab, dass er in der Regel an Wochenenden zusammen mit seinem Vater Stadtfahrten mit öffentlichen Bussen unternommen hatte. Offensichtlich spielten Busse in seinem Leben eine wichtige Rolle, die ihn als *„mechanische Objekte"* (Betts) wesentlich mehr interessierten als etwa Tiere oder Menschen. Das Malen der Busse war für ihn ein prominentes Mittel, seine Interessen mitzuteilen, auszudrücken und mit anderen zu kommunizieren.

Würden solche Möglichkeiten im Rahmen einer ästhetischen Erziehung ignoriert, hätten wir es mit einem Lernbereich zu tun, der sowohl die Subjektseite als auch die Sache Kunst gänzlich verfehlen würde (vgl. Kellman 2001, 19 f., 122 f; Cardinal 2010, 295).

Aufbau- und Stabilisierungsphase

Der Einstiegs- und Orientierungsphase folgt eine Aufbau- und Stabilisierungsphase. Diesbezüglich lassen sich zusammengefasst nach D. Betts (2001b, 23; 2005), J. Osborne (2003) und C. Weckesser (2002, 2) fünf zentrale Zielbereiche nennen:

1. Entwicklung und Förderung eines Selbstwertgefühls und Selbstbewusstseins
2. Entwicklung und Förderung von Kreativität
3. Verbesserung kommunikativer Fähigkeiten (z.B. durch bildnerisch-symbolische Mitteilungen)
4. Sinnesstimulation, sensorische Integration und Verbesserung der Körpereigenwahrnehmung
5. Abbau von Blockaden, Zwängen oder Stereotypien.

Ähnlich gelagert sind die von N. Martin (2007) herausgestellten *„Behandlungsfelder"* für das kunsttherapeutische Arbeiten mit autistischen Personen:

1. Imagination/abstract thinking deficits
2. Sensory regulation and integration
3. Emotions/Self-expression
4. Developmental Growth
5. Recreation/Leisure skills
6. Visual-spatial deficits

Darüber hinaus sollte es insbesondere mit Blick auf soziale Auffälligkeiten immer auch um den Aufbau und die Stabilisierung eines positiven Sozialverhaltens durch kunsttherapeutische Aktivitäten gehen (Banks et al. 1993; Epp 2008).

All die genannten Bereiche, die freilich nicht zu einer bloßen Defizitorientierung verleiten sollen, können sich in der praktischen Arbeit überlappen. Je nach individueller Ausgangslage sind sehr wohl Schwerpunktsetzungen möglich, z. B. in Bezug auf ästhetische Angebote zur Förderung sensorischer Integration; Unterstützung von bildnerischen Aktivitäten, die identitätsstiftend und ebenso in der Freizeit bedeutsam sind; Einsatz von Übungen, bei denen figurale Elemente ergänzt werden müssen, um Bildzeichen oder -schemata auszubilden; Fingermalen und Malübungen zur Beherrschung und Kontrolle des Körpers und Verbesserung der Auge-Hand-Koordination.

Eine wichtige Fokussierung wird zudem von K. Evans und J. Dubowski (2001, 46) genannt, indem autistische Kinder, die in stereotypen, repetitiven Kritzel- oder präschematischen Mustern verharren, durch Veränderung und Erweiterung des Materialangebots (z. B. Fingerfarben statt Marker, breite Pinsel statt Stifte) zu einem kreativen Experimentieren animiert werden sollen. Wir merken also, dass die Palette der Möglichkeiten, kunsttherapeutisch zu arbeiten, ausgesprochen breit ist und dass im Rahmen der Praxis immer wieder auf Arbeitsformen zurückgegriffen wird, die aus dem Fundus der ästhetischen Erziehung stammen.

Wie zuvor lassen sich auch für die zweite Phase non-direktive und direktive Interventionen unterscheiden.

Im Rahmen eines *non-direktiven Vorgehens* werden unterschiedliche Materialien (Sand, Wasser, Lehm, Matsch, Kleister, Wasserfarben, Fingerfarben, Farbpulver, Pinsel, Knete, Kreide, Magic Marker, Schere, Papier, Pappmaché, Paste, Steine, Holz, Äste, Folien, Pappe, Watte, Filz, Kordel, Schnüre, Kabel, Holzwolle, Kartons, Kleber, Dosen, Stoffe, Tücher, Toilettenpapier, Kreppband, Silberpapier, Kunststoffrohre, Draht ...) zur freien Verfügung angeboten. Es gibt somit keine Vorgaben, *„gebundene"* Malaufgaben oder bestimmte Themenstellungen. Wie wir uns einen *„offenen"* oder non-direktiven Ansatz in der praktischen Arbeit vorstellen können, machen die beiden folgenden Beispiele sichtbar. Das erste Beispiel stammt von D. Betts (2005) und skizziert Möglichkeiten an, wie ritualisierte Zwänge durch basale, sensorisch stimulierende Aktivitäten abgebaut werden können:

Ein autistischer Schüler hatte das zwanghafte Bedürfnis, mit seinem Speichelschleim zu spielen, ihn mit seinen Fingern zu ziehen und den Bewegungsverlauf der Schleimfäden zu beobachten. Daraufhin wurde ihm im Rahmen der Kunsttherapie Sand zum freien Spielen (z. B. durch die Hände rieseln lassen) angeboten – in der Hoffnung, dadurch sein ritualisiertes, zwanghaftes Spielverhalten mit dem Schleim zu kompensieren. Tatsächlich brachte die kunsttherapeutische Arbeit den erhofften Erfolg.

Das zweite Beispiel führt uns eine basale ästhetische Praxis plastisch vor Augen:

Peter (9 Jahre alt), ein autistischer Schüler, matsch gerne mit Sand, Wasser und Lehm. Nach M. Parker Hairston (1990, 139) sei ein solches Interesse bei *„vielen autistischen Kindern"* zu beobachten. In der Therapiestunde wird Peter Tapetenkleister angeboten. Die Arbeit findet an einem Werktisch statt, der mit einer Plastikfolie als Unterlage sowie mit Makulaturpapier bedeckt ist. Sobald Frau K., Peters sonderpädagogische Stützlehrerin, etwas Kleister auf den Tisch gießt, beginnt er intensiv zu matschen, mit seinen beiden Händen große, kreisförmige Bewegungen auszuführen und Spuren zu ziehen. Nach etwa vier Minuten werden ihm Pigmentfarben auf seine verschmierten Hände geschüttet. Peter springt vor Begeisterung auf, wedelt mit seinen Händen, schnuppert an seinen Fingern und gibt freudige Schreilaute von sich. Dann zieht er stehend vor dem Tisch farbige, vertikal angelegte Streifenmuster mit seinen Händen und Fingern. Des Weiteren werden nach etwa fünf Minuten von Frau K. verschiedene Farben mit Kleister vermischt und es wird auf einem CD-Player Peters' Lieblingsmusik aufgelegt, um zu einem Fingermalen nach Musik zu animieren. Peter springt wiederum freudig kreischend auf, begibt sich dann rasch in den Rhythmus (durch Schaukeln mit dem Oberkörper) und zieht beidhändig nach der Musik zunächst vertikal auf und ab und dann eher kreisförmig Strukturen. Nach etwa fünf Minuten endet die Musik und dies ist zugleich auch das Signal zur Beendigung der Aktivität.

Ziel dieser non-direktiven Arbeitsweise war neben der Unterstützung individueller Stärken und Interessen die Ermöglichung sensorischer Stimulation, um taktile Erfahrungen, vor allem das haptische Greifvermögen sowie den Spürsinn, als auch vestibuläre und kinästhetische Sinne anzuregen. Zudem wurden motorische Prozesse (Körperwahrnehmung, -kontrolle und -beherrschung) befördert.

Ein solches Matschangebot mag bei manchen autistischen Kindern auf Abwehr stoßen, vor allem aus Angst vor Schmutz, bei anderen hingegen (wie beispielsweise bei Peter) kann es Begeisterung auslösen, psychisch, sinnesphysiologisch und motorisch entwicklungsfördernd sein sowie zu weiteren Aktivitäten (z. B. Herstellung plastischer Gebilde mit Pappmaché; Collagebilder) animieren, die für die Entfaltung individueller Stärken und eines „bildenden Lernens" im ästhetischen Bereich bedeutsam sind.

Ebenso denkbar ist es, dass für einige autistische Kinder mit „Sauberkeitszwängen" das freie Matschen mit Kleister oder anderen Materialien wie Sand, Wasser und Lehm eine Desensibilisierung der Ängste vor Schmutz bewirken kann oder motorische Verkrampfungen, Anspannungen, eingeschränkte, stereotype oder zwanghaft anmutende Bewegungsmuster zu durchbrechen vermag.

Von hier aus ist der Schritt nicht weit, zu weiteren basal gelagerten Angeboten (z. B. spielerisch-aktionistischen Aktivitäten, Malen nach Musik, kreatives Arbeiten mit Musik, Bewegung, Rhythmik, Spiel) anzustiften, wobei sich die Förderung aus dem „offenen" Charakter des ästhetischen Materials zwanglos ableiten lässt.

In diesem Sinne kann die non-direktiv arrangierte kunsttherapeutische Arbeit als ein basales Angebot im ästhetischen Bereich in dreifacher Hinsicht bedeutsam sein (vgl. Richter 1977b, 52 ff.; Theunissen 2004, 87 ff.; Aach-Feldman & Kunkle-Miller 1991):

1. Aufbauend-entwicklungsfördernd (z. B. in Bezug auf vernachlässigte bzw. unterentwickelte Sinnesfunktionen),
2. psychohygienisch-kompensatorisch (z. B. durch die unmittelbare Anknüpfung an Ausdrucksformen, die *„regressive Tendenzen"* aufweisen, d. h. nicht dem tatsächlichen Alter der betroffenen Schüler*innen entsprechen und zum Ausgleich psychosozialer Belastungen beitragen können),
3. ganzheitlich-bildend (z. B. durch „Wiederentdeckung" und (Re-)Vitalisierung der Sinnlichkeit).

Für nicht wenige kunsttherapeutisch Tätige (vgl. Betts 2001a; Martin 2007; Osborne 2003, 413) kommt es darauf an, dass durch ein non-direktives Setting individuelle Stärken weiter entfaltet und in Empowerment-Prozesse überführt werden können, die für eine autistische Person identitätsstiftend sind. Diesbezüglich wird von D. Betts (2001b, 23) angeregt, die unter non-direktiven Bedingungen entstandenen Bilder ggf. durch Techniken wie Spiegelung (Verbalisierung der Motive, Symbolik und Erlebnisinhalte) oder *„dialogisch-interaktives Malen“* im Hinblick auf Förderung der kommunikativen Fähigkeiten als Werkzeuge und Vehikel für Empowerment (Selbstvertretung und Selbstermächtigung) zu unterstützen (vgl. auch Aach-Feldman & Kunkle-Miller 1991, 275).

Auch E. Roth (1991) geht zunächst von einem non-direktiven Setting aus, indem regressive Ausdrucksformen zugelassen sind. Von hier aus verfolgt sie dann einen *„realitätsorientierten“* Ansatz auf der Grundlage positiver Verstärkungstechniken, der unter Rückgriff auf physische Stützung oder Hilfestellungen auf die Entwicklung (einfacher) repräsentativer Figurationen zielt, um die Möglichkeiten der nonverbalen Kommunikation (Mitteilungs- und Ausdrucksfähigkeit) zu verbessern. Dieses Konzept leitet zugleich zur direktiven Arbeit über und zeigt auf, dass kombinierte Vorgehensweisen denkbar sind. Das gilt z. B. auch für Impulssetzungen durch Vormachen (modeling), für Wahlangebote durch Präsentation stimulierender Materialien (vgl. Steinberger 1987, 42 f.), für Themenvorschläge oder eine Ermutigung, Gefühle (Ängste) bildnerisch auszudrücken sowie für positive Verstärkung im Rahmen eines non-direktiven Settings, wenn z. B. die Erfahrung gemacht wird, dass einem autistischen Kind der Drive fehlt (Osborne 2003, 418), Materialien nicht spontan genutzt werden oder Hemmungen bestehen, sich auf bestimmte Materialien oder Techniken einzulassen.

Zu den *direktiven Interventionen* (direct art actions) zählen Methoden wie z. B. das *„gebundene Malen“* (Dobeneck 1983), funktionelle Übungsbehandlungen (Vormalen einfacher Formen, Malen mit Handführung, selbstständiges Ausmalen), Malen mit Schablonen, um einfache Dinge (Kreis, Haus, Baum etc.) auszumalen und den Aufbau darstellender Schemata oder Symbole zu fördern (dazu auch Aach-Feldman & Kunkle-Miller 1991, 282 f.), vorgegebene Spiel-, Bewegungs- und Malaktivitäten (z. B. um Stühle laufen, Hindernislauf, Spuren und Muster malen) oder programmartig angelegte Übungen mit vervielfältigten Blättern, auf denen Elemente von Haus-, Mensch oder Baumzeichen weggelassen wurden, um sie von dem betreffenden Heranwachsenden ergänzen zu lassen.

Ebenso denkbar sind Interventionen, bei denen z. B. autistische Kinder in der Einzelarbeit oder drei bis sechs Teilnehmer*innen einer (Klein-) Gruppe vorgegebene Themen (z. B. *„Wie fühlst Du dich, wenn Du glücklich [traurig, ängstlich ...] bist?“*) innerhalb von 15 Minuten visualisieren und in einer anschließenden Reflexionsphase *(„Erzähle uns etwas über Dein Bild!“; „Was hast Du gemalt?“ „Wie hast Du dich beim Malen gefühlt?“ „Wie erlebt Ihr das Bild?“)* diskutieren.

Einer Pilot-Studie von S. Banks et al. (1993) ist zu entnehmen, dass intellektuell behinderte Schüler*innen mit Verhaltensauffälligkeiten (aggressives Verhalten, mangelndes Sozialverhalten, mangelnde Impulskontrolle, fehlender Blickkontakt) eher von einer solchen direktiven Vorgehensweise als durch ein non-direktives Setting profitieren, wenn es um den Aufbau von Sozialverhalten geht. Davon scheint gleichfalls K. Epp (2008) überzeugt zu sein, die uns vor Augen führt, wie unter Anwendung kunsttherapeutischer Angebote zur Förderung sozialer Fähigkeiten (social skills) die Bereitschaft von autistischen Kindern erhöht werden kann, sich an sozialen Aktivitäten positiv zu beteiligen. Zudem bieten die von der Autorin genannten Ansätze autistischen Kindern und Jugendlichen die Chance, sich angstfrei auszudrücken, Emotionen zu regulieren (z. B. Wutanfälle zu vermeiden) und Gefühle auszudrücken, nonverbale Ausdrucksformen zu verstehen und Gefühle anderer wahrzunehmen, soziale Situationen einzuschätzen sowie Sozialverhalten aufzubauen und zu stabilisieren (ebd., 29 f.).

Ein Angebot zur Verbesserung sozialer Fähigkeiten besteht darin, dass Lehrkräfte oder Therapeut*innen Konflikt- oder andere (kritische) soziale Situationen durch visualisierte Comics den betroffenen Kindern oder Jugendlichen vor Augen führen, die sodann die porträtierten Ereignisse zunächst diskutieren und analysieren, dann bildnerisch durch eigene, alternative Entwürfe oder durch Ergänzungen oder Veränderungen bearbeiten sollen. Da autistische Kinder oft *„visuelle Lerner"* sind, würde diese Form der Präsentation sozialer Situationen eine Auseinandersetzung zulassen, welche im Unterschied zu Rollenspielen weniger bedrohlich sei (ebd., 30).

Neben der Förderung eines sozialen Miteinanders können *Comic Strip Arbeitsblätter* mit (offenen) Sprechblasen (vgl. Gray 1994) auch zur Verbesserung des Einfühlungsvermögens oder der Perspektivübernahme genutzt werden (um z. B. über ein visuell ansprechendes Material Gedanken oder emotionale Zustände von Personen sichtbar zu machen und wechselseitige Kommunikationen und Interaktionen zu verdeutlichen).

Des Weiteren beschreibt K. Epp ein *„Satellitenprogramm"*, welches kognitiv-behaviorale Strategien nutzt und darauf angelegt ist, Emotionen und Selbsterleben bildnerisch mitzuteilen und zu verarbeiten. Hierzu sollen zunächst in einer lockeren Atmosphäre mit Snacks und Drinks 10 Minuten lang spezifische Fragen aufgegriffen und besprochen werden, so z. B.: *„Was war das schönste bzw. schlechteste Ereignis für dich heute?" „Hat jemand heute etwas Neues für die Gruppe zu berichten?" „Wann bist du frustriert, wann zufrieden, wann glücklich …?"* Danach folgt eine etwa 30-minütige Arbeitszeit, in der zuvor ausgewählte Themen unter bestimmten Instruktionen visualisiert und dann wiederum gemeinsam reflektiert werden sollen; z. B.: *„Falte dein Papier in der Mitte zur Hälfte und zeichne auf einer Seite etwas, was du liebst oder niemals ändern möchtest und auf der anderen Seite etwas, was du gerne ändern möchtest."* Eine andere Instruktion könnte sein: *„Stelle dir vor du bist ein Tier. Welches würdest du dann am liebsten sein? Zeichne ein Bild von diesem Tier."* Diese Instruktion führt zu zahlreichen verschiedenen Tieren, die vorgestellt oder auch vorgespielt werden können. Im nächsten Schritt könnten die Kinder Möglichkeiten erkunden, wie die Tiere gemeinsam miteinander auskommen und gemeinsam leben können. Dieser Instruktionsphase folgt eine unstrukturierte, freie Zeit (20 Minuten), in denen die Schülerinnen und Schüler die Gelegenheit haben, sich selbst Aktivitäten oder Spiele auszusuchen. Die einzige Regel hierbei lautet, dass sie nicht allein spielen dürfen, sondern sich mindestens eine*n Spielpartner*in aussuchen müssen.

Das gesamte Programm wurde ein Jahr lang mit 66 Schüler*innen aus dem autistischen Spektrum im Alter von 11 bis 18 für eine Stunde jeweils einmal wöchentlich durchgeführt und erfolgreich evaluiert. K. Epp zufolge konnten soziale Verhaltensweisen signifikant verbessert und problematische wie Hyperaktivität, Aggressivität oder auch Rückzugstendenzen wirksam abgebaut werden.

In ähnlichen Bahnen wie dieses Programm, das nicht nur unter einem therapeutischen Setting, sondern ebenso im regulären Unterricht eingesetzt werden kann, bewegt sich A. Konraths (1977) Ansatz eines *„Sozialen Lernens"* im ästhetischen Bereich, der in der Arbeit mit verhaltensauffälligen Heranwachsenden erprobt wurde. In einer ersten Phase des Gestaltens *„soll den Schülern die Möglichkeit gegeben werden, sich selbst möglichst frei gestalterisch auszudrücken und Erlittenes und Erfahrenes in Tätigkeit umzusetzen"* (ebd., 196 f.). Dazu sollten Themen, *„bei denen das kommunikative oder narrative Moment dominiert"* und die zu projektiven Ausgestaltungen anregen können, vorgeschlagen werden: z. B. Spaziergang, Familie, Vater/Mutter, ein Kind allein, ein lustiges/trauriges Erlebnis, beim Spielen, ein Unfall oder ein schöner/schlechter Traum. Anschließend werden die Schüler*innen aufgefordert, ihre Bilder vorzustellen und zu den Bildern *„passende kurze Geschichten"* zu erzählen, die sodann zum Gegenstand angeleiteter Rollenspiele werden. Eine abschließende Spielanalyse (am besten mithilfe von Videoaufzeichnungen) soll Selbst- und Wahrnehmungen sowie soziale Kommunikationsformen und Sozialverhalten verdeutlichen helfen.

Eine weitere Interventionsstudie, deren Ziel es war, Effekte einer direktiven Kunsttherapie und Musiktherapie bei acht sogenannten geistig schwer(st) behinderten Kindern ohne Autismus und acht mit Autismus zu untersuchen, stammt von M. Parker Hairston (1990). Die Aufgabe in der Kunsttherapie bestand darin, innerhalb von sieben Minuten vorgegebene Formen in rot, blau, grün und gelb auszumalen. Die Studie erbrachte deutliche Entwicklungsfortschritte in der Kommunikation, im Spielverhalten und in der bildnerischen Fertigkeit bei den Kindern ohne Autismus gegenüber jenen mit autistischen Besonderheiten. Dies wurde damit begründet, dass sich die autistischen Kinder stärker dem physischen Kontakt, der Kommunikation und therapeutischen Hilfestellung verweigert hätten (ebd., 147). Wenngleich ihr Entwicklungsfortschritt niedriger und langsamer ausgefallen war, wurde er allerdings gegenüber den anderen behinderten Kindern als stabiler (steadier) eingeschätzt (ebd., 148). Ferner war durch die kunsttherapeutische Intervention bei allen 16 Kindern eine Verbesserung des persönlichen Wohlbefindens, mehr Freude und Zufriedenheit beobachtet worden (ebd., 147).

Die Frage, ob non-direktiv oder direktiv gearbeitet werden soll, lässt sich letztendlich nicht empirisch beantworten, da nicht nur weitreichende Forschungen im Bereich der Kunsttherapie fehlen, sondern ebenso die Palette der unterschiedlichen Ausprägungsgrade der autistischen Merkmale sowie der zusätzlichen Beeinträchtigungen für allgemeingültige Aussagen zu breit sein dürfte.

Integrationsphase

In einer dritten Integrationsphase kommt es nunmehr darauf an, die bisherige Einzel- oder Kleingruppenarbeit im Rahmen eines unterrichtsflankierenden, kunsttherapeutischen Settings in den Klassenverband zu überführen bzw. mit dem allgemeinen Kunstunterricht zu verschalten. Diese Phase greift freilich nur dann, wenn nicht von vornherein ein gemeinsames Lernen im ästhetischen Bereich möglich war. Eine therapeutisch-ästhetische Erziehung, die die eingangs genannten Eigenschaften der Sache Kunst wertzuschätzen weiß, kommt zweifellos diesem Anliegen sehr nahe, bietet sie doch Aktivitäten (z. B. „ganzheitlich" sinnliche Erfahrungsräume, Musik, Malen, freies Farbenschmieren, dialogisches Malen, Fingermalen, aktionsorientierte Arbeitsformen, kreative Spielübungen und gestalterische Aktivitäten mit Bewegung und Musik, beziehungszentrierte Aktivitäten, Arbeiten in Projekten), die „Kreativität als Erlebnis" erfahrbar machen (dazu Simanski 2013) und didaktisch betrachtet eine „innere Differenzierung" und subjektzentrierte

Erarbeitung der ästhetischen Sache zulassen. Inwieweit die künstlerische Bildung ein gemeinsames Lernen mit einem autistischen Kind oder Jugendlichen zu leisten vermag, ist vom Einzelfall abhängig. Je besser es gelingt, Stärken und Interessen im bildnerischen Bereich eines autistischen Kindes oder Jugendlichen thematisch und praktisch zu berücksichtigen, desto größer ist die Chance der unterrichtlichen Inklusion.

Alles in allem ist unschwer zu erkennen, dass wir ein Konzept favorisieren, welches zunächst unter Bezug auf kunsttherapeutische Erfahrungen in der Arbeit mit autistischen Kindern und Jugendlichen subjektzentrierte Arbeitsformen im ästhetischen Bereich als Vehikel zur Persönlichkeitsentwicklung fokussiert und folglich den *„Nebeneffekt"* ästhetischer Produktions- und Rezeptionsprozesse zur Hauptsache erklärt. Dies ist in Anbetracht der Offenheit der ästhetischen Sache aber nicht nur heil- oder sonderpädagogisch legitim, sondern zugleich auch kunstpädagogisch (fachdidaktisch) bedeutsam, da durch die Subjektzentrierung ästhetische Kommunikationsprozesse befördert werden, die den Schritt zum *„ästhetischen Denken"* (Welsch) vorbereiten und einleiten (vgl. dazu Theunissen 2004, 81–114). Damit setzt unser Programm Intentionen der allgemeinen ästhetischen Erziehung nicht gänzlich außer Kraft, sondern es steht für einen Prozess, der von der Subjektzentrierung über die subjektzentrierte Erarbeitung einer ästhetischen Sache bis hin zu einer sachzentrierten bzw. fachimmanenten Unterrichtarbeit reicht. Sachzentrierung bedeutet, dass der Stoff der ästhetischen Erziehung (Kunst, Werbung, visuelle Medien etc.) Zweck der Unterweisung ist.

Ob es gelingt, subjektzentrierte Aktivitäten autistischer Kinder und Jugendlicher in sachbezogene Themenbearbeitungen zu überführen, ist eine offene Frage. Möglicherweise werden sich einige Heranwachsende (immer) bestimmten Vorgaben oder Aufgabenstellungen entziehen und „authentische" Bildnereien bevorzugen, deren Bedeutung und Qualitäten vor allem mit Blick auf individuelle Stärken oder außergewöhnliche Fähigkeiten (savant skills) nicht verkannt werden sollten. Insofern wird es unter Umständen schwierig sein, neben den kunsttherapeutisch gelagerten Zielen ebenso fachbezogene Intentionen zu erreichen, die an spezifische Vorgaben aus den Lehrplänen oder Richtlinien geknüpft sind. Vor diesem Hintergrund sind alle zuständigen Lehrkräfte letztendlich gehalten, pädagogisch-therapeutische Aspekte in ihre allgemeinen didaktischen Überlegungen zu integrieren. Aus diesem Grund blieb wohl für Stefan Wepil (dazu Kapitel 2) sein Kunstunterricht im Gymnasium in guter Erinnerung. Auch Donna Williams (1992, 99) war *„gern in den Kunstunterricht"* gegangen!

Nachwort von Gee Vero

„*Saving Self*“ – Das Selbst retten. Das ist nicht nur die Motivation, sondern auch die Notwendigkeit für mein Malen, und deshalb ein immer wiederkehrendes Thema meiner Bilder. Meine Bareface-Bilder sind im wahrsten Sinne des Wortes immer Selbstporträts.

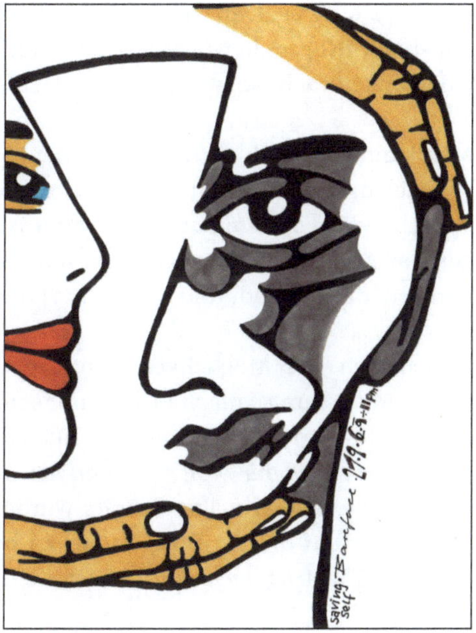

***Bild 35:** Gee Vero – Saving Self (9-6-2021)*

Es ist das Selbst, nicht die ICH-Maske, welches ich mit einem schwarzen Edding zu Papier bringe. Wenige Striche reichen dabei aus. Ich beginne immer mit meinem linken Auge und meist bleibt es ein „halbes Gesicht“, welches sich dem Betrachter oder der Betrachterin offenbart. Es ist der Teil meines Selbst, der mir am vertrautesten ist. Der Teil, dem ich mich mittlerweile nähern kann, ohne zu zerfallen.

Die Bilder sind immer auch eine Selbstkonfrontation. Es ist, als würde ich in einen Spiegel schauen, der hundertfach vergrößert und mir jedes noch so kleine Detail meines Selbst klar und deutlich zeigt. Auf meinem Blatt, bevorzugt 25 x 25 cm Aquarellpapier, blieb sehr oft die vom Betrachter aus gesehene linke Hälfte weiß, leer, unberührt. Für mich stand diese Leere für einen Teil meines Selbst, der mir zwar auch bekannt ist, aber dem ich mich lange Zeit nicht nähern konnte, ohne eine Selbstkonfrontation auszulösen. Obwohl das Malen eine Begegnung mit meinem Selbst auf Distanz ist, so reichte der Abstand für diesen Teil meines Selbst oft nicht aus.

Es gibt durchaus auch Bilder, auf denen ein vollständiges Gesicht zu sehen ist. Diese Bilder sind immer an Aschetagen entstanden, während oder kurz nach einem Zerfall. Sie sind meist unterbewusst gemalt. Das Malen des „halben“ Gesichtes ist eine

Art Stimming für mich. Es ist beruhigend und sicher, weil es immer dem gleichen Ablauf folgt: Mein linkes Auge, Augenbraue, Nase, Mund, Kinn, Verbindungslinien, Ohr, Hals. Die Verbindungslinien sind besonders wichtig. Anfangs mussten sich wirklich alle Linien auf dem Papier mindestens einmal berühren. Wären die Linien Fäden, es wäre egal, an welcher Stelle man die Linien mit den Fingern greifen und anheben würde, man würde das ganze Bild vom Papier nehmen. Mittlerweile ist es jedoch nicht mehr so wichtig, dass sich die Linien einmal berühren.

Man kann an den Bildern gut erkennen, wie es mir beim Malen ging. Viele Linien mit vielen Verbindungen stehen für ein Selbst, dass nicht nur nah am Abgrund steht, sondern diesem auch zugewandt ist. Wenige Linien und wenige Verbindungen bedeutet nicht, dass ich nicht auch am Abgrund stehe, aber ich bin diesem dann eher abgewandt und schaue ins Land.

Als ich nach einer Möglichkeit suchte, mit meiner Kunst auf Autismus und Anderssein aufmerksam zu machen, kam mir sofort die Idee, aus meinen „halben" Gesichtern ein Kunstprojekt zu machen. *Nach dem Motto „Mein rechter, rechter Platz ist leer, ich wünsche mir … her" begann ich, meine Bareface-Bilder zu verschicken.* Die leere Hälfte meiner Selbstporträts wurde zu einer Einladung an meine Mitmenschen, mir auf diesem Blatt Papier zu begegnen und ein gemeinsames Bild zu schaffen. *The Art of Inclusion* war geboren.

Jedes Bild ist ein Angebot, eine Brücke zu bauen. Seit 2010 schicke ich meine halben Bareface-Bilder in die Welt hinaus. Bis heute sind über 500 Gemeinschaftswerke entstanden. Als Autismus-Referentin hatte ich die Möglichkeit, mein jeweiliges Publikum zum Malen einzuladen. In Workshops habe ich auch mit Kindern und jungen Menschen gemalt; und viele Einrichtungen und Schulen nutzen The Art of Inclusion bis heute als ein Projekt, um sich mittels der Kunst mit Anderssein, Mitmenschsein und Akzeptanz des Anderen, aber auch des eigenen Selbst auseinanderzusetzen.

Anderssein löst oft auch Ängste aus. Diese Berührungsängste stehen einem Annähern und Kennenlernen wie Barrieren im Weg. Die Begegnung auf einem Blatt Papier ist sowohl für mich als auch für meine Co-Künstler*innen und letztendlich für alle Betrachter*innen des Gemeinschaftswerkes eine sichere Begegnung. Egal wie anders wir alle sind, in der Kunst schaffen wir es uns zu begegnen. Ziel des Projektes ist es, weiterhin eine breite Öffentlichkeit zu erreichen und zum Mitmenschsein einzuladen, damit mehr Begegnungen im Alltag stattfinden können.

In zahlreichen Ausstellungen ist das schon wunderbar gelungen. Natürlich bekommen auch die Besucher*innen meiner Art of Inclusion Ausstellungen die Gelegenheit zu malen und die leere Hälfte so zu gestalten, wie sie es mögen und können. Jeder Mensch kann malen! Auch das zeigt The Art of Inclusion. Es ist mir wichtig, dass wirklich alle teilhaben können. So bekommen sehbehinderte Mitmenschen ein halbes Gesicht, welches ich mithilfe von Sandpapier gestalte. Grenzen, die im gesellschaftlichen Alltag trotz Inklusion weiterhin eine entscheidende Rolle spielen, kennt The Art of Inclusion nicht. Alter, Geschlecht, Herkunft, Behinderungen, Fähigkeiten unterscheiden uns, das Bild und viele andere Dingen verbinden uns. Wir haben immer mehr gemeinsam als uns trennt. Es geht bei dem Projekt auch nicht mehr nur um Autismus, sondern darum, dass wir alle anders sind, alle unsere eigene Wahrnehmung haben und wir uns in unserem Anderssein akzeptieren. Nur dann können wir auch unser Gegenüber, unsere Mitmenschen in derem Anderssein akzeptieren.

Akzeptanz beginnt mit Selbstakzeptanz. Dazu muss jede*r von uns dem eigenen Selbst begegnen und es kennen- und lieben lernen. Ohne Wenn und Aber. Durch meinen Autismus bin ich viel näher an meinem Selbst, als die meisten nicht-autistischen Menschen. Meine Bilder sind auch dann Selbstporträts, wenn gar kein Gesicht auf ihnen zu sehen ist. Jedes Bild erzählt meine Geschichte, die sich dem Betrachter fast nie allein durch das reine Anschauen der Bilder erschließt. Meine Bilder sind meine Sprache, Malen ist meine Kommunikation. Ich habe keine Kontrolle darüber, wie sie bei meinem Gegenüber ankommt. Ich sende nur aus. Auf meine Art und Weise.

Immer dann, wenn Worte fehlen, beginne ich zu malen. So auch bei dem Bild *„Saving Self"*. Der Entstehung dieses Bildes liegt die ewige Suche nach den richtigen Worten zugrunde. Ich nehme Sprache anders wahr. Ich denke weder in Worten, noch in Bildern, sondern ich fühle. Mein ICH hat verbale Sprache (Deutsch, Englisch, Russisch) erlernt, aber es ist mein Selbst, welches kommuniziert, und das tut es von und mit Herzen und deshalb hauptsächlich durch Gefühlsübertragung. Ich bezeichne dies als mein *Sensing*. Es ist eine Art (er)spüren, die Worte weder kennt noch braucht. Deshalb fällt es mir so enorm schwer, das was ich in meinem Inneren trage in Worte zu übersetzen und es sicher und verständlich nach außen zu transportieren.

Mein Sensing wird von meinem Gegenüber leider fast nie als Kommunikation wahrgenommen. Schon der Versuch scheitert. Für ganz viele meiner Gefühle kenne ich zudem keine Worte, kann sie also, selbst wenn ich es wollte, gar nicht in Sprache übersetzen. Als ich dies einmal im Gespräch mit einem Künstler zu erklären versuchte, gab dieser mir ohne weitere Worte einen Edding 3000 und ein Blatt Papier in die Hand. So entstand im Februar 1990 das erste Bareface-Gesicht. Seitdem kommuniziere ich all das, was sonst unausgesprochen bleiben würde, mithilfe meiner Bilder.

„*Saving Self*" ist einem ganz bestimmten Menschen gewidmet, der über Jahre hinweg immer wieder an der Rettung meines Selbst beteiligt war und es weiterhin ist. Das Bild begann wie immer als halbes Gesicht. Linkes Auge, Augenbraue, Nase, Mund, Kinn, Verbindungslinien, Ohr, Halsansatz. Das wortlose Selbst. Es wirkte genauso verloren wie in all den anderen Bildern. Aber diesmal spürte ich sofort, schon beim Malen, dass das Bild damit noch nicht beendet war. Das Gesicht wirkte zudem entspannter als auf allen Bildern davor. Ohne große Pause entstand auf der sonst leer bleibenden Seite ein wunderbar freundliches, meinem Selbst zugewandtes Gesicht. Dieses Gesicht stellt einerseits den besagten Menschen dar, dem ich so viel verdanke und durch den ich den Mut gefunden habe, mich wirklich auf mein Selbst einzulassen und Begegnung mit Menschen auch außerhalb eines Blatt Papiers zuzulassen. Es steht aber auch für einen Teil meines Selbst, nämlich dem Teil, der nach außen gerichtet als Mediator zwischen meinem Selbst und meiner Umgebung agieren kann. *Wir spiegeln uns nicht nur in uns selbst, sondern immer auch in anderen Menschen.*

Dieser Teil meines Selbst ist in den letzten Jahren gewachsen und stärker geworden. Beide Gesichter sind an der Stirn miteinander verbunden. Dies steht sowohl für Austausch als auch für Verbundenheit. Dreht man beide Gesichtshälften von innen nach außen, dann entsteht ein einziges Gesicht, ein Kopf, der dem Betrachter oder der Betrachterin zugewandt ist. Die freundliche linke Hälfte ist auf diese Weise noch nie in meinen Bildern erschienen. Ich verdanke sie Menschen wie Georg Theunissen. Die beiden Hände, schützend und haltend, gehören der freundlichen Hälfte, erkennbar durch den gelben Farbton. Sie haben mich überrascht, denn Berührungen sind auch auf Bildern schwierig.

Die Hände versuchen zudem die vom Betrachter aus gesehen rechte Gesichtshälfte, das Bareface, zu sich zu drehen. „Schau mich an" sagen sie. „Ich sehe dich. Sieh du auch mich." Das Bareface ist unsicher, aber kurz davor sich seinem Gegenüber zuzuwenden und zu öffnen. Und zwar als das Selbst, das es ist, ohne Patchwork-Ich-Maske, ohne Verbiegen, ohne ewiges, ermüdendes Kompensieren. So wie es ist, so möchte es dem Anderen und sich selbst begegnen. Das Selbst bleibt aber vorerst mir, der Schöpferin zugewandt, sieht durch die Betrachter*innen hindurch. Ich wünsche mir aber nichts mehr, als dass mich die Menschen so kennen, wie ich wirklich bin. Ich möchte selbst sein ohne Angst vor Ablehnung und Ausgrenzung. Ich weiß nicht, ob es ein Wort für dieses Gefühl gibt, das mein Selbst in diesem Moment spürt. Ich kenne keines. Vielleicht gibt es dafür auch gar kein Wort, weil bei nicht-autistischen Menschen immer das ICH in die Begegnung mit dem DU, dem Gegenüber, geht.

Wenn ein Mensch einen anderen Menschen so wie er wirklich ist, also in seinem Anderssein akzeptiert, dann akzeptiert er auch sein eigenes Selbst. In diesem Moment kann er trotz ICH-Maske einem anderen Selbst begegnen und diesem ein guter Mitmensch sein. Für die Hoffnung und den Glauben daran, dass dies möglich ist, dafür steht dieses Bild.

ANHANG

Literatur

Aach-Feldman, S.; Kunkle-Miller, C.: Kunsttherapie unter entwicklungspsychologischem Aspekt, in: Rubin, J. A. (Hg.) a. a. O., 207–288.

Ammon, C.; Croonenbroeck, A.: Der Baumaschinen-Künstler, in: autismus verstehen, 2019, Heft 2, 20–23.

Aspies e. V.: Newslettter 5–2008, online: www.aspies.de (abgerufen: 25.05.2009).

Asperger, H.: Die „autistischen Psychopathen" im Kindesalter, in: Archiv für Psychiatrische Nervenkrankheiten, 1944, H. 117, 76–136.

Asperger, H.: Autistische Psychopathen. In: Ders: Heilpädagogik. 5. Auflage, Wien 1968, 177–205.

Attwood, T.: Asperger-Syndrom. Wie Sie und Ihr Kind alle Chancen nutzen, Stuttgart, 2. Auflage, 2005.

Bader, A. (Hg.): Geisteskrankheit, bildnerischer Ausdruck und Kunst, Bern 1975.

Banks, S. et al.: The Effects of Directed Art Activities on the Behavior of Young Children with Disabilities: A Multi-Element Baseline Analysis, in: Art Therapy 1993, Vol. 10, 235–240.

Bareis, A.: Praxis der Kunsterziehung in der Grundschule, Donauwörth 1992.

Baron-Cohen, S.: The cognitive neuroscience of autism, in: Journal of Neurology, Neurosurgey and Psychiatry 2004, Vol. 75, 945–948.

Baron-Cohen, S. et al.: Talent in autism: hyper-systemizing, hyper-attention to detail and sensory hypersensitivity, in: Philosophical Transitions of the Royal Society of London 2009, Vol 364, S. 1377–1383, online: doi:10.1098/rstb.2008.0337.

Baron-Cohen, S.: Männlich ausgeprägtes Gehirn (Extreme Male Brain Theory), in: Theunissen, G. u. a. (Hg.): Handlexikon Autismus-Spektrum. Stuttgart 2015, 259–261.

Beelen, Y.: Caught up in his own world. Hekt. Manuskript. Atelier Herenplaats, Rotterdam 2008.

Bentivegna, S.; Schwartz, L.; Deschner, D.: Case Study: The Use of Art with an Autistic Child in Residental Care, in: American Journal of Art Therapy, 1983, Vol. 22, 51–56.

Betts, D. J.: Weekend outings provide creative outlet: Individual expresses himself through art therapy, in: The Advocate: Magazine of Autism Society 2001(a), Vol. 34, 20–21.

Betts, D. J.: The art of the art therapy: Drawing individuals out in creative ways, in: The Advocate: Magazine of Autism Society 2001(b), Vol. 34, 22–23, 29.

Betts, D. J.: The art of therapy: Drawing individuals out in creative ways, in: Advocate First Edition 2005, online: www.autism-society.org (Zugriff: 14.11.2008).

Biklen, D.: Autism and the Myth of the Person Alone, New York 2005 (University Press).

Bitschnau, V.: Eindruck statt Ausdruck, Saarbrücken 2008.

Blackstock, G. L.: Blackstock's Collection, New York 2006.

Bleidick, H.: Ausdrucksdiagnose der Intelligenzschwäche, München 1966.

Bleuler, E.: Dementia praecox oder Gruppe der Schizophrenien, Leipzig und Wien 1911.

Bölte, S.; Uhlig, N.; Poustka, F.: Das Savant-Syndrom: Eine Übersicht, in: Zeitschrift für Klinische Psychologie und Psychotherapie 2002, 31 Jg., 291–297.

Bogdashina, O.: Autism and the Edges of the Known World, London 2010 (Jessica Kingsley).

Booth, R. et al.: Disentangling weak coherence and executive dysfunction: planning drawing in autism and attention-deficit/hyperactivity disorder, in: Philosophical Transitions of the Royal Society of London 2003, No. 358, 387–392.

Briegleb, T.: Die 10 geheimen Tricks der Kunst, in: art 2011, Heft 11, 20–29.

Bröcher, J.: Lebenswelt und Didaktik, Heidelberg 1997.

Bröcher, J.: Bilder einer zerrissenen Welt, Heidelberg 1999.

Buber, M.: Reden über Erziehung, Heidelberg 1969.

Buck, L. A.; Kardeman, E.; Goldstein, F.: Artistic Talent in „Autistic" Adolescents and Young Adults, in: Empirical Studies of the Arts 1985, Vol.3, 81–104.

Buschkühle, C.-P.: Künstlerische Bildung des Spiels und der Erzählung, in: Kettel, J. (Hg.): Kunst lehren? Stuttgart 1998, 183–195.

Buschkühle, C.-P.: Kunstpädagogen müssen Künstler sein. Zum Konzept künstlerischer Bildung, in: Pazzini, K.-J.; Sturm, E.; Legler, W.; Meyer, T. (Hg.): Kunstpädagogische Positionen Band 5. Hamburg, 2004.

Buschkühle, C.-P.: Die Welt als Spiel II: Kunstpädagogik. Theorie und Praxis künstlerischer Bildung, Oberhausen 2007.

Buschkühle, C.-P.: Bildung im künstlerischen Projekt, Kunstportal, online: https://www.kunstlinks.de/material/peez/2007-11-buschkuehle.pdf (Zugriff: 10.1.2022), 2007a.

Buschkühle, C.-P.: Künstlerische Bildung. Konturen künstlerischer Bildung. Zur Einleitung, online: https://www.ph-heidelberg.de/fileadmin/user_upload/org/fakII/MDS/KUNST/STUDIUM/Buschkuehlekuenstlerische_Bildung.pdf (Zugriff: 10.1.2022), 2017.

Cardinal, R.: Outsider Art and the autistic creator, in: Phil. Trans. R. Soc. B 2009, No. 364, 1459–1466.

Cardinal, R.: Kunstschaffung und Behinderung, in: Kaminski, M.; Elsen, V. (Hg.), a. a. O., 292–296.

Casson, H.: Introduction, in: Wiltshire, S., a. a. O., 5 f.

Charman, T.; Baron-Cohen, S.: Drawing development in ASD: The intellectual to visual realism, in: British Journal of Developmental Psychology 1993, Vol. 11, 171–183.

Chatterjee, A.: The neuropsychology of visual artistic production, in: Neuropsychologia 2004, Vol. 42, 1568–1583.

Clark, T.: Exploring Giftedness and Autism, London 2016 (Routledge).

Club 2: Nicht jeder Mensch ist ein Maler (1983), online: www.youtube.com/watch?v=J6pS7... (Zugriff: 15.10. 2019).

Croonenbroeck, A.: Bilder der Seele, in: autismus verstehen, 2020, Heft 2, 30–32.

Dalferth, M.: Behinderte Menschen mit Autismussyndrom, 2. Auflage, Heidelberg 1995.

Damus, M.: Kunst im 20. Jahrhundert, Reinbek 2000.

Die Zeit: Autismus. Das geheime Wissen der Erbsenzähler (Teil III und IV), online: http://www.zeit.de/2003/30/M-Autismus (Zugriff: 5.1.2009).

Delmas-Glass, E.: Paiting the world with a rainbow, in: The Folk Art Messenger 2004, Vol. 17, No. 1; online: www.folkart.org/mag/park/park.html (Zugriff: 22.07.2008).

Delmas-Glass, E.: Jessica Park: The Evolution of an Outsider Artist, in: Gengarelly, T.; Weatherbee, A. A.: (eds.), a. a. O., 17–22.

Dern, S.: Autistische Intelligenz, autistische Wahrnehmung und autistische Denkmuster, die wir alle unterschiedlich stark teilen, in: Gesellschaft, Autismus-Heft Oktober Nr. 66, 2008, 28–35; auch online: www.autismusundcomputer.de (Zugriff: 28.05.2009).

Donvan, J.; Zucker, C.: In A Different Key. The Story of Autism, New York 2016.

Down, J. L.: Mental Affections of Childhood and Youth, London 1887.

Dobeneck, R. v.: Gebundenes Malen mit geistig behinderten Kindern, München 1983.

Drake, J. et al.: ‚Autistic' Local processing Bias also Found in Children Gifted Realistic Drawing, in: Journal of Autism Developmental Disorders, 2010, Vol. 40,762–773.

Eames, K.; Cox, M. V.: Visual realism in the drawings of autistic, Down's syndrome and normal children, in: British Journal of Developmental Psychology 1994, 12 Vol., 235–239.

Emery, M. J.: Art therapy as an intervention for autism, in: Journal of the American Art Therapy Association 2004, Vol. 21, 143–147.

Epp, K. M.: Outcome-Based Evaluation of a Social Skills Program Using Art Therapy and Group Therapy for Children on the Autism Spectrum, in: Children & Schools 2008, Vol. 30, 27–36.

Essen, v. U.: Kunst ist der Anfang. Kunsttherapie bei Autismus-Spektrum-Störungen, in: Bundesverband autismus Deutschland e. V. (Hg.): Inklusion von Menschen mit Autismus, Karlsruhe 2011, 282–300.

Evans, K.; Dubowski, J.: Art Therapy with Children on the Autistic Spectrum, London 2001 (Jessica Kingsley).

Expedition ins Gehirn, dreiteilige Dokumentationsreihe, ARD 15.3., 22.3, 29.3. 2006.

Falkai, P.; Wittchen, H.-U.: Diagnostisches und Statistisches Manual Psychischer Störungen DSM-5 (deutsche Ausgabe, 2. Aufl.), Göttingen 2018.

Fein, D.; Lucci, D.; Waterhouse, L.: Fragmented drawings in autistic children, in: Journal of Autism & Developmental Disorders 1990, Vol. 20, 263–269.

Flade, S.: Kunst als Energiespeicher? Interviews mit „akku"-Künstlern, in: Kaminski, M.; Elsen, V. (Hg.), a. a. O., 297–300.

Frankl, G.: Language of Affective Contact, in: Nervous Child 1943, 2, 3, 251–262.

Frankl, G.: Befehlen und Gehorchen, in: Zeitschrift für Kinderforschung, 1934, Jg. 42, 463-478 (zit. n. der Ausgabe aus: Bibliothek für Bildungsgeschichtliche Forschung des DIPF Berlin).

Frankl, G.: Triebhandlungen bei Dissozialität nach Encephalitis epidemica und anderen psychopathischen Störungen im Kindesalter, in: Zeitschrift für Kinderforschung,

1937, Jg. 46, 401-448 (zit. n. der Online-Ausgabe: https://autismuseum.net/le-labo/frankl-triebhandlungen-dissozialitat-enzephalitis-epidemica-1937-autism/).

Frankl, G.: Autism in childhood: an attempt of an analysis (unpublished manuscript 1957); courtesy of Spencer Library: University of Kansas Archives.

Galerie Atelier Herenplaats (Hg.): Stendhal Syndrome, art that makes you go crazy, Rotterdam 2008.

Gardner, H.: Vielerlei Intelligenzen, in: Spektrum der Wissenschaft 4/2003, 36–41.

Gengarelly, T.: The Art of Jessica Park, in: Gengarelly, T.; Weatherbee, A. A. (eds.) a. a. O., 23–29.

Gengarelly, T.; Weatherbee, A. A. (eds.): Exploring Nirvana: The Art of Jessica Park, Massachusetts (College of Liberal Arts Book Project) 2008

Grandin, T.: Ich bin die Anthropologin auf dem Mars. Mein Leben als Autistin, München 1997.

Grandin, T.: Thinking in Pictures, 2nd ed., London 2006.

Grandin, T.: Celebration of Teaching & Learning (2009), online: www. thirteencelebration.org/blog/.../temple-grandin/474/ (Zugriff: 1.10.2009).

Grawe, K.: Neuropsychotherapie, Göttingern 2004.

Grawe, K.; Grawe-Gerber, M.: Ressourcenaktivierung. Ein primäres Wirkprinzip der Psychologie, Psychotherapeut 1999, 44 Jg., 63–69.

Gray, C.: Comic Strip Conversation, Arlington TX (Future Horizons) 1994.

Gronert, F.: Stendhal syndrome, art that makes you crazy, in: Galerie Atelier Herenplaats (Hg.), a. a. O., 2008 (a), 10–39.

Gronert, F.: Laan Irodjojo. Mystical mood paintings, in: Galerie Atelier Herenplaats (Hg.), a. a. O., 2008 (b), 160–183.

Gronert, F.: Marc de Bruijn. Peanutbutterbunny, in: Galerie Atelier Herenplaats (Hg.), a. a. O., 2008 (c), 62–85.

Happé, F.; Frith, U.: The weak coherence account of autism: Detail-focussed cognitive style in autism spectrum disorders, in: Journal of Autism and Developmental Disorders 2006, Vol. 36, 5–26.

Hassbecker, E.: Chichorro oder Art Brut, Heidelberg 1987.

Haupt, U.: Kreativität und (ihre) Behinderung, in: Hansen, G.; Haupt, U. (Hg.): Kreative Schüler mit Körperbehinderungen, Düsseldorf 1999, 26–50.

Heaton, P.; Wallace, G. L.: Annotation: The savant syndrome, in: Journal of Child Psychology and Psychiatry 2004, Vol. 45, 899–911.

Henley, D.: Annihilation anxiety and fantasy in the art of children with asperger's syndrome and others on the autistic spectrum, in: American Journal of Art Therapy 2001, Vol. 39, 113–121.

Hermelin, B.: Rätselhafte Begabungen, Stuttgart 2002.

Hermelin, B. et al.: A visually impaired savant artist: Interacting perceptual and memory representations, in: Journal of Child Psychology and Psychiatry 1999, Vol. 40, 1129–1139.

Hermelin, B.; Pring, L.; Heavey, L.: Visual and motor functions in graphically gifted savants, in: Psychological Medicine 1994, Vol. 24, 673–680.

Herwald, H.: Ein Soziogramm – entwickelt durch bildnerische Aktivitäten, in: Richter, H.-G. (Hg.): Therapeutischer Kunstunterricht, Düsseldorf 1977, 159–169.

Ishii, T. et al.: Drawings by an Autistic Adult Chronicling a Day in His Childhood, in: Visual Arts Research, 1996, Vol. 44, 47–55.

Jessica Park: Outsider Art, Jessica Park at Pure Vision Arts.htm, online: http://www.jessicapark.com/jessy.html (Zugriff: 1.6.2008).

Jessica Park: Painting the world with a rainbow, by Emmanuelle Delnay-Glass, Folk Art Messenger 2004, Vol. 17, 2, Folk Art Society of America, online: http://www.folkart.org (Zugriff: 1.6.2008).

John-Winde, H.; Roth-Bojadzhiev, G.: Kinder, Jugendliche, Erwachsene zeichnen, Baltmannsweiler 1993.

Junor, B.: Art Education: Who is educating whom? Online: https://www.artesian-art.org. (Zugriff: 15.04.2005).

Kaminski, M.; Elsen, V. (Hg.): Ich sehe was, was du nicht siehst. Eine Werkschau von Künstlerinnen und Künstlern mit Autismus, Bielefeld 2010.

Kanner, L.: Autistic disturbances of affective contact, in: The Nervous Child, 1943, 2, 217–250.

Kanner, L.: Follow-up Study of Eleven Autistic Children Originally Reported in 1943. Journal of Autism and Childhood Schizophrenia, 1971, 1(2), 119–145.

Kanner, L.; Rodriguez, A. & Ashenden, B.: How Far Can Autistic Children Go in Matters of Social Adaption? In: Journal of Autism and Childhood Schizophrenia, 1972, 2(1), 9–33.

Kapp, S. (ed.): Autistic Community and the Neurodiversity Movement. Stories from the frontline. Verfügbar über: https://doi.org/10.1007/978-981-13-8437-0 (Zugriff am 12.11.2019).

Kehrer, H. E.; Morcher, S.: Das Erkennen und Lesen auf dem Kopf stehender (up side-down) Bilder und Schrift als Mehrleistung bei autistischen Kindern und Jugendlichen, in: Zeitschrift für Kinder- und Jugendpsychiatrie 1987, 15. Jhg., 315–326.

Kellman, J.: Making Sense of Seeing: Autism and David Marr, in: Visual Arts Research, Vol. 22, 1996, 76–89.

Kellman, J.: Drawing with Peter: Autobiography, narrative, and the Art of a Child with Autism, in: Studies in Art Education. Journal of Issues and Research, Vol. 40, 1999, 258–274.

Kellman, J.: Autism, Art, And Children. The Stories We Draw, Westport, Connecticut (Bergin & Gravey) 2001.

Klar-Wolfond, E.: Beyond Words: The Drawings of Jonathan Lerman – Insight into an autistic mind (2005), online: https://joyofautism.blogspot.com (Zugriff: 1.6.2008).

Knuf, A. (2016): Empowerment und Recovery, Bonn.

Koelsch, A.: Gottfried Mind. Der Katzen-Raffael, Versuch eines Lebensbildes, Zürich 1924.

Konrath, A.: Voraussetzungen und Ansatzpunkte eines therapeutisch ausgerichteten sozialen Lernens in der ästhetischen Erziehung, in: Richter, H.- G. (Hg.) a. a. O., 186–207.

Kornreich, T. Z.; Schimmel, B. F.: The World is Attacked by Great Big Snowflakes: Art Therapy with an Autistic Boy, in: The American Journal of Art Therapy, Vol. 29, 1991, 77–84.

Laan Irodjojo: Galerie Atelier Herenplaats.htm, Rotterdam (abgerufen: 1.6.2008).

Lai, M. C.; Lombardo, M. V.; Baron-Cohen, S.: Autismus, in: Lancet, 2014, 8, Vol. 383, online: doi:10.1016/S0140-6736(13)61539-1 (Zugriff: 26.3.2015).

Larry Bissonnette: Grace – art & artists – outsider art, self-taught art, folk art. Hardwick, Vermont, online: http://www.graceart.org/credits.php (abgerufen: 1.6.2008).

Lesinskiené, S.: Children with Asperger Syndrome: Specific aspects of their drawings, in: International Journal of Circumpolar Health 2002, Vol. 61, 90–96.

Lewis, V.; Boucher, J.: Skill, content and generative strategies in autistic children's drawings, in: British Journal of Developmental Psychology 1991, Vol. 9, 361–371.

Lichtenberg, A.: Einblicke in die kunsttherapeutische Arbeit mit schwerst- und mehrfachbehinderten Menschen, in: Theunissen, G.; Großwendt, U. (Hg.): a. a. O., 161–172.

Light-Pina, K.: Introduction, in: Blackstock, G. L. a. a. O., 17–21.

Lobisch, B.: Malen ist Hoffnung. Gestütztes Malen und Zeichnen in der Kunsttherapie mit behinderten Jugendlichen und Autisten, Würzburg 1999.

MacGregor, J.: Dwight Mackintosh: the boy who times forgot. Creative Growth Art Center, Oakland, CA 1992.

Mäckler, A.: 1460 Antworten auf die Frage: was ist Kunst? Köln 2000.

Mann, T.; Walker, P.: Autism and a deficit in broadening the spread of visual attention, in: Journal of Child Psychology and Psychiatry 2003, Vol. 44, 274–284.

Marchart, P. J.: Autistische Welten? In Zeichnung, Text, Foto und Film erkennbare Codes. Erkennbare Eigenschaften. Wie können wir einander verstehen? Wien 2017.

Martin, N.: Art Therapy and Autism, MAAT, LPC (2007) online: http:// www.arttherapy.org (Zugriff: 9.12.2008).

Martin, N.: Assessing Portrait Drawings Created by Children and Adolescents With Autism Spectrum Disorder, in: Art Therapy 2008, Vol. 25, 15–23.

Mauer, J.: Über Zeichnungen schwachsinniger Kinder, in: Vierteljahresschrift für die Erkenntnis und Behandlung jugendlicher Abnormer 1918, 94–106.

Meyer, F.: Ein Geisteskranker als Künstler (1971), in: Bader, A. (Hg.), a. a. O., 35–39.

McNiff, S.: Art as Medicine, Boston (Shambhala) 1992.

McNiff, S.: Art Heals, Boston (Shambhala) 2004.

Miller, A.; Keys, C: Awareness, Action, and Collaboration: How the Self-Advocacy Movement is Empowering for Persons with Developmental Disabilities, in: Mental Retardation, Vol. 5, 1996, 312–319.

Miller, B. L. et al.: Emergence of artistic talent in frontotemporal dementia, in: Neurology, 1998, Vol. 51, 978–982.

Morishima, A.; Brown, L. F.: A Case Report on the Artistic Talent of an Autistic Idiot Savant, in: Mental Retardation 1977, Vol. 15, 33–36.

Mottron, L.: Enhanced Perceptual Functioning, in: Theunissen, G. u. a. (Hg.): Handlexikon Autismus-Spektrum, 2015, Stuttgart, 119–123.

Mottron, L.; Belleville, S.: A study of perceptual analysis in a high-level autistic subject with exceptional graphic abilities, in: Brain & Cognition 1993, Vol. 23, 279–309.

Mottron, L.; Belleville, S.: Perspective production in a savant autistic draughtsman, in: Psychological Medicine, 1995, Vol. 25, 639–648.

Mottron, L. et al.: Locally oriented perception with intact global processing among adolescents with high-functioning autism: evidence from multiple paradigms, in: Journal of Child Psychology and Psychiatry, 2013, Vol. 44, 904–913 (Zugriff: 20.11.2018).

Mühle, G.: Entwicklungspsychologie des zeichnerischen Gestaltens, Frankfurt 1971.

Mürner, Ch.: An der Quelle der Kunst – Die Hamburger Ateliergemeinschaft „Die Schlumper“, in: Theunissen, G. (Hg.): Außenseiter-Kunst, Bad Heilbrunn 2008, 143–156.

Mukhopadhyay, T.: Der Tag, an dem ich meine Stimme fand, Reinbek 2005.

Mullin, J.; Grandin, T.: Drawing Autism, New York 2014 (Akashic Books).

Navratil, L.: Schizophrenie und Kunst, München 1965.

Navratil, L.: Über Schizophrenie und die Federzeichnungen des Patienten O. T., München 1974.

Navratil, L.: Psychose und Kreativität (1969), in: Bader, A. (Hg.), a. a. O., 92–105.

Nuovo, G.: James Henry Pullen, November 07, 2003, online: http://www. spamula.net/blogarchives/000267.hmtl (Zugriff: 24.11.2008).

O'Connor, N.; Hermelin, B.: Visual and graphic abilities of the idiot savant artist, in: Psychological Medicine 1987, Vol. 17, 79–90.

Osborne, J.: Art and the child autism: Therapy or Education? In: Early Child Development and Care 2003, Vol. 173, 411–423.

Park, C. C.: A Review of Nadia: A Case of Extraordinary Drawing Ability in an Autistic Child, in: Journal of Autism and Childhood Schizophrenia 1978, Vol. 8, 457–472.

Park, C. C.: Eine Seele lernt leben, München 1993 (erw. Aufl.).

Park, C. C.: Autism into Art, in: Gengarelly, T.; Weatherbee, A. A. (eds.) a. a. O., 13–16.

Parker Hairston, M. J.: Analyses of Responses of Mentally Retarded Autistic and Mentally Retarded Nonautistic Children to Art Therapy and Music Therapy, in: Journal of Music Therapy 1990, Vol. XXVII, 137–150.

Peiry, L.: Art Brut. Jean Dubuffet und die Kunst der Außenseiter, Paris 2005.

Perry-Smith, E.: Art Therapy and Autism – Creating New Hues, online: http://news.medill.northwesten.edu/chicago (Zugriff: 17.11.2008).

Phillips, A.: Talented Imbeciles, in: Psychological Clinic 1930, Vol. 18, 246–255.

Prinzhorn, H.: Die Bildnerei der Geisteskranken: Ein Beitrag zur Psychologie und Psychopathologie der Gestaltung, Berlin 1922 (Wien 1997, 5.Aufl.).

Prior, M.; Hoffmann, W.: Brief report: Neuropsychologic testing of autistic children through exploration with frontal lobe tests, in: Journal of Autism and Developmental Disorders 1990, Vol. 20, 581–590.

Pure Vision Arts Paper 2008: Barry Kahn (Informations incl. selected Exhibition History).

Quarks & Co: Was ist anders bei Nicole? Begegnung mit einer Autistin, Sendung vom 04.11.2008, online: http://www.quarks.de (Zugriff: 27.05.2009).

Ramachandran, V. S.: Eine kurze Reise durch Geist und Gehirn, Reinbek 2005.

Ramachandran, V. S.; Blakeslee, S.: Die Blinde Frau, die sehen kann, Reinbek 2002.

Regel, G.: Künstlerische Bildung – Grundzüge eines hoch aktuellen und zukunftsgerichteten Konzepts. In: Kirschenmann, J.; Wenrich, R. Zacharias, W. (Hg.): Kunstpädagogische Generationengespräch. Zukunft braucht Herkunft. München 2004, 321–329.

Rexer, L.: How to look at Outsider Art, New York (Abrams) 2005.

Rexer, L.: Jonathan Lerman: The Drawings of a Boy with Autism, Scranton/Pennsylvania (Braziller) 2002.

Richter, H.-G. (Hg.): Therapeutischer Kunstunterricht, Düsseldorf 1977.

Richter, H.-G.: Zur Grundlegung pädagogisch-therapeutischer Arbeitsformen in der ästhetischen Erziehung, in: Richter, H.-G. (Hg.): a. a. O., 1977(b), 39–76.

Richter, H.-G.: Zur Didaktik eines pädagogisch-therapeutischen Kunstunterrichts, in: Richter, H.-G.; Waßermé, G. (Hg.): a. a. O., 63–68.

Richter, H.-G.: Die Kinderzeichnung. Entwicklung – Interpretation – Ästhetik, Düsseldorf 1987.

Richter, H.-G.: Vom Ästhetischen in Bildung und Erziehung, Förderung und Therapie, in: Kunst und Unterricht 1991, H. 158, 34–38.

Richter, H.-G.: Leidensbilder. Psychopathische Werke und nicht-professionelle Bildnerei, Frankfurt 1997(a).

Richter, H.-G.: Zur Bildnerei von Menschen mit geistiger Behinderung, in: Theunissen, G. (Hg.): Kunst, ästhetische Praxis und geistige Behinderung, Bad Heilbrunn 1997(b), 18–61.

Richter, H.-G.: Pädagogische Kunsttherapie, 2. Auflage, Düsseldorf 1999.

Richter, H.-G.; Waßermé, G. (Hg.): Kunst als Lernhilfe, Frankfurt 1981.

Richter-Reichenbach, K.-S.: Identität und ästhetisches Handeln, Weinheim 1992.

Richter-Reichenbach, K.-S.: Ästhetische Bildung, Aachen 1998.

Riedel, A.; Tebartz van Elst, L.; Clausen, J.: Autismus-Spektrum-Störungen und ihre Bedeutung in der Psychotherapie Erwachsener, in: Psychotherapie im Dialog, 2020, 3/21. Jg., 28–35.

Rivers, C.: Wonder and Resonance: The Artists of Pure Vision, in: The Shield Institute Presents Pure Vision Arts at Marlborough Gallery, New York 2007, 2–5.

Robison, J. E.: What is Neurodiversity? In. Psychology Today 2013, online: http://www.psychologytoday.com/blog/my-life-aspergers/201310/what-is-neurodiversity (Zugriff: 30.8.2014).

Robison, J. E.: Kanner, Asperger and Frankl. The Third Man at the Genesis of the Autistic Diagnosis, in: Autism 2016, 1–10.

Rösener, G.: Autismus oder spezifische Gestaltungsmerkmale in Zeichnungen autistischer Kinder, unveröffentlichte Dissertation Universität Münster 1982.

Rogers, C.: Entwicklung der Persönlichkeit, Stuttgart 1973.

Rogers, C.: Die Kraft des Guten, München 1978.

Rogers, N.: The Creative Connection – Expressive Arts as Healing, Palo Alto CA (Science & Behavior Books) 1993.

Roth, E. A.: Kunsttherapie unter verhaltenstherapeutischem Aspekt, in: Rubin, J. A. (Hg.) a. a. O., 229–247.

Rothenberg, M.: Children with Emerald Eyes. Histories of Extraordinary Boys & Girls, New York (Dail Press) 1977.

Rubin, J. A. (Hg.): Richtungen und Ansätze der Kunsttherapie, Karlsruhe 1991.

Rubin, J. A.: Kunsttherapie als Kindertherapie, Karlsruhe 1993

Russell, G.: Critiques of the Neurodiversity Movement, in: Kapp, S. (ed)., a. a. O., 287–304.

RV Hilfe für das autistische Kind Mülheim-Duisburg e. V. (Hg.): Diagnose Förderung Entwicklung, Mühlheim (Selbstdruck) 2002.

Sacks, O.: Der Mann, der seine Frau mit einem Hut verwechselte, Reinbek 1995.

Sacks, O.: Eine Anthropologin auf dem Mars, Reinbek 2000.

Sacks, O.: Migräne, Reinbek, 8. Aufl., 2007.

Sacks, O.: Foreward, in: Gengarelly, T.; Weatherbee, A. A. (eds.) a. a. O., 9.

Sacks, O. Der einarmige Pianist. Über Musik und das Gehirn, Reinbek 2011.

Saleebey, D.: The Strengths Perspective in Social Work Practice: Extensions and Cautions, in: Social Work 3/1996, 296–305.

Saleebey, D. (ed.): The strengths perspective in social work practice, 2. veränderte u. ergänzte Auflage, New York 1997 (a).

Saleebey, D.: The strengths approach to practice, in: Saleebey, D. (ed.) a. a. O., 1997(b), 49–58.

Sano, F.: James Henry Pullen, the Genius of Earlswood, in: The Journal of Mental Science 1918, Vol. 64, 251–267.

Schirmer, B.: Schulratgeber Autismus-Spektrum-Störungen, München 2010

Schmid, W.: Die Schule der Lebenskunst, in: Buschkühle, C.-P. (Hg.): Perspektiven künstlerischer Bildung, Köln 2003, 47–58.

Schmidt, P.: Der Junge vom Saturn, Ostfildern. Wie ein autistisches Kind die Welt sieht, 2013.

Schmidt, P.: Kein Anschluss unter diesem Kollegen. Ein Autist im Job, Ostfildern 2014.

Schmitt-Lemberger, G.: Das Leben, Autismus und die Villa Kunterbunt, Gera 2020.

Schuster, N.: Ein guter Tag ist ein Tag mit Wirsing. (M)ein Leben in Extremen. Das Asperger-Syndrom aus der Sicht einer Betroffenen, Berlin 2007.

Seebauer, E.: „Aus dem Tagebuch" über das Projekt Langenfeld (mit W. Domma u. G. Theunissen), in: Künstler und Behinderte; Werkstattbericht 39 hrsg. v. Bundesminister für Bildung und Wissenschaft, Bonn 1982, 7–27.

Séguin, E.: Die Idiotie und ihre Behandlung nach physiologischer Methode, hrsg. v. S. Krenberger, Wien 1912.

Selfe, L.: Nadia a case of extraordinary drawing ability in an autistic child, New York, London (HBJ Book) 1977.

Seligman, M.: Der Glücksfaktor. Warum Optimisten länger leben, München 2003.

Seligman, M.: Flourish. Wie Menschen aufblühen. Die Positive Psychologie des gelingenden Lebens, München 2012.

Sheffer, E.: Aspergers Kinder – Die Geburt des Autismus im Dritten Reich, Frankfurt 2018.

Simanski, N.: Kreativität als Erlebnis – bildnerische Gestaltungsprozesse in der heilpädagogischen Arbeit, in: Greving, H.; Schäper, S. (Hg.): Heilpädagogische Konzepte und Methoden, Stuttgart 2013, 123–140.

Singh, N. N. et al.: Mindfulness-Based Caregiving & Support, in: Luizelli, J. K. (ed.): Antecedent Assessment & Intervention, Baltimore 2006 (Brookes), 269–292.

Ssucharewa, G.E.: Die Schizoiden Psychopathien im Kindesalter, in: Monatsschrift für Psychiatrie und Neurologie, 1926, H. 60, 235–261 (hier zit. n. S. Wolff, der englischsprachigen Übersetzung in: European Child & Adolescent Psychiatry, 1996, Vol. 5, 119–132).

Ssucharewa, G.E.: Zu Struktur und Dynamik kindlicher konstitutioneller Psychopathien (schizoide Formen), 1930; (hier zitiert aus der deutschsprachigen Übersetzung und Veröffentlichung in: Mitteilungen der Luria-Gesellschaft 1/2009, 43–54).

Steinberger, E.: Long-Term Art Therapy with an Autistic Adolescent, in: The American Journal of Art Therapy 1987, Vol. 26, 40–48.

Tammet, D.: Wolkenspringer. Von einem genialen Autisten lernen, München 2010.

Theunissen, G.: Ästhetische Erziehung bei Verhaltensauffälligen, Frankfurt 1980 (a).

Theunissen, G. (Hg.): Ästhetische Erziehung bei Behinderten, Ravensburg 1980 (b).

Theunissen, G. (Hg.): Schüler machen Theater. Unterricht mit schwierigen Schülern, Frankfurt 1984.

Theunissen, G.: Basale Anthropologie und ästhetische Erziehung. Eine ethische Orientierungshilfe für ein gemeinsames Leben und Lernen mit schwerstbehinderten Menschen, Bad Heilbrunn 1997.

Theunissen, G.: Kunst und geistige Behinderung. Bildnerische Entwicklung – Kunstunterricht – Ästhetische Erziehung – Kulturarbeit, Bad Heilbrunn 2004.

Theunissen, G. (Hg.): Außenseiter-Kunst. Außergewöhnliche Bildnereien von Menschen mit intellektuellen und psychischen Behinderungen, Bad Heilbrunn 2008.

Theunissen, G.: Empowerment und Inklusion behinderter Menschen, 3. aktualisierte Auflage, Freiburg 2013 (a).

Theunissen, G. (Hg.): Kunst als Ressource in der Behindertenarbeit, schulische und außerschulische Ermöglichungsräume für Menschen mit Lernschwierigkeiten und komplexer Behinderung, Marburg 2013(b).

Theunissen, G.: Der Umgang mit Autismus in den USA, schulische Praxis, Empowerment und gesellschaftliche Inklusion. Das Beispiel Kalifornien, Stuttgart 2014.

Theunissen, G. (Hg.): Autismus verstehen. Außen- und Innensichten, 2. Auflage, Stuttgart 2020.

Theunissen, G.: Autismus und herausforderndes Verhalten, 4. aktualisierte Auflage, Freiburg 2021 (a).

Theunissen, G.: Behindertenarbeit vom Menschen aus. Unterstützungssysteme und Assistenzleistungen für Menschen mit Lernschwierigkeiten und komplexer Behinderung, Freiburg 2021 (b).

Theunissen, G.: Basiswissen Autismus und komplexe Beeinträchtigungen. Ein Lehrbuch für die Heilerziehungspflege, Heilpädagogik und Behindertenhilfe, Freiburg 2021 (c).

Theunissen, G.: Vergessen aber aktuell – Wissenschaftliche Erkenntnisse über Autismus vor Kanner und Asperger, in: Zeitschrift für Heilpädagogik, 72. Jg., 2021 (d), 310-320.

Theunissen, G.; Großwendt, U. (Hg.): Kreativität von Menschen mit geistigen und mehrfachen Behinderungen. Grundlagen – Ästhetische Praxis – Theaterarbeit – Kunst- und Musiktherapie, Bad Heilbrunn 2006.

Theunissen, G.; Sagrauske, M.: Pädagogik bei Autismus. Eine Einführung, Stuttgart 2019.

Tredgold, A. F.; Tredgold, R. F.; Soddy, K.: Idiots Savants (ursp. 1908), in: Tredgold, A. F.; Tredgold, R. F.; Soddy, K. A Text-Book of Mental Deficiency, London (Bailliere) 1956.

Treffert, D. A.: Extraordinary People. Understanding „Idiot Savants", New York (Harper & Row) 1989.

Treffert, D. A.: Foreword, in: Blackstock, G. L. a. a. O., 9–11.

Treffert, D.: The savant syndrome: an extraordinary condition. A synopsis: past, present, future. In: Philosophical Transitions of the Royal Society of London, 2009, Vol. 364, 1351–1357, online: doi:10.1098/rstb.2008.0326.

Treffert, D. A. (2010): Islands of Genius. The Beautiful Mind of the Autistic, Acquired, and Sudden Savant, London.

Treffert, D.: Savants und Savant-Syndrom – eine außergewöhnliche Erscheinung, in: Theunissen, G. u. a. (Hg.): Handlexikon Autismus-Spektrum, Stuttgart 2015, 308–312.

Treffert, D.: Dr. J. Langdon Down and 'Developmental' Disorders, 2017, online: www.agnesian.com/blog/dr-j-langdon-down-and-developmental-disorders (Zugriff: 30.12.2020).

Vero, G.: The Art of Inclusion. Ein Blatt Aquarellpapier wird zum Ort der Begegnung, in: Behinderte Menschen, 2013, 36. Jg., 50–61.

Vero, G.: Autismus – (m)eine andere Wahrnehmung, 2014 (a) by FeedARead.com Publishing.

Vero, G.: The Art of Inclusion, Katalog anlässlich der Ausstellung „The Art of Inclusion“ 22.5–27.6. 2014 (b) im Kleisthaus Berlin; Hrsg.: Beauftragte der Bundesregierung für die Belange behinderter Menschen.

Vero, G.: Versuchen Sie mal mit Autismus zu leben, in: Behinderte Menschen, 2018 (a), 41. Jg., 37–43.

Vero, G.: Meine Wahrnehmung zur Inklusion und Teilhabe autistischer Menschen in Deutschland 2018, in: autismus, Nr. 86, 2018 (b), 6–10.

Vero, G.: Das andere Kind in der Schule. Autismus im Klassenzimmer, Stuttgart 2020.

Waldberg, P.: Der Surrealismus, Köln 1978.

WDR: Beuys versus Gehlen: Kunst – Antikunst, v. 27.1.1970, online: www.youtube.com/watch?v=2VLsaY4KGYs&t=84s (Zugriff: 15.10.2019).

Weick, A.: Building a strengths perspective for social work, in: Saleebey, D.: The strengths perspective in social work practice, White Plains, New York 1992.

Weick, A. et al.: A strengths perspective for social work practice, in: Social Work 7/1989, 350–354.

Weiss, A.: Qualitative Intelligence Testing as a Means of Diagnosis in the Examination of Psychopathic Children, in: American Journal of Orthopsychiatry, 1935, Vol. 5, 154–179.

Wichelhaus, B.: Zur kompensatorischen Funktion der ästhetischen Erziehung im Kunstunterricht. In: Kunst und Unterricht 1995, Heft 191, 16–24.

Wichelhaus, B.: Sonderpädagogische Aspekte der Kunstpädagogik – Normalisierung, Integration und Differenz, in: Kunstpädagogische Positionen (hrsg. v. J. Pazzini u. a.) 4/2004, Hamburg University Press.

Wichelhaus, B.: Die Therapie in der Pädagogik – Kunsttherapie in pädagogischen, sozialen und klinischen Anwendungsbereichen, Vortrag 18.05.2006, Fachhochschule Ottersberg, Institut für Kunsttherapie und Forschung.

Willey, L. H.: Ich bin Autistin, aber ich zeige es nicht. Leben mit dem Asperger-Syndrom, Hannover 2014.

Williams, D.: Ich könnte verschwinden, wenn du mich berührst. Erinnerungen an eine autistische Kindheit, Hamburg 1992.

Williams, D.: Wenn du mich liebst, bleibst du mir fern. Eine Autistin überwindet ihre Angst vor anderen Menschen, Hamburg 1994.

Wiltshire, S.: Drawings, London (J. M. Dent & Sons) 1987.

Wiltshire, S.: Cities, London (J. M. Dent & Sons) 1989.

Wiltshire, S.: Floating Cities, London (J. M. Dent & Sons) 1991.

Winner, E.: Hochbegabte, Wunderkinder und ‚Savants‘, in: Spektrum der Wissenschaft, 4/2003, 42–47.

Winter-Messiers, M. A. et al.: How Far Can Brian Ride the Daylight 4449 Express? A Strength-Based Model of Asperger Syndrome Based on Special Interest Areas, in: Focus On Autism And Other Developmental Disabilities 2007, Vol. 22, 67–9.

Wörner, G.: Aktionsorientierte Arbeitsformen in der ästhetischen Erziehung, in: Richter, H.-G. (Hg.): a. a. O., 78–111.

Yeargin-Allsopp, M. et al.: Epidemiology of Developmental Disabilities, in: Batshaw, M. L.; Pellegrino, L.; Roizen, N. (eds.): Children with Disabilities, Baltimore (Brookes) 2007 (6 ed.), 231–243.

Zöller, D: Ungewöhnliche, sich wiederholende Bewegungsmuster und motorische Behinderungen mit Auswirkungen auf die Handlungsfähigkeit, in: Theunissen, G. (Hg.), a. a. O., 2020, 153–162.

Bildnachweise

Bild 1: Gottfried Mind – Ein Spielchen, Bildtafel aus Koelsch, A., 1924

Bild 2: Gottfried Mind – Der Kater, Bildtafel aus Koelsch, A., 1924

Bild 3: James Henry Pullen, aus: Nuovo, G., 2003

Bild 4: Jonathan Lerman, aus Rexer, L., 2002, 39 (courtesy by Kerry Schuss u. L. Rexer)

Bild 5: Jonathan Lerman – What the Hand sees, aus Rexer, L., 2002, 39 (courtesy by Kerry Schuss u. L. Rexer)

Bild 6: Stephen Wiltshire, aus Wiltshire, S., 1987 (courtesy by The Stephen Wiltshire Gallery London)

Bild 7: Stephen Wiltshire, aus Wiltshire, S., 1987 (courtesy by The Stephen Wiltshire Gallery London)

Bild 8: Jessica Park – The House in Monterey, aus Gengarelly, T.; Weatherbee, A. A., 2008, 19 (courtesy by Massachusetts College of Liberal Arts, North Adams, MA 01247)

Bild 9: Jessica Park – The Great Stained Glass Doors No. 13, aus: Gengarelly, T.; Weatherbee, A. A., 2008, 25 (courtesy of Massachusetts College of Liberal Arts, North Adams, MA 01247)

Bild 10: Jessica Park – The House on 53 Cole Avenue, Collection of Janice Adkins, aus: Gengarelly, T.; Weatherbee, A. A., 2008, 20 (courtesy)

Bild 11a: Jessica Park – Dodd House No. 1, with Green Lightning, aus: Gengarelly, T.; Weatherbee, A. A., 2008, 45 (courtesy)

Bild 11b: Foto Dodd House (Fotograf Adria A. Weatherbee), aus: Gengarelly, T.; Weatherbee, A. A., 2008, 45 (courtesy)

Bild 12: Jessica Park – St. Paul's and St. Andrew's Church, aus: Gengarelly, T.; Weatherbee, A. A., 2008, 71 (courtesy of Pure Vision Arts, 114 West 17th Street New York 10011)

Bild 13: Laan Irodjojo – Schilderstraat, aus: Galerie Atelier Herenplaats, 2008, 69 (courtesy of Galerie Atelier Herenplaats Rotterdam)

Bild 14: Laan Irodjojo – Zug, aus: Rexer, L., 2005, 66 (courtesy of Galerie Atelier Herenplaats Rotterdam)

Bild 15: Laan Irodjojo – de Hef, aus: Galerie Atelier Herenplaats, 2008, 166 (courtesy of Galerie Atelier Herenplaats Rotterdam)

Bild 16: Laan Irodjojo – Hoogbow Rotterdam, aus: Galerie Atelier Herenplaats, 2008, 175 (courtesy of Galerie Atelier Herenplaats Rotterdam)

Bild 17: Larry Bissonnette, aus: Rexer, L., 2005, 69 (courtesy of G.R.A.C.E)

Bild 18: Herr C. – o. T. (Privatbesitz)

Bild 19: Herr C. – o. T. (Privatbesitz)

Bild 20: G. Blackstock – The Great World Crowds, aus: Blackstock, G., 2006, 25, Collection of John Buck and Deborah Butterfield (courtesy of Princeton Architectual Press New York)

Bild 21: Nadia – Pferd und Reiter, aus Selfe 1977, 24

Bild 22: Richard Wawro – Ferry in Tokyo Harbor (courtesy of Mike Wawro; www.wawro.net)

Bild 23: Susan Brown – Mixed Grid, (courtesy of Pure Vision Arts, 114 West 17th Street New York 10011)

Bild 24: Susan Brown – Mother (Privatbesitz)

Bild 25: Barry Kahn – clowns (courtesy of Pure Vision Arts, 114 West 17th Street New York 10011)

Bild 26: Barry Kahn – Clowns (Privatbesitz)

Bild 27: Stefan Wepil – Planet Mirial (Privatbesitz)

Bild 28: Stefan Wepil – Lumbagoo (Privatbesitz)

Bild 29: Stefan Wepil – Prosper II (Privatbesitz)

Bild 30: Gee Vero – My life on A3 (Privatbesitz)

Bild 31: Gee Vero – In between but nowhere (Privatbesitz)

Bild 32: Gee Vero – All of me yet incomplete (Privatbesitz)

Bild 33: Gee Vero – The me in the I of the Self (Privatbesitz)

Bild 34: Gee Vero – The many faces of my self or where the self can be (Privatbesitz)

Bild 35: Gee Vero – Saving Self (Privatbesitz)

Der Autor

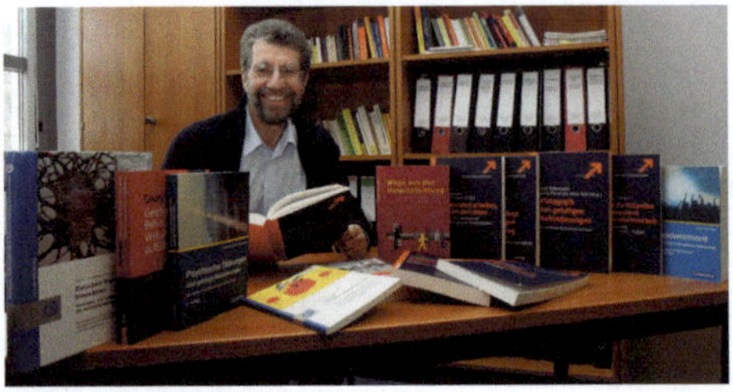

Georg Theunissen, Prof. Dr. päd., Dipl.-Pädagoge; Studium der Heil- und Sonderpädagogik mit dem Schwerpunkt heilpädagogische Kunsterziehung/Kunsttherapie und Verhaltensauffälligenpädagogik in Köln; acht Jahre pädagogisch leitend tätig in einer großen Behinderteneinrichtung; 1989 bis 1994 Professor für Heilpädagogik an der KFH Freiburg; April 1994 bis April 2019 Ordinarius für Geistigbehindertenpädagogik am Institut für Rehabilitationspädagogik der Philosophischen Fakultät III Erziehungswissenschaften der Martin-Luther-Universität Halle-Wittenberg, 2012 bis April 2019 eine weitere Professur für Pädagogik bei Autismus an der MLU Halle-Wittenberg; damit Gründer des 1. Lehrstuhls für Pädagogik bei Autismus im deutschsprachigen Raum; seit April 2019 im Ruhestand; über 600 Fachbeiträge und über 70 Fachbücher zu Themen wie Empowerment und Heilpädagogik, Enthospitalisierung, Demenzen bei Menschen mit geistiger Behinderung, Inklusives Wohnen, Ästhetische Bildung und Außenseiter-Kunst, Autismus, Umgang mit Verhaltensauffälligkeiten bei Menschen mit Lernschwierigkeiten und komplexen Beeinträchtigungen.

Experte für Autismus und herausforderndes Verhalten (Positive Verhaltensunterstützung) Anfragen für Vorträge, Praxisberatung, Fort- und Weiterbildungen gerne per E-Mail: georgtheunissen@gmx.de, homepage: www.ifbfb